ライフステージに応じた
インプラント補綴

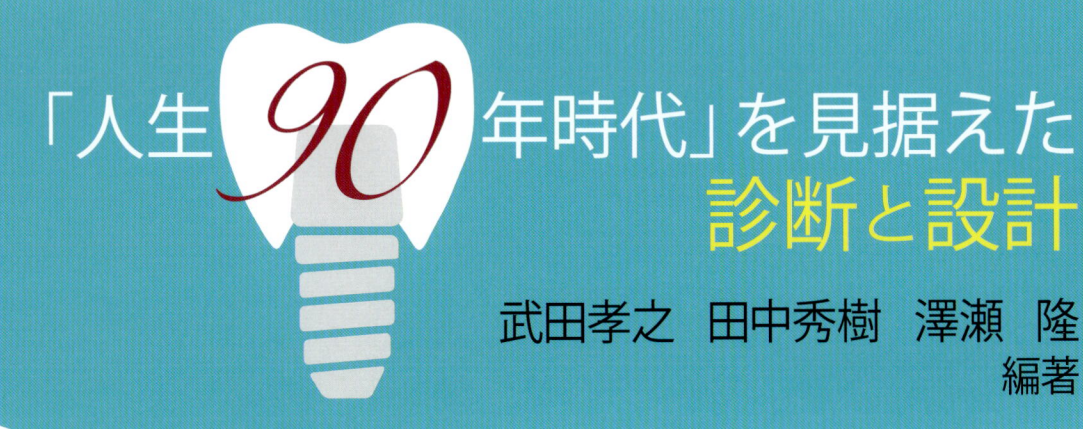

「人生90年時代」を見据えた
診断と設計

武田孝之　田中秀樹　澤瀬 隆
編著

医歯薬出版株式会社

This book was originally published in Japanese
under the title of :

Raifu Suteji-ni Oujita Inpuranto Hotetsu — Jinsei 90 Nen Jidai-no Shindan-to Sekkei
(Implant prosthetic dentistry suitable for a life stage
— The diagnosis and the design which gazed at 90 years of life)

Editors :
Takeda, Takayuki et al.
Takeda Takayuki
   Takeda Dental Clinic

©2014 1st ed.

ISHIYAKU PUBLISHERS, INC.
  7-10, Honkomagome 1 chome, Bunkyo-ku,
  Tokyo 113-8612, Japan

はじめに

　インプラントが臨床に積極的に使われ始めた1990年に比較し，たった四半世紀で日本人の平均寿命は男女ともに5年近く伸び，現在では「人生90年時代」を迎えている．90年の人生を健康で自分らしく生きることは長寿社会に生まれた私たちに与えられた特典であり，その根幹をなすのは，楽しくバランスのとれた食事と適度な運動である．

　日本人はこの四半世紀の間に，全身的にも，残存歯数をみても，10年は若返っている．すなわち，25年前の60歳と現在の70歳はほぼ同じ身体能力をもっているといっても過言ではない．しかし，健康寿命の伸びに限りがあるように，歯の喪失を徐々に起こす傾向はいまだ止められず，歯の喪失に伴う心身の機能的な低下を歯があったときと同等に回復することが高齢者においても求めるようになっており，そのための代表的な方法としてインプラント補綴がある．

　インプラントの適用年齢のピークは50～60歳と報告されているが，90歳までのスケールで考えると，治療後に30～40年の機能維持を期待される．また，若年層の欠損をインプラントで回復する場合にはさらに長期間の機能維持が求められる．しかし，30年以上の経過例はほとんど報告されておらず，いまだ未知の世界である．また，適用時の大半は部分欠損症例であるが，長期にわたる経過を観察していると残存歯を喪失する頻度が高くなり，再治療を余儀なくされることも多い．

　インプラント，残存歯ともに長期性を得るためには，条件整備をしておく必要がある．欠損が生じる前から押さえておかなければならないこととしては咬合，下顎位，力に代表される機能的要素があり，さらに，歯および歯周組織の変化や喪失に伴う形態的要素について症例ごとに重みづけをして治療に反映させなければならない．また，口腔内全体の機能変化と患者のライフステージ，再治療を前提とした生涯歯科治療費をも考慮して，どのようにインプラントを適用すべきかを考えていく必要がある．

　1回の華やかなインプラント補綴で，生涯，再治療もなく天寿を全うしていければよいが，現実を見据えた対応が必要であろう．インプラントは思いのほか強固で長持ちするため，そして，従来の方法と違い「足し算の治療」が可能となるため，インプラントの特徴をよく理解し，さらに，残存歯を含めた生体組織の変化を先読みして治療計画を立てていかなければならない．

　本書で述べている考え方をよく理解し，患者に寄り添いながら，その時々で必要なことをインプラントによって具現化していくことを望む．

2014年8月
編著者を代表して
武田孝之

ライフステージに応じたインプラント補綴
― 「人生 90 年時代」を見据えた診断と設計

CONTENS

Part1 ライフステージに応じたインプラント補綴とは ……………1

Chapter1　インプラント補綴の長期経過からみえてきたこと　武田孝之 …………… 2
◆ライフステージに応じてインプラントを適切に使用するために，過去のインプラント補綴後の問題を把握し，喪失原因とあわせて治療計画に反映させるべきことを解説しています．

インプラント単位の問題 2 ／残存歯を含めた口腔単位の問題の発生時期と発生率 3

Chapter2　座談：症例でみる ライフステージを考慮する必要性 ………………… 6
◆ライフステージを考慮し，いろんな観点から治療計画を立てる必要があることを，症例・座談を通じて提起しています．

Chapter3　ライフステージに応じたインプラントの適用目的　武田孝之 ………… 12
◆インプラントは「足す」ことができるからこそ，正しい使い方により咬合支持を獲得できるようにすべきであることから，欠損歯列のステージや患者の年齢ごとのインプラントの適用目的を解説しています．

欠損の拡大，歯の喪失傾向とインプラントによる二次予防　12 ／欠損歯列のレベル，患者の年代とインプラントの適用目的　13

Part2 ライフステージに応じたインプラント補綴に必要な診断と対応 … 21

Chapter4　少数歯欠損における診断と対応　田中秀樹 ……………………………… 22
◆インプラント補綴の前提として下顎位・咬合の安定が大切であることを示し，そのために少数歯欠損の段階から押さえておくべき診断・対応のポイントを解説しています．

残存歯の評価と診断　22 ／歯列と咬合関係の診断　24 ／咬合力の診断と力のコントロール　29 ／顎関節と下顎位の診断　34 ／欠損部における硬組織と軟組織の診断　40

Chapter5　喪失原因別の診断と対応　武田孝之 ……………………………………… 42
◆咬合欠陥から咬合崩壊，そして補綴的終末像に向かわせないためには，喪失原因（カリエスタイプ，ペリオタイプ，パワータイプ）を反映した治療が必要であることを解説しています．

歯の喪失原因を考慮する理由　42 ／カリエスタイプへのインプラントの適用　42 ／ペリオタイプへのインプラントの適用　50 ／パワータイプへのインプラントの適用　60

Part3 欠損の拡大を防ぐために ………………………………… 77

Chapter6　欠損歯列の病態と評価　武田孝之 ………………………………………… 78
◆インプラントを「足す」ことによって「咬合支持の損傷」を食いとどめ，欠損歯列としてのリスクを高めないようにするために，まず欠損歯列の評価を行う指標を共有します．

欠損歯列の評価　78 ／欠損歯列としての終末像（エンドポイント）　82 ／「上減の歯列」のリスクの回避　84

Chapter7　咬合崩壊に陥らせないためのインプラントの適用原則　武田孝之……86
◆インプラントは受圧条件の改善と加圧因子の改変を行える一方，インプラントを「足す」ことで新たにリスクの高い欠損パターンに変え，咬合欠陥を咬合崩壊に陥らせることがあるため，「許容できる欠損パターン」に導くことを意識したインプラントの使い方が必要であることを，主にカマーの分類を使って解説しています．

欠損パターンから欠損補綴を考える　88／上下顎欠損へのインプラントの適用原則　91／上顎欠損へのインプラントの適用原則　97／下顎欠損へのインプラントの適用原則　102

Part4　超高齢社会に対応したインプラント補綴　……109

Chapter8　上下顎無歯顎へのインプラントの適用原則　武田孝之……110
◆咬合消失・無歯顎では機能回復を重視し，力学的バランスを維持することが大切なことを解説しています．

上下顎無歯顎へのインプラントの適用原則　110／インプラントオーバーデンチャーの原則　110

Chapter9　超高齢者へのインプラント補綴　武田孝之……116
◆治療時に健康でも加齢・疾病や介護時のリスクを考慮する必要があること，認知症の場合は「終の治療」を意識する必要があることを解説しています．

高齢者におけるインプラント適用の是非　116／高齢者における補綴の目的　119／「終の治療」を意識した対応　119

Part5　顎口腔系の加齢変化と補綴修復材料の経年変化　……125

Chapter10　顎口腔系の加齢変化と補綴治療　澤瀬　隆……126
◆ライフステージのなかでの機能と満足度の永続性を考えるうえで，患者側の変化として生体の加齢変化を考慮すべきことを，顎口腔系に焦点を当てて解説しています．

補綴治療に求められるもの　126／顎口腔系の加齢変化　126

Chapter11　補綴修復材料の経年変化　澤瀬　隆……130
◆補綴装置自体が耐久性に関わることから，材料ごとの破折や破損，摩耗などの経年的な変化を解説しています．

上部構造のトラブル　130／金属の摩耗　131／積層前装材料の破損，摩耗　133／咬合面材料としてのジルコニア　136

Chapter12　変化する生体と修復物の狭間でどう対処するか　澤瀬　隆……138
◆顎口腔系の加齢変化や補綴修復材料の経年変化は画一的ではなく，患者によって変化の速度や補綴装置の耐久性が異なることから，総合的な診断のうえで，上部構造の材料選択も含めた長期的な治療計画が必要となることを解説しています．

COLUMN　合併症と併発症　5／インプラント周囲炎の真実―インプラント周囲辺縁骨吸収の原因は何か？　70／文献から考察する「生涯歯科治療費」の考え方　114

Part1
ライフステージに応じたインプラント補綴とは

Chapter1 インプラント補綴の長期経過からみえてきたこと
Chapter2 座談：症例でみる ライフステージを考慮する必要性
Chapter3 ライフステージに応じたインプラントの適用目的

　インプラント適用後，口腔内にはさまざまな変化が起こる．インプラントに関する要素（フィクスチャー，上部構造など）のみならず，残存歯の抜歯に至る変化は再治療を余儀なくされ，大きな問題となるため，補綴設計時には長期的視野に立って，常に優先順位を考えて治療ゴールを設定しなければならない．

　「人生90年時代」といわれるなか，インプラント適用時の患者年齢のピークは50～60歳であり，平均余命から考えても治療後30～40年間という長期間の機能維持を期待される．そのためには，インプラントが30～40年存続できるのかという視点と同時に，残存歯を維持できるのかという視点が必要となる．「平成23年度歯科疾患実態調査」では，60歳からの20年間で平均約10歯喪失すると報告されており，残存歯の取り扱いがきわめて重要となる．

　また，適用する場となる欠損歯列の有するリスク，局所的因子の中心をなす骨の条件，さらに患者固有のリスクを勘案し，インプラントの適用目的を明確にしていく必要がある．

Chapter 1 インプラント補綴の長期経過からみえてきたこと

インプラント単位の問題

インプラント補綴の評価を行うにあたり，古典的でありながら現在でも基本となるデータは生存率と成功率である．成功基準は論文によって差があるものの，一定の基準を満たしているためインプラント補綴の結果を把握するのに適した評価法といえる．

最近の信頼度の高いレビューにおいては，5年後の生存率は95.6％，10年後の生存率は93.1％であると報告されている．その一方で，併発症がないものは5年後ですら66.4％しかなかったと報告されており[1]，5年後に観察された併発症の上位には，前装部の破損（13.5％）とインプラント周囲炎を含む軟組織の問題（8.5％）が挙げられている．

また，インプラント治療の実態・課題などについて，厚生労働省が日本歯科医学会に委託し，日本歯科医師会会員1,000名を対象になされたアンケート調査結果が2012年3月に報告されている．そのなかには膨大なデータが含まれているが，「自院で行ったインプラント治療でのトラブル経験」の結果のみを図1-1に示す．最も頻度が高いものは補綴装置（上部構造）の破折・破損であり，次いで，インプラント周囲炎などであった[2]．この結果は，前述のレビューと同様の傾向を示し，インプラント補綴後に起こる併発症の多くは力と感染に起因することが理解できる．

インプラント補綴の評価として，10年という短期間ではあるものの生存率が90％以上であることは，補綴方法として許容されるものであるといえる．しかし今後は，より長期にわたる治療成績とトラブル発生状況が報告され，人工股関節のような耐用年数や，他の方法と比較した真の適応症，使用法が整理されていかなければならない．

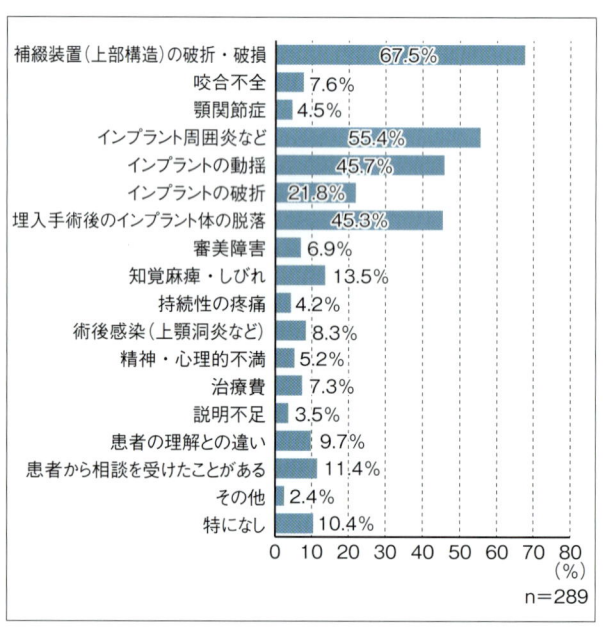

図1-1 インプラント治療の実態・課題などについて「自院で行ったインプラント治療でのトラブル経験」（日本歯科医学会，2012年）
最も頻度が高いものは補綴装置（上部構造）の破折・破損であり，次いで，インプラント周囲炎などであった

Part1 ライフステージに応じたインプラント補綴とは

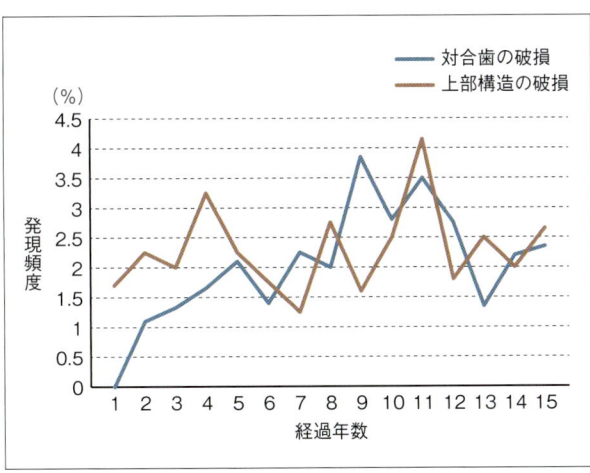

a. インプラント上部構造と対合歯の破損．補綴後早期から数％発現し，経時的に継続して発現した

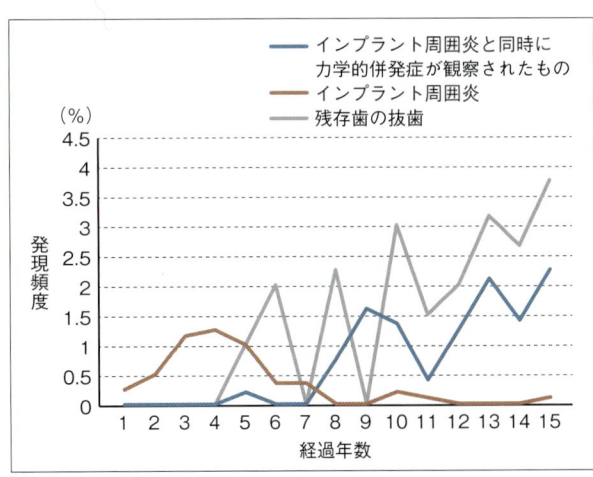

b. 残存歯の抜歯，インプラント周囲炎，インプラント周囲炎と同時に力学的併発症が観察されたもの．残存歯の抜歯は6年後から発現し，徐々に発現頻度が高くなった．インプラント周囲炎は補綴後まもなく発現し，8年以内に収束傾向を示した．インプラント周囲炎と同時に力学的併発症が観察されたものは8年後から発現し，経過とともに頻度が高くなった

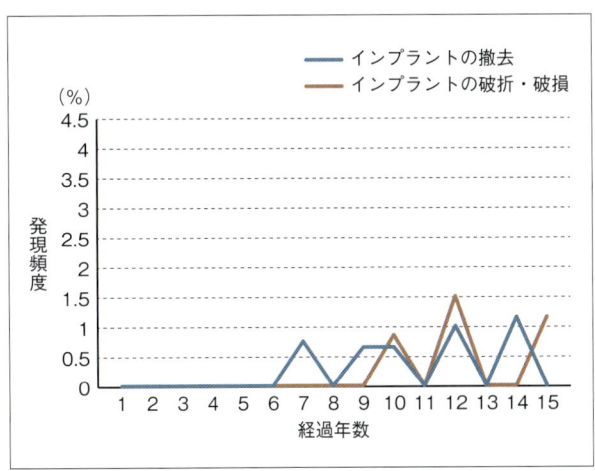

c. インプラントの破折・破損，撤去．7年後あたりから低頻度で散発的に発現した

図1-2 インプラント補綴後15年経過例の併発症（単年度あたりの発現頻度と傾向）（武田歯科医院，2013年）

残存歯を含めた口腔単位の問題の発生時期と発生率

インプラント構造体および周囲組織のみが安定していても，一補綴方法としてインプラント補綴が効果的であるという根拠には全くならない．

二次予防効果，すなわち，補綴後の残存歯やインプラントなどによる咬合支持の喪失を抑制することが，欠損補綴として欠かせない重要なポイントとなる．しかし，補綴後の経過が長くなればなるほど，残存歯とインプラントの調和が保たれにくい条件が重なり，変化しない症例は少なくなる．

そこで，部分欠損症例に適用したインプラント補綴後の変化を観察するために，武田歯科医院で施術した症例の観察結果（単年度あたりの併発症の発現頻度と傾向）を図1-2に示す[3]．

> 観察対象：1990〜1997年に補綴したインプラント（本数：823本，症例：508例）
> 観察期間：補綴後15年間
> 観察項目：上部構造の破損／対合歯の破損／残存歯の抜歯／インプラント周囲炎／インプラント周囲炎と同時に力学的併発症が観察されたもの（Peri-implant-load-titis）／インプラントの破折・破損／インプラントの撤去
>
> 観察結果（図1-2）：
> ① 上部構造および対合歯の破損は補綴後早期から数％発現し，経時的に継続して発現した．
> ② 残存歯の抜歯は6年後から発現し，徐々に発現頻度が高くなった．
> ③ インプラント周囲炎は補綴後まもなく発現し，8年以内に収束傾向を示した．
> ④ インプラント周囲炎と同時に力学的併発症が観察されたものは8年後から発現し，経過とともに頻度が高くなった．
> ⑤ インプラントの破折・破損や撤去は7年後あたりから低頻度で散発的に発現した．

　15年という経過期間は長期といえるほどのものではなく中期的であろう．また，各症例を咬合支持レベルなどによりグループ分けして考察した結果ではなく，さらに，後ろ向き研究のため信頼度は低いものの，この観察結果から補綴後の問題発生傾向は把握できる．

　最も特徴的なことは，**力に起因すると思われる併発症は補綴後7年程度から発現し，その後，徐々に頻度が高くなる**ことであった．インプラントの問題のみならず，残存歯の抜歯という，必ず再治療を余儀なくされる変化が右肩上がりで発現していたことから，残存歯との共存の難しさを実感するとともに，この事象を反映した補綴治療計画を立案しなければならないことが示唆される．残存歯の抜歯の大半は失活歯であるため，インプラントの隣在歯，対合歯が失活歯である場合は，一歯単位では抜歯の必要がなくても，長期的な安定を優先するために保存の是非を問う場合も出てくるであろう．強力な咬合支持部を獲得することにより補綴後の荷重が大きくなることも否めず，力が原因となって欠損が拡大した症例においては特に配慮が必要となる．

　また，インプラント周囲炎と診断する場合は，①補綴後数年間に観察される，感染を主体とするものと，②長期間経過してから力の要素も含まれて起こるものを区別しなければならない．初期に起こるものは宿主側の因子として感染に弱いもの，骨結合不足が背景にあるものなどが主体となるが，長期的なものでは咬合の変化，構造の変化など，主に力に対する問題が感染の背景にあると考える．

　前述したアンケート調査結果（図1-1）では，上部構造の破折・破損が最も経験頻度が高かったが，今回の観察結果でも，補綴後まもない時期から対合歯の破損も含めて発現していた．上部構造自体（フレーム形態，補綴修復材料の材質，形態など）の要素や，圧の偏在を起こす咬合，習癖などが破損を引き起こすと考えられる．

　補綴後の間もない時期に上部構造が破損すると，患者は不適切な治療がなされたものと認識するため，早急な改善が必要となる．現在，CAD/CAMの普及により，構造強度が強く，かつ咬合による変化量の少ない半透明ジルコニア単体での上部構造が製作できるようになっている．硬いがゆえの問題も懸念されており今後の観察が必要であるが，破損のリスクはほぼ無視できる．

　咬合の問題は患者要素であるために即座に改変することは難しいが，これまでの補綴の考え方を基本に対応するしかない．

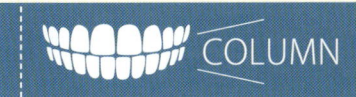 合併症と併発症

　どんなに注意をして治療を行っても，必ず起こる問題・変化がある．
　インプラント補綴に起因する問題は一般的に「合併症」とよばれる．しかし，「合併症」という意味は曖昧であり，「合併して起こる病気」という意味と「併発症」の2つの意味合いを含む．
　「併発症」とは，手術や検査の後に，それらがもとになって起こることがある病気や問題を指し，「どんなに注意深く手術や検査を行っても，起こることを防げないもの」という概念である．たとえば，消化器の手術の後に腸の動きが鈍って腸がスムーズに動かなくなり，そのために腸が詰まって腸閉塞を起こすことは併発症となる．
　インプラント補綴に置き換えると，骨が非常に硬い場合に骨の治癒が達成されにくく骨結合を得られないことや，歯周病で歯を喪失した患者におけるインプラント周囲炎，また，補綴後の隣在歯との間の接触点の喪失などが該当するであろう．しかし，術前の診査が不十分であったり，術者の技術不足で下歯槽神経を損傷した場合などは，医療ミスとして考えるべきである（図）．
　併発症については，その発現率と重症度および発症したときの対応法を事前に患者に説明しておくべきであり，同意を得たうえで治療に臨まなければならない．もし，高頻度に起こる場合にはその対策を講じて改善策をとらなければならない．
　インプラント補綴は高額な費用がかかるため，問題が起こると患者は医療過誤，医療ミスと考えやすく，最悪の事態としては医療訴訟となりかねない．このような事態を回避すること，および医療ミスをなくすためには，まず医療安全を心がけることが重要あるが，併発症を明確にしたうえでインフォームド・コンセントを得ることがより必要となる．

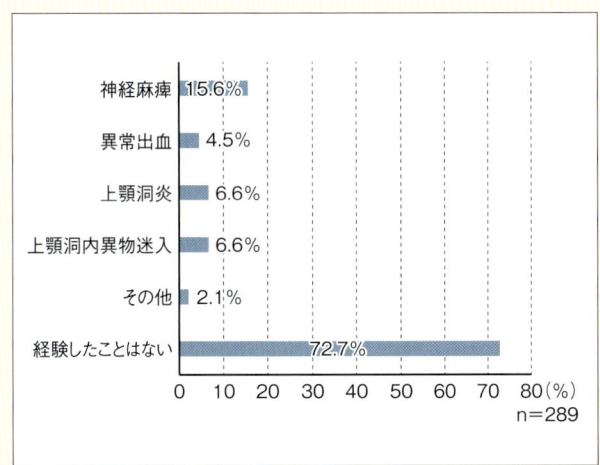

図　インプラント治療の実態・課題などについて「自院でのインプラント手術による重篤な偶発症の経験の有無と内容」（日本歯科医学会，2012年）
神経麻痺，上顎洞内異物迷入などは医療ミスの可能性が高い

武田孝之（東京都・武田歯科医院）

Chapter 2 座談：症例でみるライフステージを考慮する必要性

田中：本書のテーマでもある「ライフステージに応じたインプラント補綴」「ライフステージを考慮する必要性」について，私がそのことを意識するきっかけとなった16年前の症例を提示したいと思います（【症例の概要】参照）．

　患者がインプラント補綴を希望した場合，歯周病などで残存歯の咬合負担能力が弱いときは，すぐに抜歯の必要がないからといって闇雲に保存にこだわるのではなく，インプラントの効果的な使用による長期的な経過を見据えたうえで治療計画を立てる必要があると感じました．本症例の場合，再治療にかけることのできる治療費と時間，全身状態が許せば，上顎はインプラントの追加埋入をせずに左右4本ずつ埋入されたインプラントを利用してボーンアンカードブリッジに変更できますが，それでも再補綴にはそれなりの費用が必要になりますからね．

　本症例の治療計画について，まず，武田先生のお考えをお聞かせいただけますでしょうか．

武田：患者は40歳代の男性ですから，平均寿命を考えて残り40年近い期間のなかで，どのように機能を維持しながらソフトランディングさせていくのかを考える必要があると思います．

　部分欠損症例におけるインプラントの予後は20年程度しか観察されていないため，この年代ではまず，残存歯を可及的に保存することを考えます．しかしその一方で，欠損歯列としてみると，上顎が下顎に比較して残存歯数が少ない「上減の歯列」（Chapter6参照）であるため，上顎前歯部の「壁」を守ることを第一要素として考えなければなりません．10年単位で考えて残存歯のリスクが高い場合で，かつ患者がインプラントによる固定性補綴を希望する場合は，上顎前歯部にインプラントを埋入して強固なアンテリアガイダンスを維持していく必要があります．もちろん，同時に臼歯部の咬合支持も必要となりますが．

　患者が，生涯にわたって可綴性義歯を避けたいという強い希望をもっている場合，リスクの高い歯を保存するか抜歯するかは，患者とともにいつも悩みます．もし，固定性にこだわらず，よく噛めるようになって再治療の際の治療費の負担も軽くしたいということであれば，インプラントによって受圧条件を改善し，義歯のサポートとして使用することをお奨めしています（Chapter3参照）．

　治療計画は歯科的要素と患者の希望を鑑みて最終的に決定していかざるを得ませんが，特にリスクの高い歯があり，欠損歯列としても厳しく，力と感染が重なって崩壊してきたような場合は，補綴後に残存歯，特に失活歯が先に抜歯となる可能性が高いことを，患者，術者ともに強く認識しておかなければならないと思います．

田中：澤瀬先生はいかがですか？

澤瀬：若い歯科医師が本症例のようなケースに遭遇したとき，「本症例のプロブレムリスト」で示されている「長期的な予後に疑問」ということを感じ取れるかどうかが第一段階となるように思います．そのうえで，どのような対応をしていくかは患者と相談して決めていくべきだと

【症例の概要】

■患者
40歳代，男性

■主訴
中等度から重度の歯周病，⑦6⑤④|ブリッジの動揺（図2-1, 2）

■治療経過
　75431|4 は保存不能と診断して抜歯した．2|123 は咬合負担能力が弱く，長期的な予後にも疑問があったが，患者の希望もあり，咬合力のコントロールと歯周治療により保存した．保存可能な歯は可能なかぎり保存し，欠損部にはインプラント補綴を行った（図2-3, 4）．
　初診から16年後，|7 は歯根破折，|45 も歯周病の進行のため抜歯となり，|467 にインプラントを3本埋入した．その後，条件の悪かった 2|12 も動揺が大きくなり抜歯となった（図2-5）．上顎に関しては，ボーンアンカードブリッジに変更可能な本数であるが，治療費の制約もあり，2+2 欠損部には患者可撤性義歯を選択した．

■本症例のプロブレムリスト
① 2|123 は重度の歯周病が認められ，咬合負担能力が弱く，長期的な予後にも疑問があった．
② 75431|4 は保存不能と診断した．
③ 54321|123457 は中等度の歯周病で咬合負担能力も低かった．
④ 21|12 は根尖病変が認められ，太いメタルコアが装着されていた．
⑤ 残存歯はすべて失活歯で，54|にも太いメタルコアが装着されていた．
⑥ |7 は歯冠-歯根長比も悪く，ブリッジの支台歯であることを考えると長期的に良好な予後を期待するのは難しかった．
⑦ 左右臼歯部の咬合支持が喪失していた．

■本症例を通じて考えたこと
① 臼歯部の咬合支持をインプラント補綴で再構築した場合，咬合力が変化するため，アンテリアガイダンスに関わる前歯部残存歯の咬合負担能力，耐久性とその後の再治療について，患者の理解を得ておく必要があった．
② 重度の歯周病に罹患した歯を保存し，16年間機能させたことで患者との信頼関係を築けたこと，および残存歯を少しでも長く保存できたことは大きな成果であった．しかし，20年後の患者の年齢（定年後，60歳代半ば）と経済的背景や全身状態を考えたとき，残存歯を抜いてボーンアンカードブリッジによる補綴をした場合の20年間の治療費とメインテナンスをも含む治療時間を比較すると，歯を残すことが歯科医師の最大の使命であると考えながらも，この患者にとってどちらが最適な治療方法だったのかはいまも悩むところである．

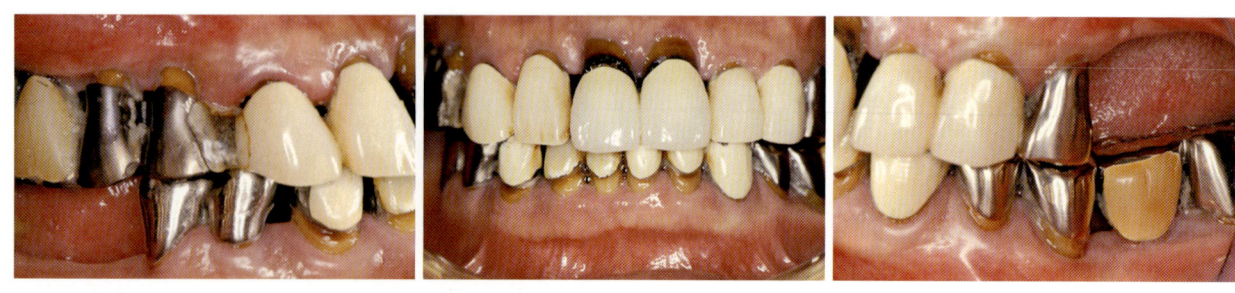
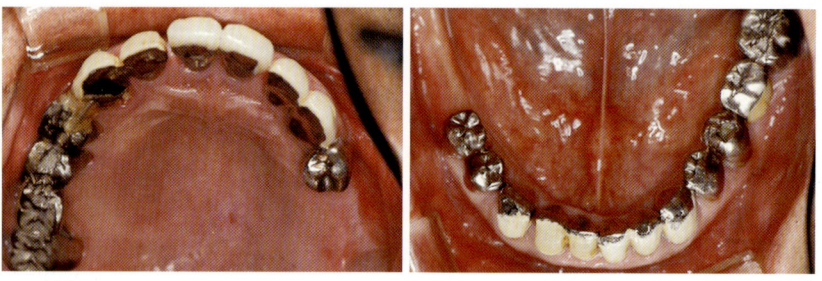

図2-1 術前の口腔内写真

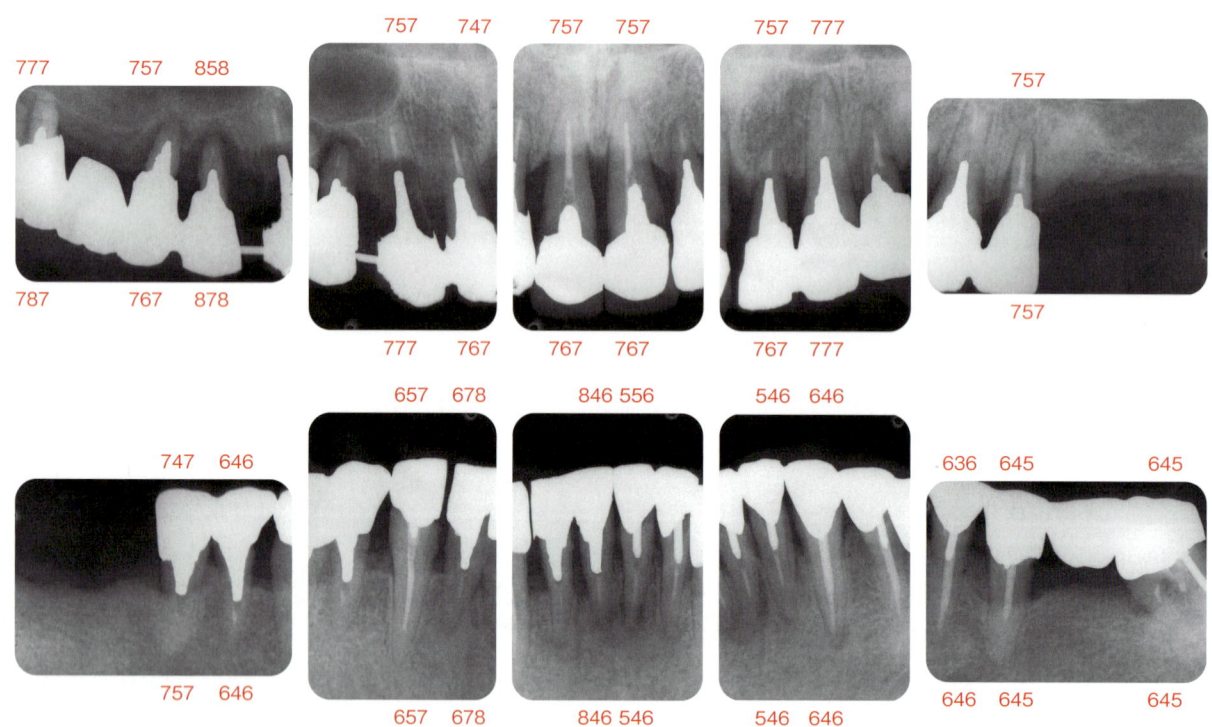

図2-2 術前のエックス線写真と歯周ポケット値
全体に重度の骨吸収が認められる

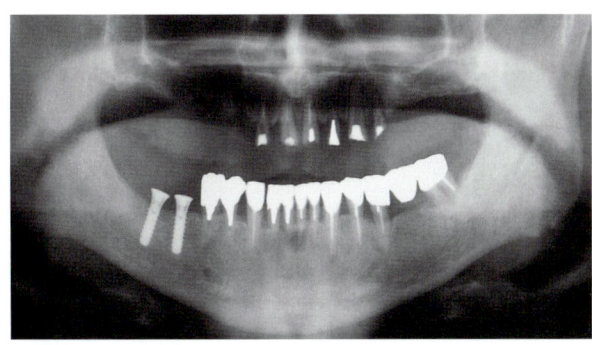

図2-3 7̲6̲|にインプラントを埋入したときのパノラマエックス線写真
7̲5̲4̲3̲|を保存不能と診断して抜歯後，7̲6̲|にインプラントを埋入した．上顎は，残存歯の咬合力をコントロールするために，一時オーバーデンチャーとした．その後，1̲|4̲ は長期的な予知性を期待できないと診断して抜歯した

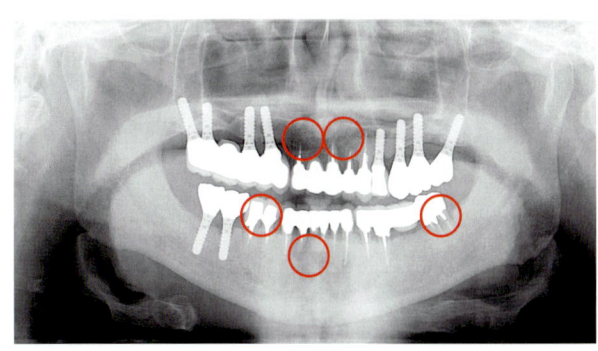

図2-4 インプラント補綴5年後のパノラマエックス線写真
赤丸部は咬合力に対しての負担能力が低い

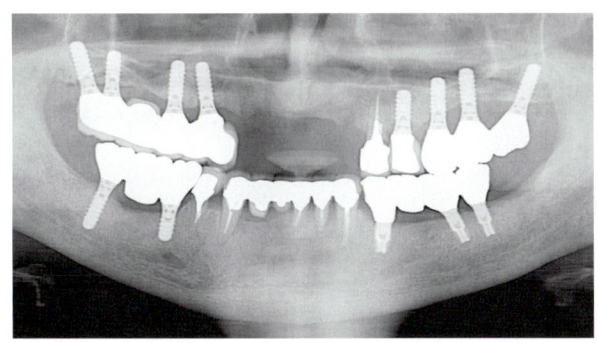

図2-5 インプラント補綴12年後（初診から16年後）のパノラマエックス線写真

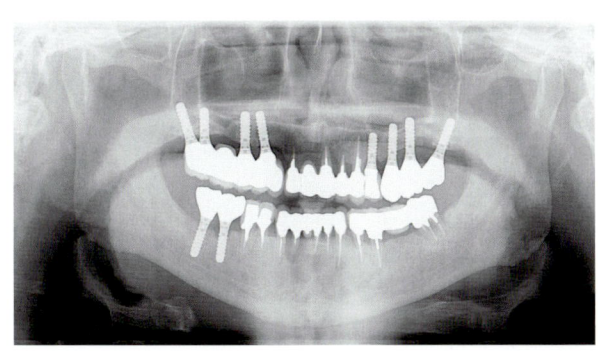

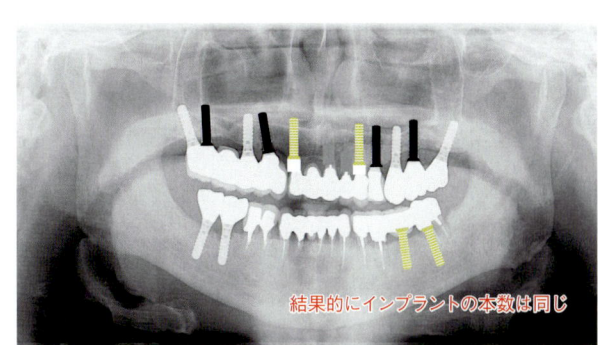

図2-6 咬合力と残存歯のパフォーマンスを考慮に入れるとインプラント補綴はどう設計すべきだったか
負担能力が低い歯の診断を行い，生涯歯科治療費を考えたうえで費用対効果に優れたインプラント補綴を行う必要があったかもしれない

思いますが，長期間を見据えて治療計画どおりに進めることが困難と思われる場合は，全部抜歯という選択肢もあるのではないでしょうか．

田中：そうですよね．この症例は16年前のものですが，当時は「10年ぐらいはもちます」という漠然とした説明しかしていませんでした．いまは，20年を見据えたときの方法や費用，保持年数などについて説明するようにしています．

治療方法については，最終的には患者に選択してもらうことも大事で，歯を保存するということだけでは歯科医師のエゴのように思いますし，歯を保存できたとしても10年後にトラブルが起こる可能性もあります．ですから，先を見据えたうえで，歯を保存するメリット・デメリット，どのタイミングで何が起こってどれくらいの費用がかかるのかを説明することが大事だと思うようになりました．

図2-6に示すような，歯を保存することによるダメージやその場合のインプラントの問題についても考えるべきでしたね．ただ，本症例では，条件の悪い歯を保存したことで患者との信頼関係を築けたことは唯一のプラスでした．

武田：歯を保存することのメリット・デメリットはもちろんですが，患者の身体的・経済的条件を考慮したうえでの踏み込んだ説明が必要だと思います．また，10年，20年を見据えたときの口腔内の状況を，予測ではあっても伝えておくことが大事でしょうね．

医療側としては，歯科的な「噛める」「噛めない」「どれくらい残せたか」という問題よりも，生涯歯科治療費や再治療時の経済的負担，身体的負担について考えるべきです．特に多数歯欠損で，かつ咬合欠陥症例では，インプラントを適用することにより，大げさに言えば「パンドラの箱」を開けてしまうことになります．**本症例を通じて考えたこと**でも示されているように，インプラント補綴後は発揮される力が大きくなりますし，インプラントにより固定性補綴を行うということは，残存歯にも生理的動揺の範囲内で長期的に推移することが暗に求められますので，このステージでのインプラントの適用は最も難しいと思います．

「**本症例のプロブレムリスト**」でも挙げていただきましたが，欠損歯列を目の前にしたときは，

①歯の状態（歯髄の有無，歯質，支持条件，動揺度など）

②欠損歯列（咬合支持レベル，喪失スピード，パターン，上下顎の歯数差）

③咬合（下顎位，咀嚼，習癖など）

④歯の喪失原因（カリエスタイプ，ペリオタイプ，パワータイプなど）

⑤素因（年齢，性別など）

⑥経済状況

などについて考える必要があります．歯や口腔機能を回復するのはもちろんのこと，再治療時のことも含めた生涯歯科治療計画，費用について考えていかなくてはなりません．

澤瀬：歯の保存は，患者が求めているのか，歯科医師の自己満足なのかということですよね．

田中：そういったことを患者と共有することは難しいですが，患者に理解してもらうことが難しいからこそ，歯科医師が患者サイドに立って，その患者にとってどの方法が最善なのかを誠実に考え，患者とその家族に理解してもらえるように提示することが必要だと思います．「歯を保存する技術がないから全部抜歯」ということでは困りますが……（笑）．

澤瀬：治療にあたっては観点がいくつかありますから，いろいろなことを考慮しながら治療に取り組む必要があるのではないでしょうか．

武田：そうですね．「ライフステージに応じたインプラント補綴」について，われわれがデータや経験に基づいて会得したことを，本書を通じて若い歯科医師に伝えられればと思います．

■本症例から考える，ライフステージを考慮に入れた補綴治療の概念
① 患者の年齢は40歳代であり，平均寿命を約80歳と考えると，今後，約40年間のなかでの患者の加齢変化や健康状態，治療に費やせる経済力などを考慮して治療計画を立てる必要がある．
② 補綴装置の種類や部位，口腔内の環境によって，医療側が保証できる期間や内容はまちまちだと思うが，選択した治療方法が再治療までにどのくらいの期間，良好に維持されると考えるのか，また再治療にはどれくらいの費用と期間が必要なのかを患者に伝え，理解してもらっておくことが重要である．
③ 同じ重度の歯周病であっても，残存歯を保存するか抜歯するかの基準は，患者の歯周病に対する理解度と再治療までの期間に対する価値観，20年単位で口腔内を良好に保つための維持費とメインテナンスにかける時間などを考慮に入れると大きく変わってくる．

■治療計画立案時に患者と共有しておくべき事項
① 残存歯に対する価値観とメインテナンスにかかる時間，費用
② 補綴装置の耐久寿命とその後の対応方法
③ 再治療のタイミングおよび再治療に必要な費用

　患者は，インプラント治療に100％の成功と，最低でも10年，できれば生涯トラブルがなく経過することを期待している．しかし，臓器移植や人工股関節などの再建医療と同じようにその結果には個人差がある．したがって，補綴装置は消耗品であるために時間の経過とともに修理や再製作が必要になること，口腔内は経年的に変化し続けるためにメインテナンスを続けなければ悪化の一途をたどることなどを説明し，十分に理解してもらっておくことが重要である．また，加齢とともに全身的な健康状態も変わってくるため，インプラントを維持するための重要な要素である免疫力や骨代謝も変わってくること，糖尿病や骨粗鬆症，リウマチなどのリスクファクターが増えてくることも共有しておきたい．

◆インプラントのオッセオインテグレーション維持に対するリスクファクター
　　（公益社団法人日本口腔インプラント学会編：口腔インプラント治療指針．より）
●全身的リスクファクター
糖尿病，高血圧，心筋梗塞，肝疾患，腎疾患，骨粗鬆症，膠原病，リウマチ
●局所的リスクファクター
口腔清掃，悪習癖，唾液分泌障害，残存歯の歯周病，喫煙，ビスフォスネート，ステロイド，免疫抑制剤の服用，顎顔面領域の放射線治療，パラファンクションなど

　残存歯を含む場合は，個々の負担能力（残存歯のパフォーマンス，Chapter4参照）と患者が考える生涯歯科治療費，残存歯を保存することに対する価値観（保存するメリットは多大であるが，そのためには時間と労力，より細かなメインテナンス，場合によっては治療費が高額になることもあるなど），再治療の必要性が生じる時期とその後の対応方法および治療費などを共有したうえで，いくつかの治療方法のなかから患者に選択してもらうことが大切である．
　さらに，インプラントのオッセオインテグレーションが失われた場合の対処方法，上部構造の耐久性と破損時の対処方法・費用などを含めて文書で交わしておくことも重要である．

Chapter 3 ライフステージに応じたインプラントの適用目的

欠損の拡大，歯の喪失傾向とインプラントによる二次予防

　日本人の欠損の拡大は40歳代半ばから始まり[1]，それ以前の若い年代における喪失は外傷や不適切な歯科治療の結果などから起こる偶発事故的なものと考えられている．

　「平成23年度歯科疾患実態調査」によると，1人平均喪失歯数は，40歳代前半までは1歯以内にとどまっているが[2]，40歳代半ば以降，徐々に喪失歯数は多くなり，60歳代前半では約6歯となる．さらに，その後も喪失歯数は多くなり，80歳代前半では約16歯となる．つまり，60歳代以降は10年間で5歯失うということになる（表3-1）．

　調査対象群のインプラント使用率は，各年代によって差はあるものの2%に満たないことから，大半の欠損は従来の補綴方法（義歯，クラウン・ブリッジ）により治療されているものと思われる．

　それでは，もし，インプラントを適用していたら歯の喪失傾向は変わったのであろうか？

　インプラントの適用によって歯の喪失を食いとどめることができるのかどうか，従来の補綴方法と比較して二次予防効果がどれほどあるのかについては，徐々に報告されているもののいまだ明確にはなっていない．

　次に，欠損歯列と患者の年代を重ねて歯の喪失傾向をみると，欠損の拡大は大臼歯から始まり，徐々に前方領域に拡大していく傾向にある．

40歳代前半では主に大臼歯の欠損，そして約6歯が喪失する60歳代前半では大臼歯と一部の小臼歯，もしくは前歯部の欠損，そして約16歯が喪失する80歳代前半では広範にわたる臼歯部の欠損と前歯部の欠損に拡大していく．

　補綴治療の目的は，もちろん咀嚼機能と審美性の回復である．しかし，「健康長寿」を歯科治療の究極の目標とするならば，補綴をすることによって歯の喪失もしくは咬合支持の悪化を食いとどめ，歯数をある一定以上維持してバランスのとれた栄養摂取を可能とするために，二次予防が課題となる[3]．

　その点，従来の補綴方法では欠損歯列の条件を変えることができないため，いかにマイナスを少なくするかに終始していた．しかし，インプラントを適用することで，強固な咬合支持の獲得と歯列内配置（受圧条件）の改善という「足し算の治療」が可能となり，欠損歯列の条件を改善できる効果がある．

　それでも，現実を見返してみると，インプラント補綴後も歯の喪失を食いとどめることができない症例があるのも事実である．歯を喪失する背景には歯，歯列，咬合，習癖などの多因子が絡んでいるため，インプラントの適用により欠損歯列の条件を改善できたとしても，歯の喪失が起こることは必然ともいえる．だからこそ，少なくともインプラントの適切な使用によって咬合支持を獲得し，ほかの因子を可及的に改善して咬合の長期的な安定をはかることが求められている．

表3-1　1人平均喪失歯数（「平成23年度歯科疾患実態調査」より）

年齢（歳）	昭和62年	平成5年	平成11年	平成17年	平成23年
5～9	0.0	—			0.0
10～14	0.1	0.0	0.0	0.0	0.0
15～19	0.3	0.1	0.0	0.0	0.0
20～24	0.5	0.2	0.2	0.3	0.1
25～29	1.2	0.7	0.4	0.2	0.2
30～34	1.8	1.3	0.6	0.4	0.4
35～39	2.4	1.9	1.2	1.0	0.5
40～44	3.0	2.7	1.8	1.4	0.9
45～49	4.8	3.6	3.4	2.3	1.5
50～54	6.7	5.6	4.4	3.7	2.6
55～59	10.2	7.7	6.3	5.0	4.1
60～64	13.5	11.3	8.0	7.1	5.9
65～69	16.8	15.6	11.6	10.1	7.2
70～74	20.4	17.6	15.6	13.1	11.0
75～79	22.6	21.4	19.1	17.6	12.7
80～84	24.1	22.9	20.8	19.3	16.1
85～		24.9	24.0	22.0	19.7

40歳代前半までは1歯以内の喪失にとどまっているが，40歳代半ば以降徐々に喪失歯数は多くなり60歳代前半では約6歯となる．さらに，80歳代前半では約16歯となり，60歳代以降は10年間で5歯失うことになる（昭和62年は，80歳以上でひとつの年齢階級としている）

表3-2　欠損歯列のレベル，患者の年代別のインプラントの適用目的

欠損歯列のレベルと欠損補綴の目的	インプラントの適用目的
～50歳代　咬合欠損（少数歯欠損） 　欠損補綴の介入リスクを小さく抑える	支持組織の負担軽減
50～70歳　咬合欠陥（多数歯欠損） 　咬合崩壊に陥らせない，上顎前歯部の保護	臼歯部の強固な咬合支持の獲得 受圧条件の改善
70歳～　咬合崩壊，咬合消失（少数歯残存，無歯顎） 　咀嚼機能の回復	支持装置（維持装置）

欠損歯列のレベル，患者の年代とインプラントの適用目的

　インプラントを適切に使用するためには，欠損歯列のレベルと患者の年代を鑑みて，欠損補綴の目的とインプラントの適用目的を明確にする必要がある．

　ここでは，大まかに欠損歯列のレベルと患者の年代を3つに分けて，それぞれに対するインプラントの適用目的を示す（**表3-2**）．

咬合欠損グループ
(欠損歯列の初期段階)

　咬合支持数が10以上ある段階で，基本的に咬合は安定している症例が多い．したがって，補綴をするかしないかが問題となり，もし，補綴をすると決めた場合には，介入リスクと負担の少ない方法を選択する．特別な症例を除いて，臼歯部欠損へのインプラントの適用は残存歯，インプラント双方にとって長期的に問題が起こりにくいが（図3-1），前歯部ではインプラント周囲粘膜の変化による審美性の問題を惹起しやすいので注意が必要となる（図3-2）．

　一般的にこのステージは50歳（壮年期）くらいまでの年齢層に多い．咬合支持が安定しており，かつ年齢的にも大きな変化を起こす前であるため，残存歯，インプラントの不調和が起こりにくく，治療後も安定している症例が多い．

咬合欠陥グループ
(欠損歯列の第二段階)

　咬合支持が徐々に失われた段階で，補綴の目的は咬合回復にある．このステージでは，どのように咬合再建すれば咬合崩壊を抑制できるかという視点と同時に，最小の負担で効果を上げるための方法を考えなければならない．

　インプラントの適用目的は，遊離端欠損においては**対顎の加圧因子である歯を咬合支持歯に改変すること**，そして**片顎単位における受圧条件を改善すること**に尽きる．また，**上顎前歯部の咬合支持の質を維持すること**も重要な目的となる（図3-3）．

　一方，インプラントを適用することで咬合力が徐々に増すことも多く，また，歯の喪失原因が過大な力による場合には，残存歯に問題が生じることも多い．特に，失活歯を多数有する場合には，補綴後に歯根破折を起こす可能性が高いため，治療計画を立てる際には長期的な観点に立ち，再治療のリスクをどうとらえるかについて患者とよく相談する必要がある（図3-4）．再治療時の全身状態，経済的状況によってはインプラントの適用が難しい場合も出てくることを患者，術者ともに認識しておくべきである．

　患者が，リスクの高い歯を抜くことを許容しない場合は，インプラントによる固定性補綴は行わないほうがよい．インプラントの適用目的は受圧条件の改善にとどめ，**義歯のサポートをインプラントで果たすようにする**．その結果，補綴後にリスクの高い歯を喪失したとしても，再補綴のための患者負担を少なくできる（図3-5）．その際，可能であれば二次固定効果をもたせたワンユニットデンチャーの設計が好ましい．

　年齢的には高齢期に入る患者が多く，このステージでの対応を誤ると咬合支持の悪化スピードを速めて「補綴的終末像」に陥らせやすくなる．患者と術者の思考ギャップが最も大きいステージでもあり，患者は欠損を穴埋めすれば問題解決と思っていることが多いため，治療が十分にできない場合も多い．治療計画時にはリスクをどうとらえていくのか，治療時だけでなく将来のことを見据えて患者と相談する必要がある．

咬合崩壊グループ
(欠損歯列の第三段階)

　咬合支持が壊滅的なダメージを受けた段階である．補綴の目的は患者の日常性（QOL）の回復となり，歯科的な犠牲（1歯単位では必要としない処置，抜歯を含む）もある程度，覚悟が必要となる．

　このステージは，患者と術者の目的が「よく噛めるようになること」で一致することが多く，治療方針の決定には問題が生じにくいが，その一方で，十分な治療結果を得るためは難しさが残る．インプラントによる固定性補綴を行う場合は，義歯では当然保存するものも抜歯して，長期性を重視することもある（図3-6, 7）．

咬合欠損グループ（欠損歯列の初期段階）における適用例

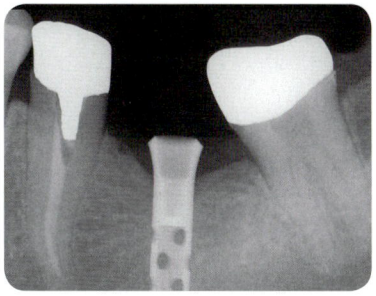
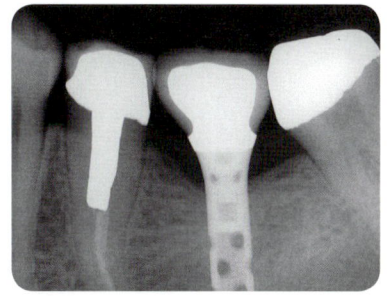
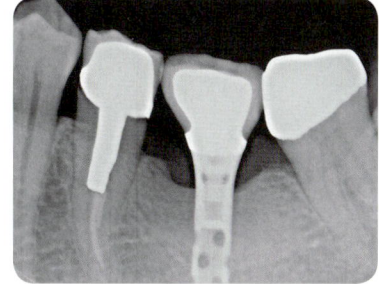

a. 1992.10.（38歳）咬合支持数 12

b. 2000.9.（補綴8年後）咬合支持数 12

c. 2013.12.（補綴21年後）咬合支持数 12

図 3-1　臼歯部にインプラントを適用した一例（21年経過例）
このステージにおける臼歯部へのインプラント適用は，残存歯，インプラントともに長期間安定することが多い

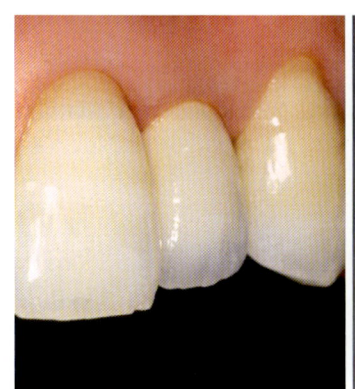
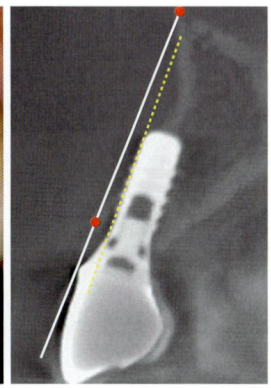
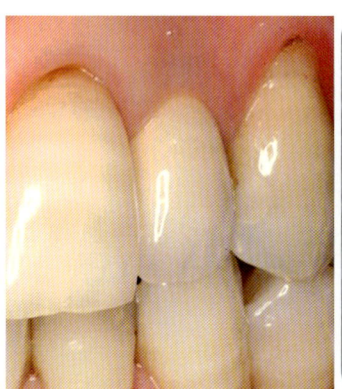
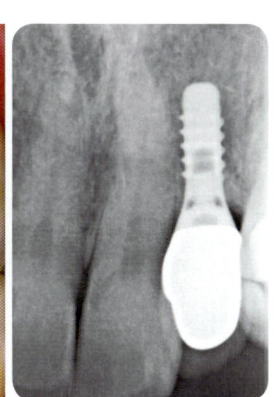

a,b. 1995.4.（補綴時，42歳）．|2 にインプラントを埋入した

c,d. 2013.4.（補綴18年後）周囲軟組織は安定している

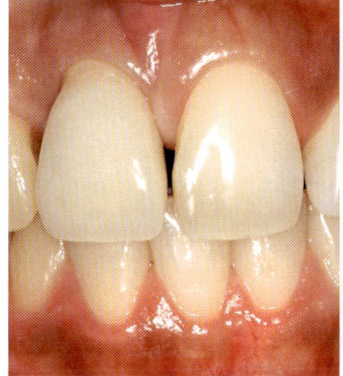
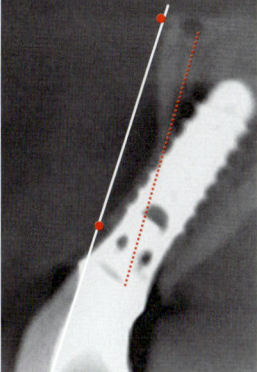
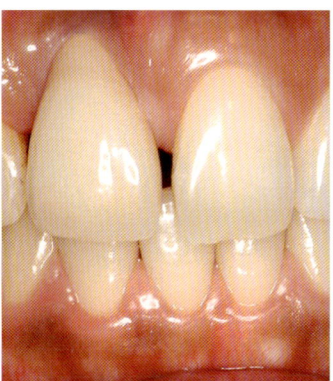
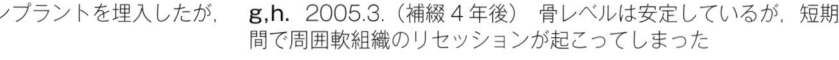

e,f. 2001.3.（補綴時，37歳）．1| にインプラントを埋入したが，傾斜埋入になってしまっている

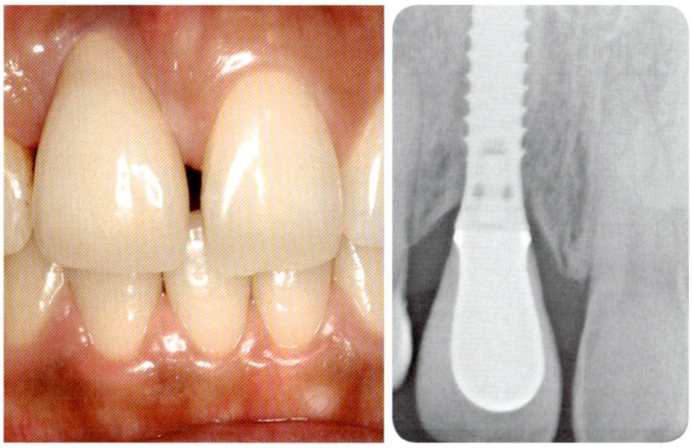

g,h. 2005.3.（補綴4年後）骨レベルは安定しているが，短期間で周囲軟組織のリセッションが起こってしまった

図 3-2　上顎前歯部にインプラントを適用した一例
埋入ポジションが周囲軟組織の形態変化に大きく影響を与える

咬合欠陥グループ（欠損歯列の第二段階）における適用例

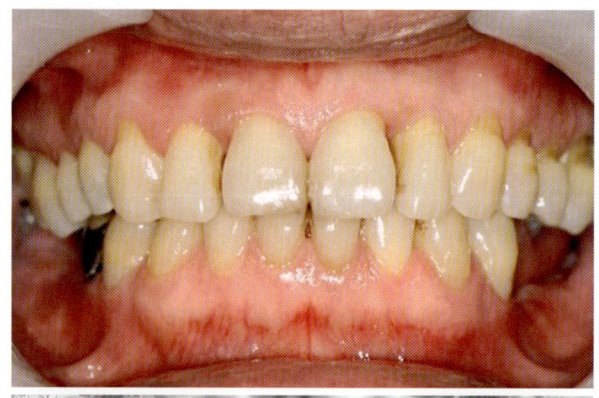
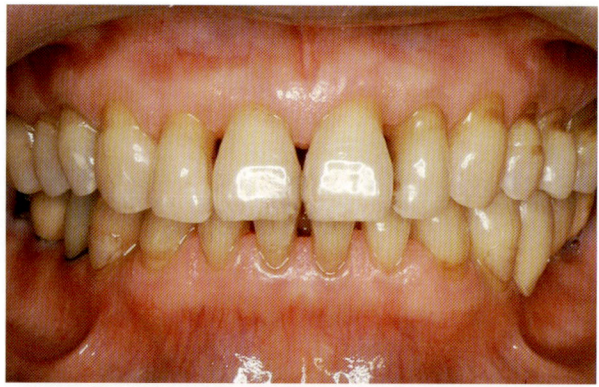
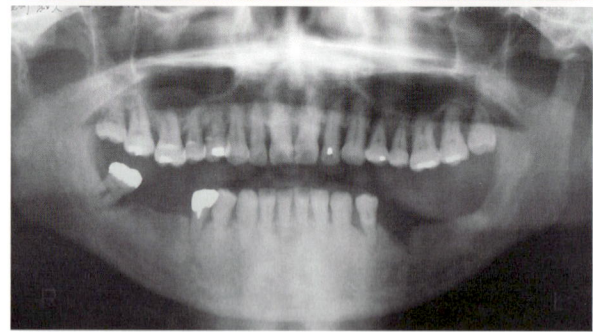
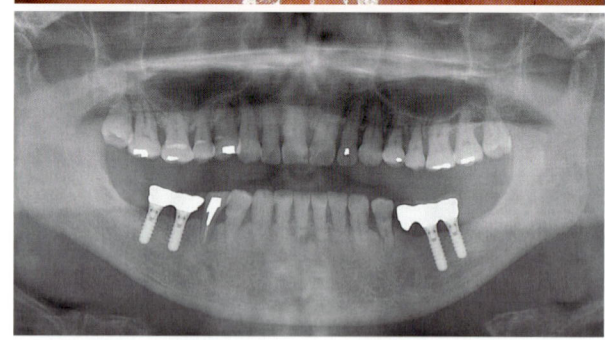

a, b. 2003.6.（53歳）　すでに臼歯部の咬合支持を5カ所喪失し，上顎前歯部が動揺していた

c, d. 2013.6.（補綴10年後）　上顎前歯部の動揺がなくなり，安定している．臼歯部の咬合支持が効果を発揮している

図 3-3　臼歯部咬合支持の喪失にインプラントを適用した一例（咬合支持数9）
遊離端欠損においては対顎の加圧因子である歯を咬合支持歯に改変すること，そして上顎前歯部の咬合支持の質を維持することが重要な目的となる

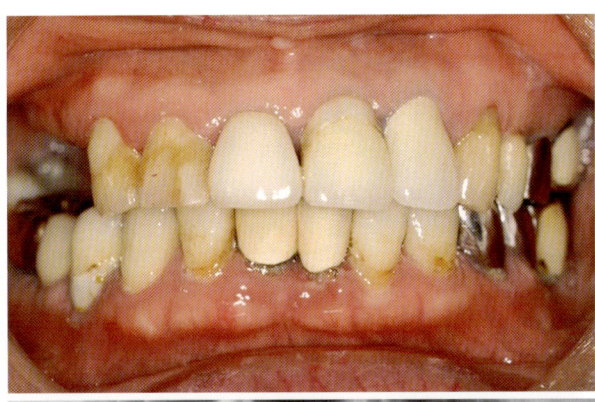
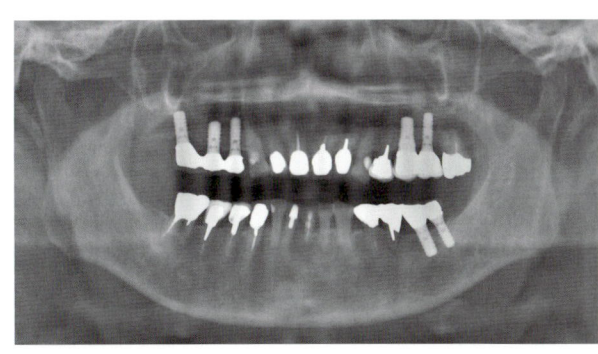

c. 2004.3.（補綴4年後）　左側は上下顎，右側は上顎にインプラントを埋入した

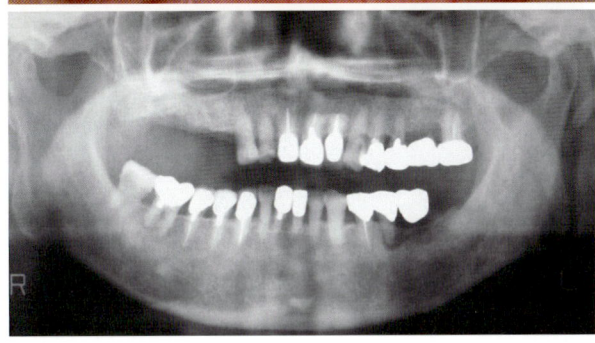

a,b. 1999.7.（61歳）　膠原病で粘膜がただれ，義歯の使用が難しかった．左右的すれ違いの欠損パターンに向かっている

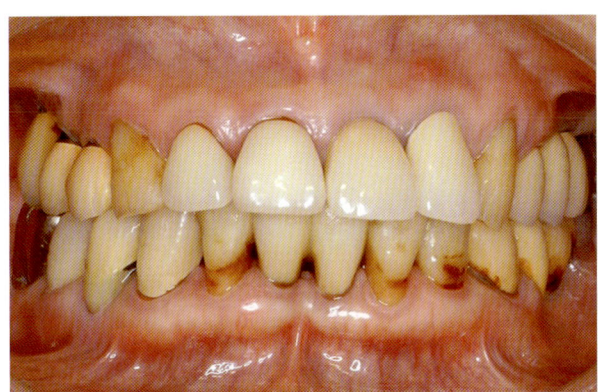

d. 2005.11.（補綴5年後）　粘膜の変化はないが，口腔内は安定していた

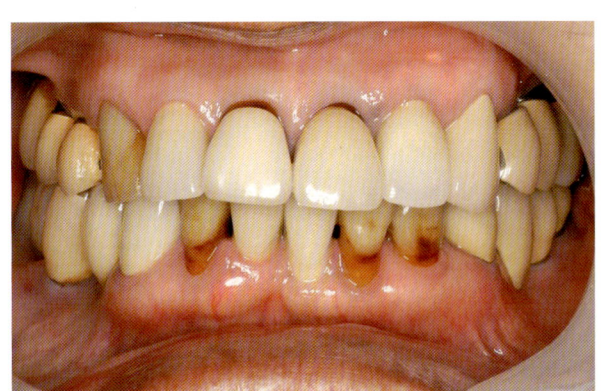
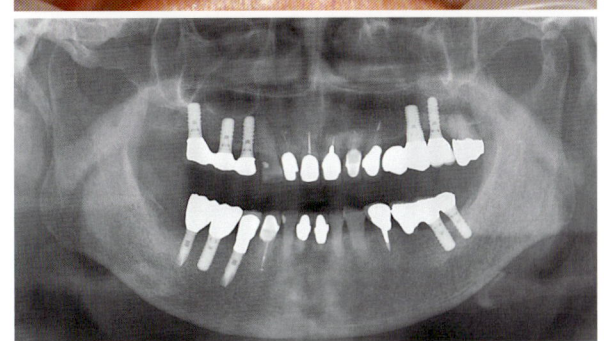

e,f. 2013.3.（補綴13年後）　補綴12年後に$\underline{4}$，$\overline{4}$が抜歯となったが，体調がよくなかったためインプラントの追加埋入はせずに延長ブリッジで対応した．その後，$\overline{654|}$が歯根破折で抜歯となったが，インプラントの追加埋入が可能であった

図3-4　患者がインプラントによる固定性補綴にこだわった一例（咬合支持数8）
失活歯が多く残る口腔内にインプラントを適用する場合には，補綴後に問題が起こりやすい．患者の全身的状況，経済的状況により再治療が難しい場合もあるため，術前に患者と十分に相談をしておかなければならない

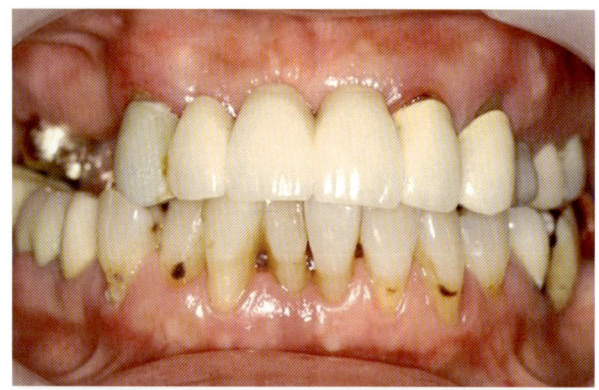
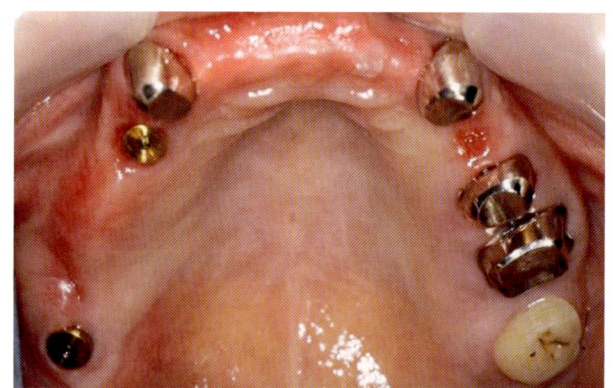

a,b. 2003.1.（56歳）歯周病が進行していたが，リスクの高い歯を保存し，緩やかな変化を患者が希望した

c,d. 2003.10.（補綴後）インプラントの適用目的は，上顎義歯の回転沈下の抑制と，受圧条件の改善（ 3| の負担軽減）である

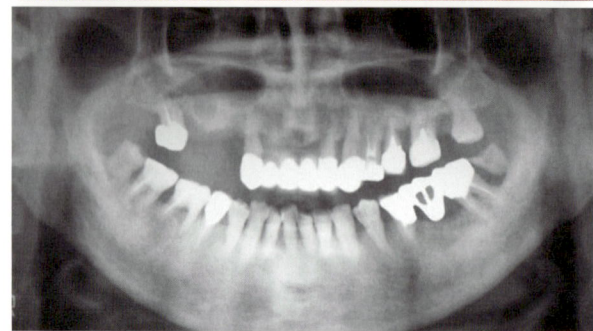

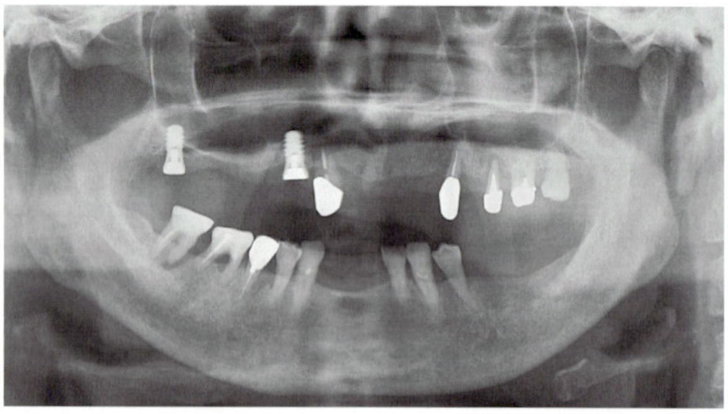

e. 2010.1.（補綴6年後，再来院時）下顎を4歯喪失した

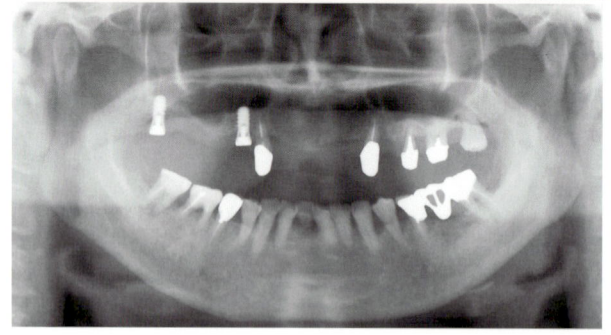
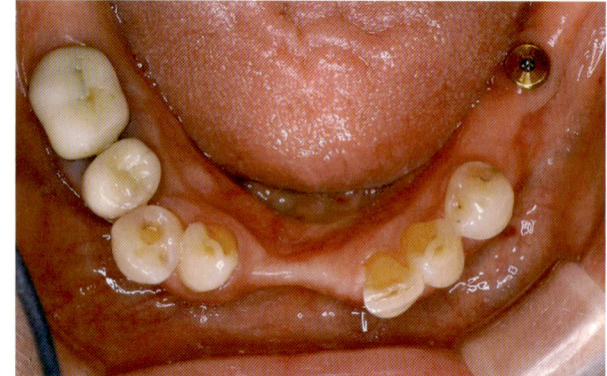
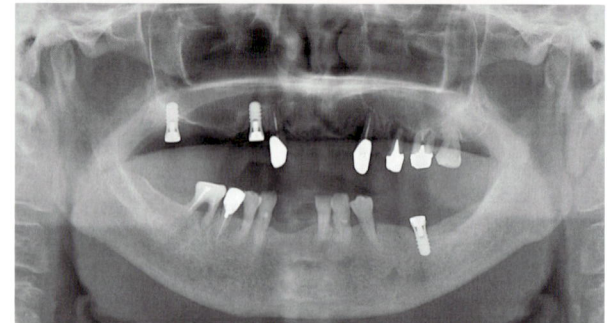

f,g. 2013.7.（補綴10年後，下顎左側インプラント埋入3年後）下顎のインプラントは義歯の回転沈下を抑制するために埋入した

図 3-5　インプラントにより義歯のサポートをした一例（咬合支持数 6）
患者がリスクの高い歯を抜くことを許容しない場合は，固定性補綴のためにインプラントを適用するのではなく，受圧条件の改善を適用目的とする

咬合崩壊グループ（欠損歯列の第三段階）への適用例

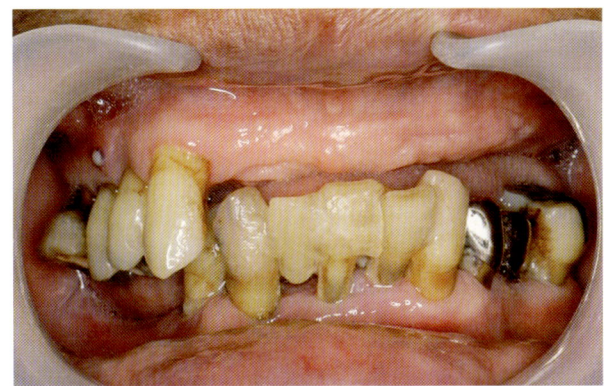
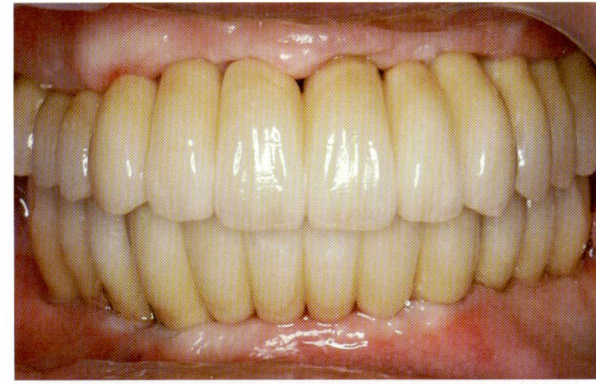
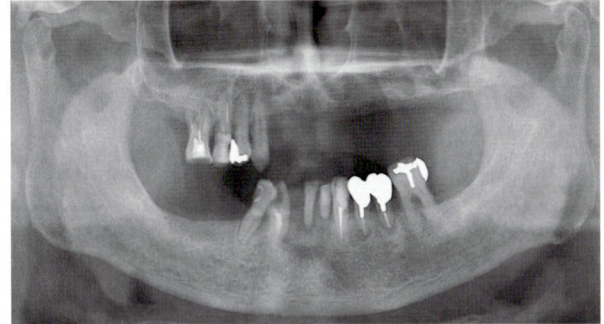
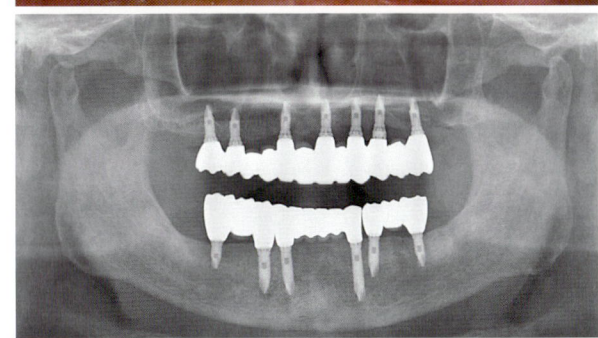

a,b. 2011.3.（69歳） 噛めないため全身状態が悪化していた

c,d. 2012.4.（補綴後） すべて抜歯して全顎補綴を行った

図3-6　QOLの改善を目的としてインプラントを適用した一例（咬合支持数2）

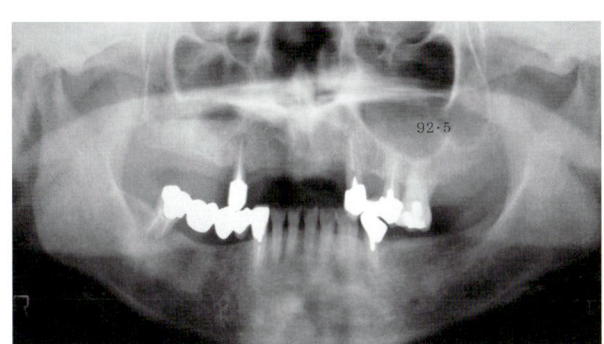
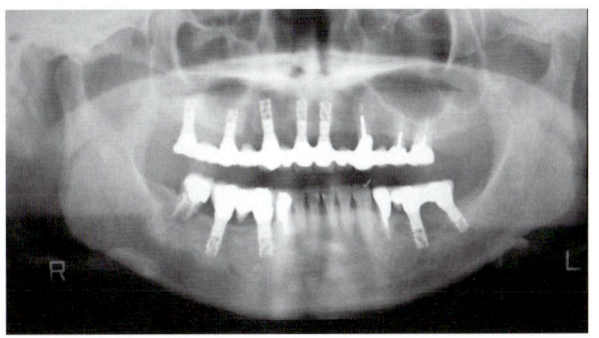

a. 1992.5.（54歳）　5|以外の歯は保存を希望した

b. 1992.12.（補綴後）　5|は歯根破折のため抜歯した

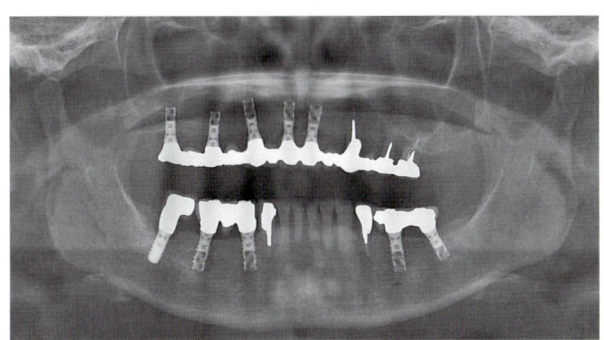
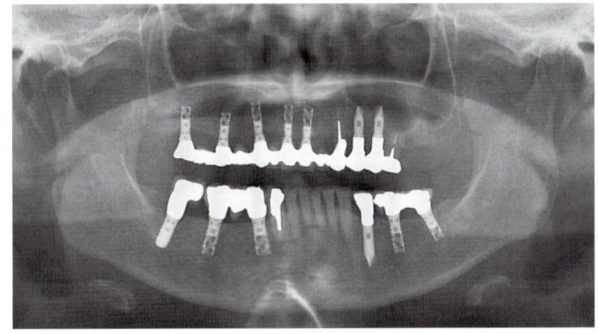

c. 2007.3.（補綴14年後）　補綴8年後に|7を抜歯してインプラントを追加埋入したが，それ以外は安定していた

d. 2013.4.（補綴20年後）　補綴16年後より上下顎左側は歯根破折で抜歯となり，インプラントを追加埋入した

図3-7　左右的すれ違い咬合に対してインプラントを適用した一例（咬合支持数1）

Part2

ライフステージに応じたインプラント補綴に必要な診断と対応

Chapter4　少数歯欠損における診断と対応
Chapter5　喪失原因別の診断と対応

　インプラント適用後の口腔内全体の安定をはかるためには，欠損拡大のステージごとに必要な事項を明確にしておく必要がある．

　少数歯欠損，もしくは欠損が生じる前から押さえておかなければならないこととしては，下顎位，顎関節，咬合，そして力のコントロールなどの機能的要素が基本となる．さらに，歯の欠損に伴う顎骨の吸収や，対合歯，隣在歯を中心とした残存歯の条件などの形態的要素も把握しておかなければならない．

　そのうえで，歯の喪失原因を把握し，それを治療方針に反映させる必要がある．特に，欠損歯数および咬合支持数が半分程度まで悪化した咬合欠陥（臼歯部咬合支持の損傷と上顎前歯部のダメージを被った欠損歯列）症例にインプラントを適用する場合は，安定した咬合支持を維持するために必要な残存歯の選別と，インプラントの長期性を脅かす要素となる感染と力への対応が重要となる．

Chapter 4 少数歯欠損における診断と対応

残存歯の評価と診断

　残存歯を含む欠損補綴にインプラントを適用した場合，残存歯の歯根破折や歯周病の悪化などのトラブルによって再治療が必要になることもある．したがって，残存歯の将来的な歯根破折のリスクや，咬合力に対してどのくらいの負担能力があるかを診断することは，ライフステージを考えたインプラント補綴の設計を行ううえで重要な要素の一つとなる．

　はじめに診断する項目は次のとおりである．
① 歯周病の有無
② 齲蝕の有無
③ 根尖病変の有無
④ 歯根破折の有無

　そのうえで，口腔内の環境下における残存歯個々の負担能力（残存歯のパフォーマンス）を診断する．

　たとえば，単根歯の場合，歯周病により残存歯周囲の歯槽骨吸収が歯根長の1/3まで生じると歯根膜表面積は1/2となり，歯冠-歯根長比が悪化することも考慮に入れると，その歯の咬合力負担能力は1/4程度になってしまう．

　そこで，残存歯の力学的耐久性に影響を及ぼすと思われる要素として，①支台歯の歯冠長（コアとフェルールの関係，図 4-1），②歯根幅に対する根管の直径の比（図 4-2），③歯冠-歯根長比（図 4-3），④歯質（図 4-4）に着目し，それぞれの要素から耐久度をレベル分けするとよい．

　実際に残存歯のパフォーマンスの評価を行った例を図 4-5, 6 に示す．

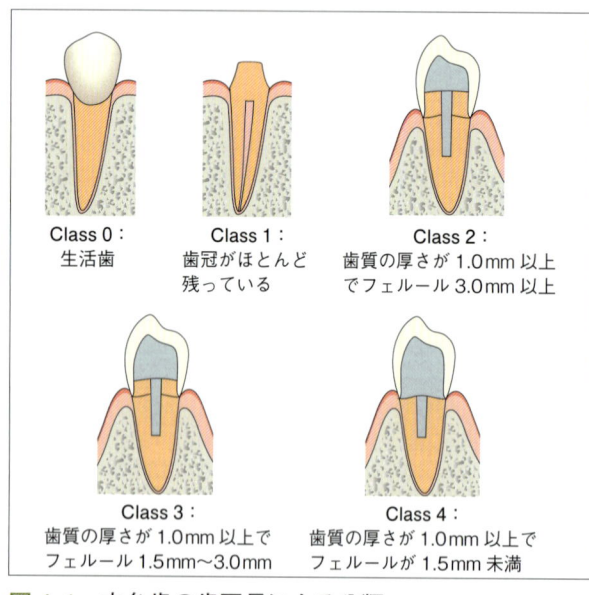

図 4-1　支台歯の歯冠長による分類
コアとフェルールの関係により分類する

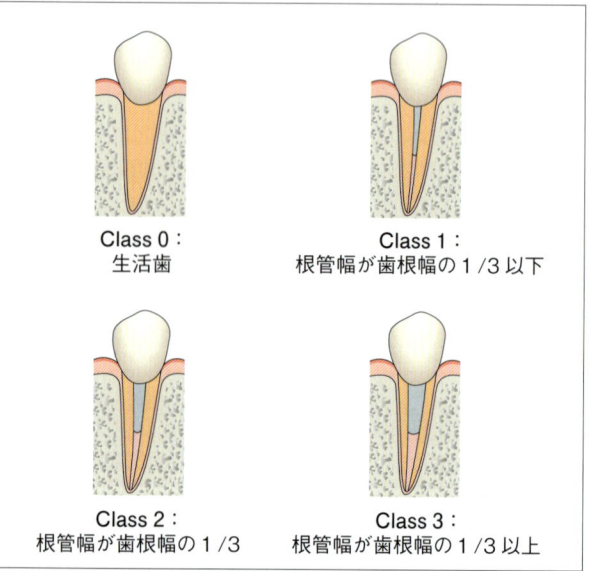

図 4-2　歯根による分類
歯根幅に対する根管の直径の比で分類する

Part2 ライフステージに応じたインプラント補綴に必要な診断と対応

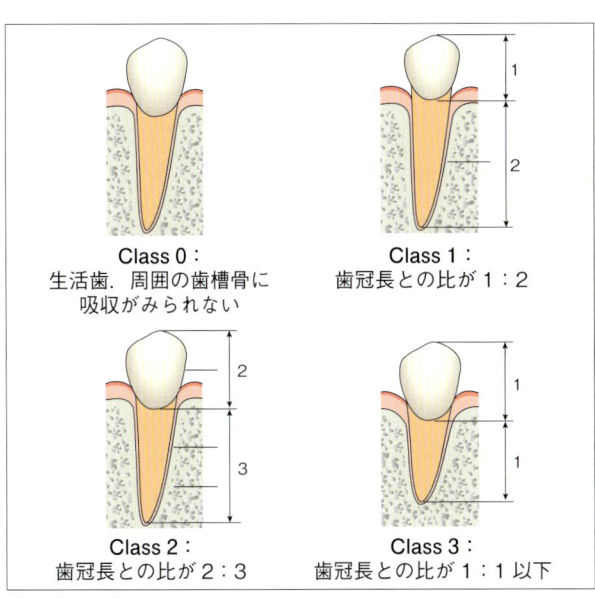

図4-3 歯冠-歯根長比による分類

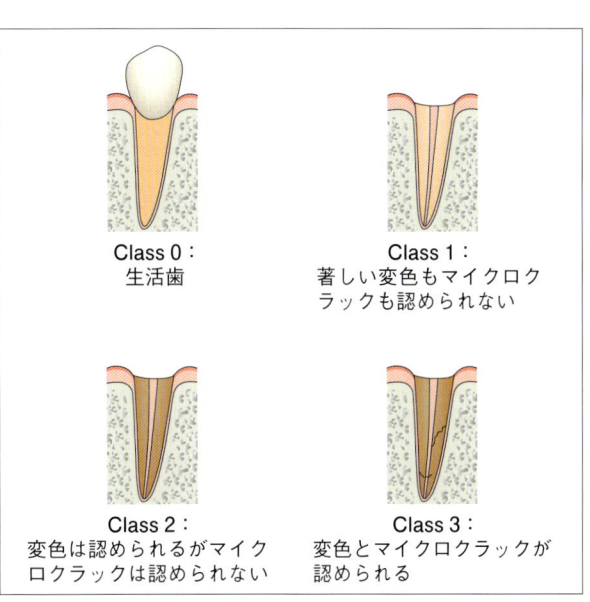

図4-4 歯の質による分類

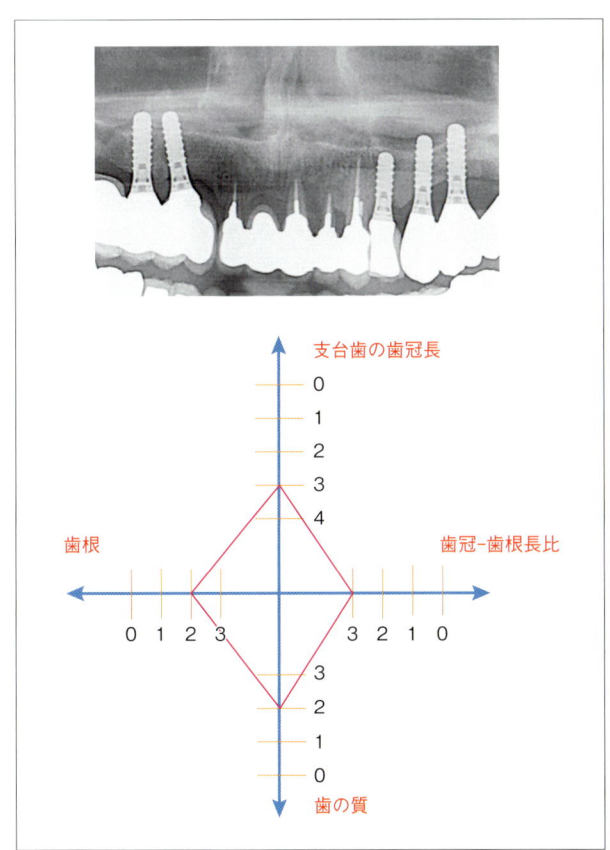

図4-5 残存歯のパフォーマンスの評価の一例①（2|12）
インプラント補綴で左右側臼歯部の咬合支持を獲得したケースにおいて，アンテリアガイダンスを担う前歯部のパフォーマンスが低いケース．保存の可否も含め，再治療の時期とその後の対処法に対する考えを患者と共有しておく必要がある

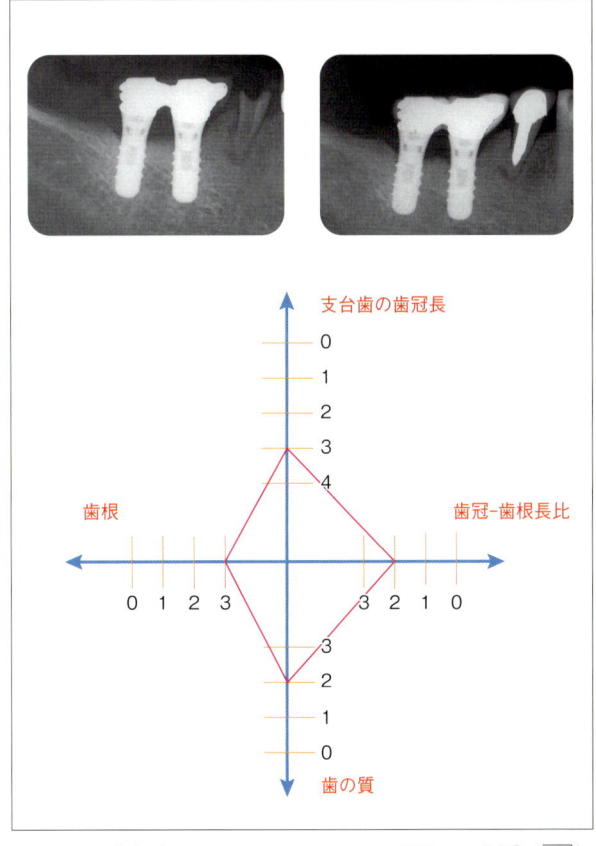

図4-6 残存歯のパフォーマンスの評価の一例②（4）
4のパフォーマンスは総合的にみて低いことがわかる．5年後，歯根破折で抜歯となり，インプラントを追加埋入することになった

歯列と咬合関係の診断

歯の喪失にともなう顎骨の変化への対応

　歯を喪失すると固有歯槽骨がなくなり，顎骨は急速に吸収し始める．

　骨吸収の程度には個体差があるが，上顎骨では，前歯部，臼歯部ともに唇頬側の骨吸収が大きく，相対的に歯列が舌側に移動する（**図4-7**）．また，大臼歯部では歯槽突起の吸収に伴い上顎洞が相対的に外下方に移動するようになる．

　一方，下顎骨では，垂直的・水平的な骨吸収が生じるものの，下顎骨体は内側に傾斜しているために，臼歯部の歯列は相対的に頬側に移動する（**図4-8**）．

　骨吸収が著しく大きい場合，義歯であれば審美性と咀嚼機能を同時に短期間で回復することができるが，インプラント補綴の場合は，既存骨にインプラントを埋入しようとすると，目的とする補綴形態とインプラントの埋入位置にアンバランスが生じやすい．

　したがって，生体に調和したインプラント補綴を行うためには，顎骨の形態を診断したうえで，歯列と最終補綴形態を想定しながら補綴方法，インプラントの種類，インプラントの埋入位置と埋入深度を決定しなくてはならない（**図4-9**）．

　特に，補綴処置により舌房が狭くなると，望ましくない歯の移動による歯周組織の破壊やインプラント頸部の骨吸収などを引き起こしやすくなるため，舌房を狭くしないような設計を意識する必要がある．

■ 歯列と咬合関係の診断項目
① 適正な舌房を確保できる歯列形態か．
② 十分なクリアランスを確保できる対合関係か．
③ 頬舌的・近遠心的に適正な埋入方向が確保できる対合関係，隣在歯の位置，歯槽堤か．
④ 適切なアンテリアガイダンスとバーティカルストップを獲得できるか．

　インプラントを埋入した後で上部構造の形態を模索しても限界があり，歯の喪失により変化してしまった口腔内環境のなかで上部構造だけで理想的な歯列と咬合を構築しようとすると，著しく審美性を阻害した歪な形態の上部構造となってしまう．

　その一方で，審美性だけを追求すると，生体にとって不調和な歯列や咬合を与えることになってしまう．

　インプラント補綴において機能と審美性をともに満たした状態で良好な経過をたどるためには，インプラント周囲組織と歯周組織の長期的な安定をはかることが重要で，そのためには，装着された上部構造にバランスのとれた咬合を付与し，咀嚼システムに関わる器官と調和させる必要がある．また，インプラントと周囲組織との生物学的原則を十分に理解したうえで，組織的に安定した補綴を行うことが必要となる．

　補綴の目的は，患者が快適に食事をするための咀嚼器官のリハビリテーションであり，そのことを常に意識しておかなければならない（**図4-10**）．

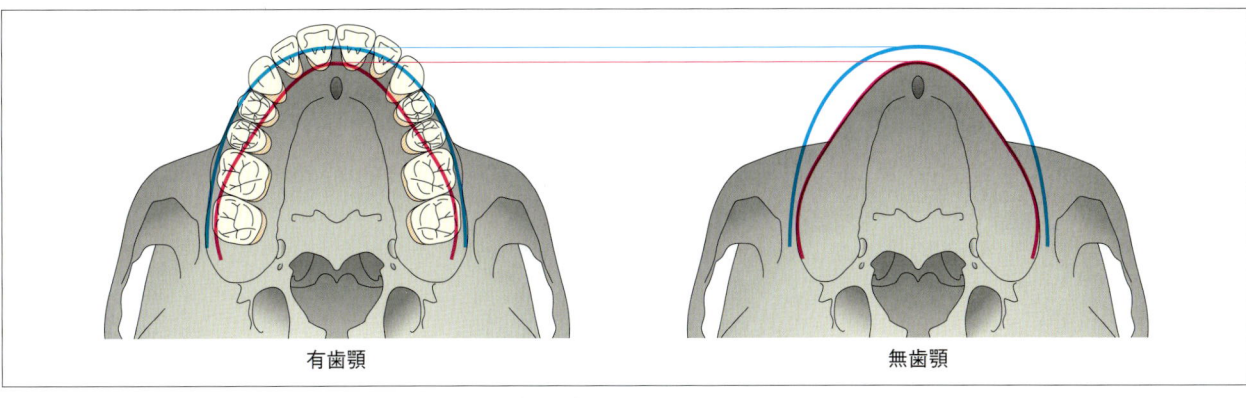

図 4-7　歯の喪失にともなう歯列と顎堤の変化（上顎）

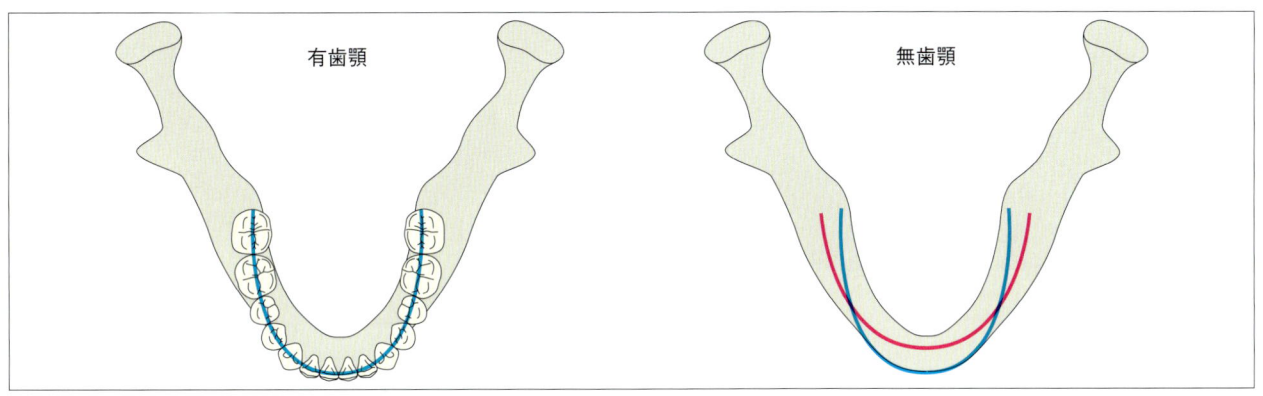

図 4-8　歯の喪失にともなう歯列と顎堤の変化（下顎）

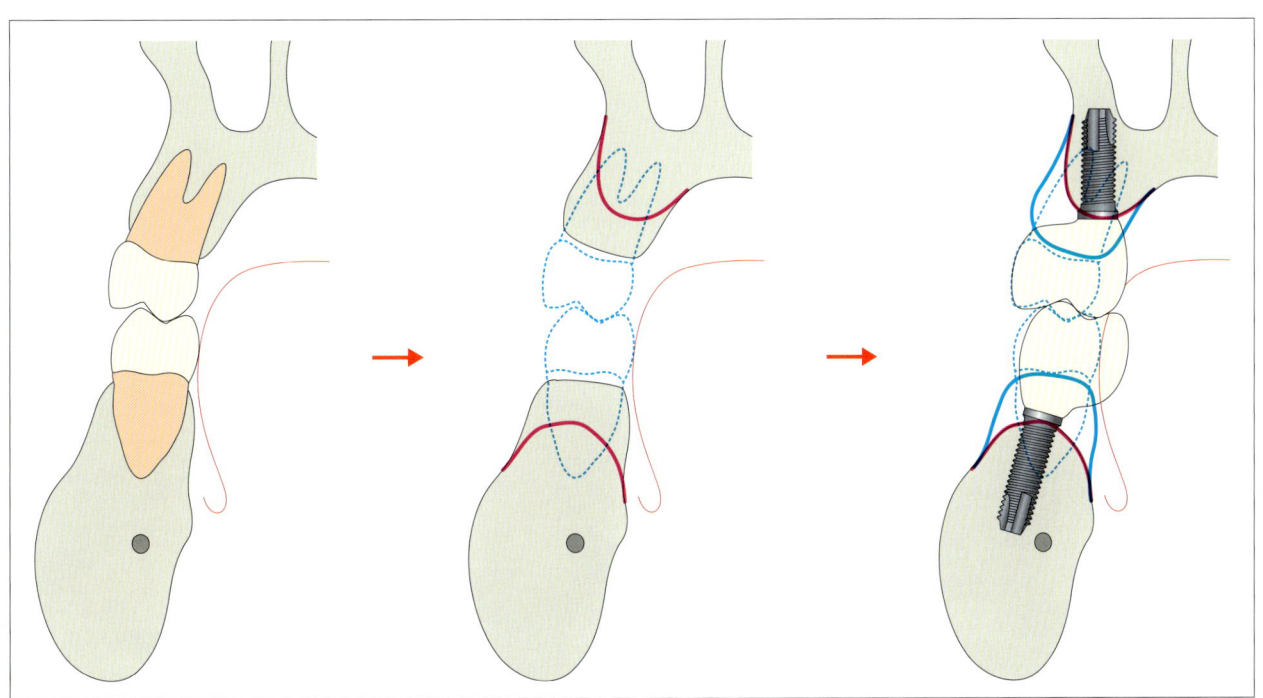

図 4-9　顎骨の吸収とインプラント補綴の関係
上顎臼歯部で骨吸収が進んでいる場合，既存骨内にインプラントを埋入しようとすると舌側埋入になり，上部構造は歯冠長が長く，頬側カンチレバーになりやすい．骨吸収が著しい場合はさらに舌側寄りの上部構造となり，舌房を狭小化させやすいので注意が必要である．一方，下顎臼歯部で骨吸収が進んでいる場合，インプラントの長さに比較して上部構造が長くなり，また，上顎歯との対合関係を理想的な関係にしようとすると舌側カンチレバーの形態になりやすい

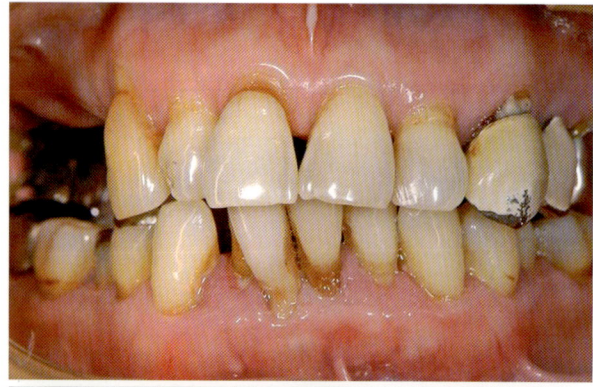
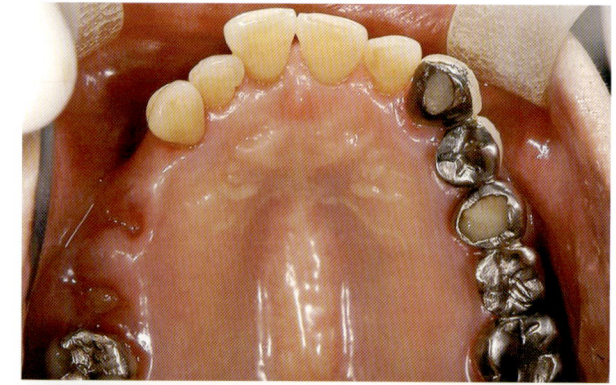
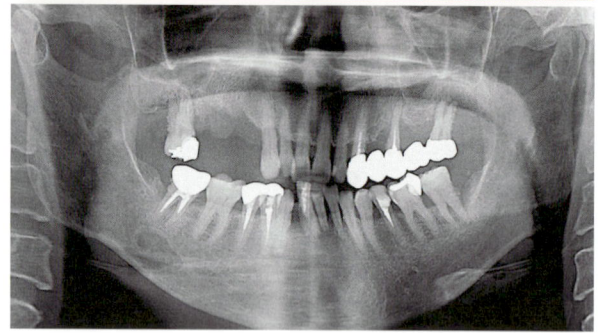
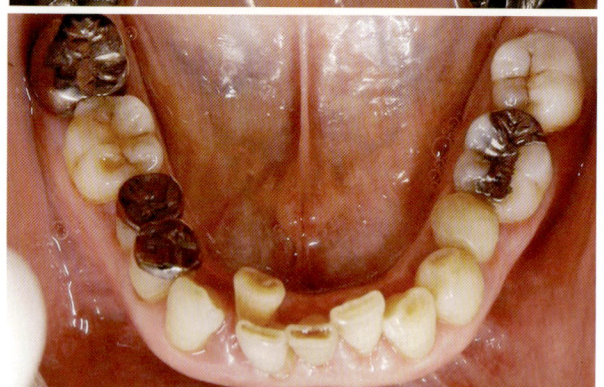

- 7|57, 21|1 抜歯
- 21|1 歯肉増大術
- 7654|4567 プロビジョナルデンチャー
- 7|7 エムドゲイン，ボーングラフト
- 754|457 サイナスリフト，インプラント
- 321|123 MTM，ラミネートベニア

a～e. 2001.9.（初診時，63歳）噛めないことを主訴に来院した．全体的に重度の歯周病で，上顎左右側臼歯部は保存不能であると診断し，治療方法および治療費について説明したうえで治療方針を決定した

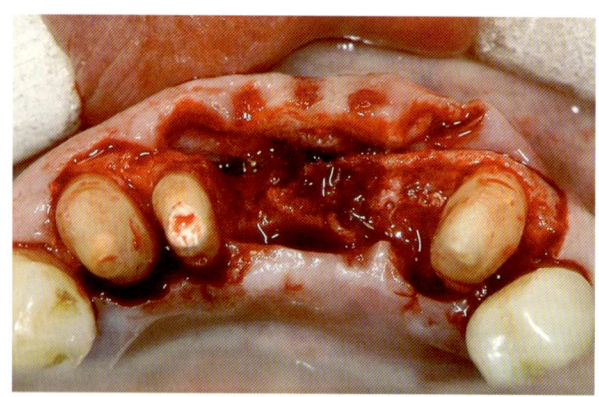
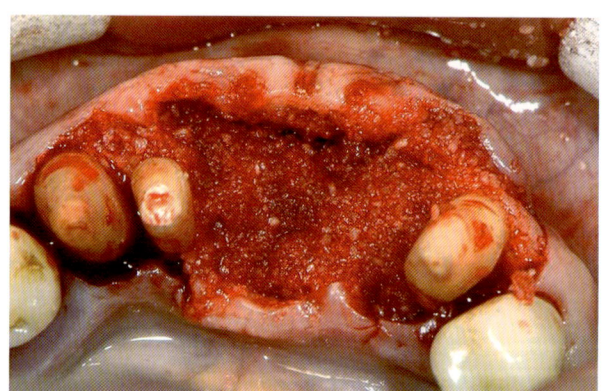

f,g. 2002.1. 下顎前歯部の歯肉増大術

図 4-10　インプラント補綴により咬合支持を獲得できた一例

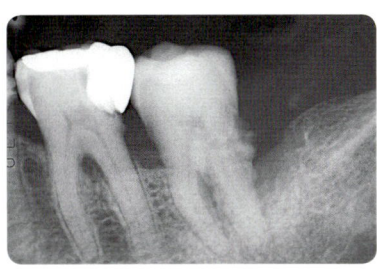
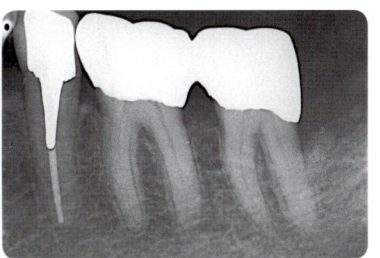

h, i. 7 ̅ にエムドゲインを応用した結果，遠心部の骨再生が認められた

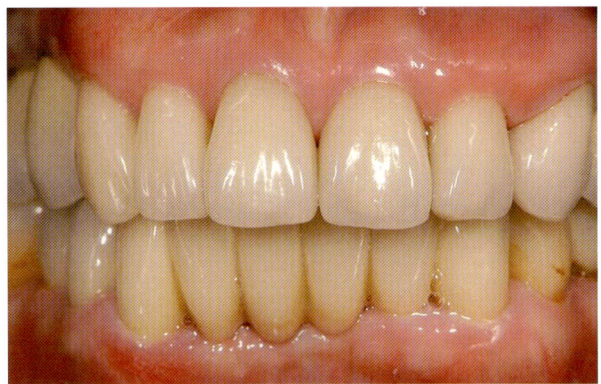
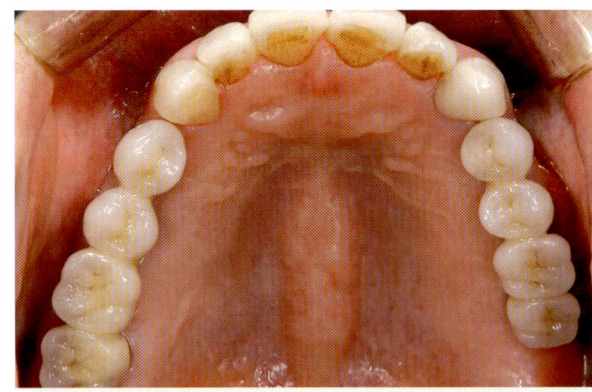
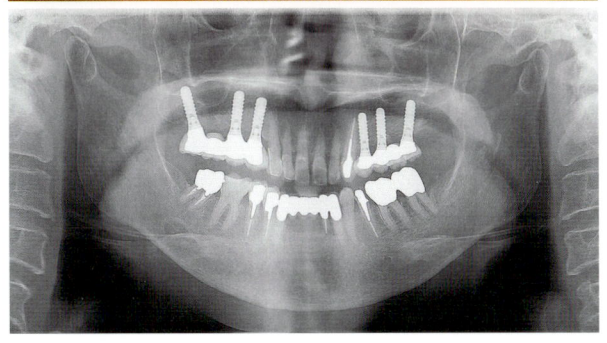
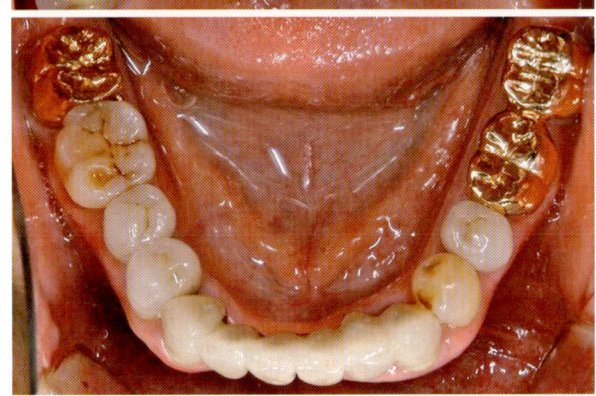

j～m. 2002.2. 754|457 にインプラントを埋入し，咬合支持を獲得した．プラークコントロールもよくパラファンクションなどもない

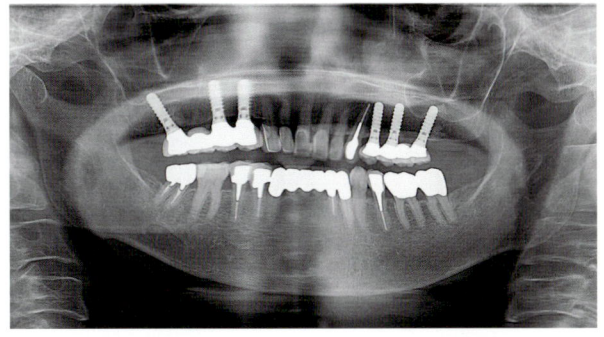

n. 2009.11.（補綴7年後，71歳）　現在では補綴後12年が経過しているが，骨再生を行った対合歯も良好な経過をたどっている．パラファンクションもなく，咬合力のコントロールもうまくいき，プラークコントロールも良好で定期的なメインテナンスにも応じてくれた．インプラント補綴で咬合支持を獲得したメリットが十分に活かせたケースである

隣在歯の移動への対応

歯の移動には病的な移動と自然移動がある.

歯の病的な移動の原因としては，歯根膜炎，歯周病，対合歯や隣在歯の欠損，舌癖などの習癖などがある．特に，進行した歯周病による歯の病的な移動は，そのまま放置しておくとその歯にかかる力が咬合性外傷を誘発し，動揺度が進行して，付着が破壊されている場合には共同破壊因子として働くことがある．

しかし，その一方で，歯周治療においては治療後，生体恒常性を保つために自然移動を起こすことが多く報告されており，咬合調整や形態修正などの不可逆的な歯の削合を伴う場合には，その必要性の診断とタイミングに注意が必要となる．

自然移動には，加齢による歯の咬耗などに伴う自然挺出，接触点の摩耗による近心傾斜などがある（Chapter10参照）．しかし，インプラントは移動しないため，臼歯部にインプラント補綴を行った場合は，その近心にある残存歯との接触点が緩くなりやすく，放っておくと歯間離開が大きくなって，インプラント周囲炎や歯周組織の破壊を引き起こす原因となることもある．したがって，メインテナンス時においては接触点のチェックが必須となる．

対応としては，近心の残存歯（特に失活歯）が補綴されている場合にはその歯と連結しておくこと，インプラント上部構造の辺縁隆線を隣在歯とそろえ，隣接面を面接触にしておくこと（図4-11），インプラント上部構造がハイブリッドレジンで前装されている場合は隣接面もハイブリッドレジンにしておくこと（図4-12）などがある．上部構造がセラミックスで製作されている場合は対応が難しく，上部構造の着脱が可能であれば技工上での修正が可能となる場合もあるが，再製作をせざるを得ないケースも出てくる．

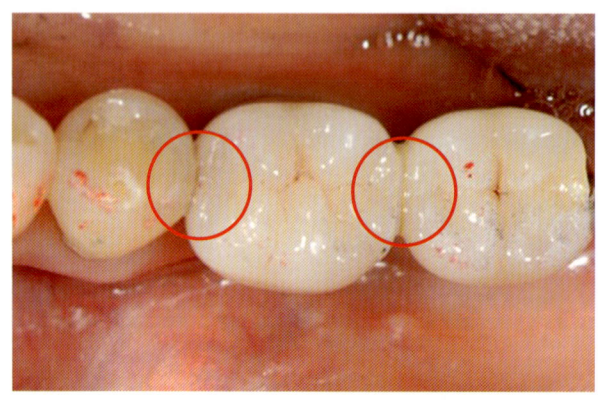

図4-11　隣在歯の移動への対応①
上部構造の辺縁隆線を隣在歯とそろえることや，隣接面を広い面接触にすることが重要なポイントとなる（⎿5が残存歯，⎿67がインプラント）．臨床においては，⎿6が残存歯，⎿7がインプラントの場合に移動が生じることが多いが，1歯対1歯咬合の場合には，本図のような場合にも移動が生じることを，臨床上，経験している．このような対応により，上部構造の清掃性が確保でき，食片圧入も防止できる

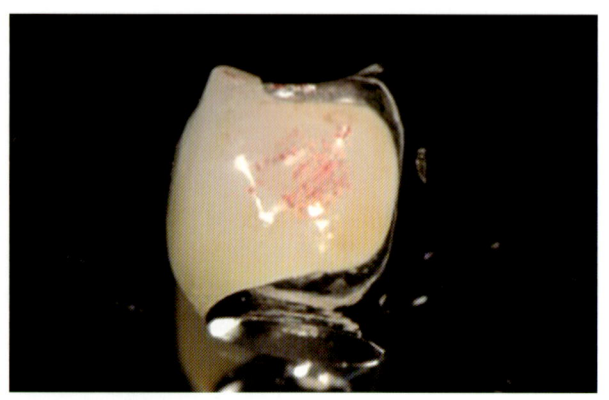

図4-12　隣在歯の移動への対応②
残存歯とインプラント上部構造の接触点が経年的に緩くなった場合は，上部構造の隣接面をハイブリッドレジンで製作することもある

咬合力の診断と力のコントロール

咬合力の診断

　歯にかかる力で悪影響をもたらすものとして，ジグリング力と過大な咬合力があることは広く知られている．歯にかかる咬合力の診断にはいくつかの要素が密接に絡んでくるが，たとえ咬合力が過度の場合でも，歯周病などで付着が破壊されていなければ，垂直性骨吸収との直接的な相関関係はないとされている．

　咬合力が過大な場合に現れる所見として，エックス線写真では，①歯根膜腔の拡大，②セメント質の剥離，③歯周組織の炎症所見（骨吸収像，骨硬化像），口腔内では，①歯の動揺，②歯の咬耗や修復歯の摩耗，③歯頸部周囲歯肉の炎症所見（レッドバンド），④楔状欠損，⑤知覚過敏，⑥骨隆起などがある（図4-13）

　このような場合は，残存歯が咬合力に対応できるだけの負担能力を有しているかどうかの診断が重要になる．特に，①残存歯の歯冠－歯根長比，②動揺度，③歯根形態と歯根長，④歯の咬頭傾斜角と咬耗度，⑤歯の歯列内での位置と歯軸方向は，咬合力に対する負担能力に大きな影響を及ぼすので注意する．

■残存歯の条件と咬合力への対応
① 歯冠-歯根長比が悪い場合，動揺度が大きい場合，歯根の断面が丸く先細タイプの形態の場合，歯根長が短い場合は，連結するなどして咬合力の負担を軽減する必要がある．
② 残存歯が歯列から逸脱していたり，傾斜している場合は矯正治療を行うとよい．

　このほか，咬合力が強くグラインディングタイプの場合は，過大な側方力を回避するために咬合面を縮小化したり，咬合接触点をより中心に集めるなどの対応をする．また，ブラキシズムがある場合は，ナイトガードが必須となることを患者に理解してもらう必要がある．

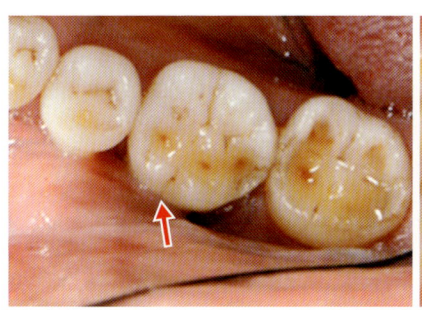

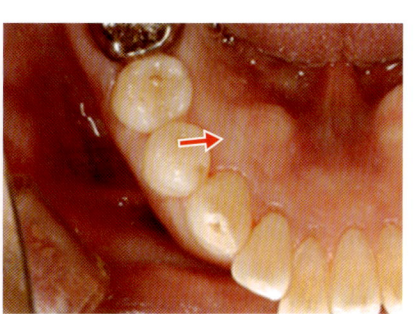

a. 咬耗　　b. 楔状欠損　　c. 骨隆起

図4-13　過大な咬合力により現れる口腔内所見

力のコントロール

ジグリング力や過大な咬合力を治療過程で回避するための手法として，①歯の安静を保つための暫間固定，②ブラキシズムのある患者に対するナイトガードの装着，③外傷性咬合を改善するための咬合調整などがある．ただし，咬合調整については，歯周治療におけるアタッチメントレベルの改善には効果的であるが，炎症によって移動している歯は炎症の改善により正常な位置に戻る可能性があるため，炎症の消退後に慎重に行うべきである．

■咬合力のコントロールで必要なこと
① 経年的に変化しないインプラントと，移動や咬耗，摩耗により経年的に変化する残存歯との不調和からくる外傷性咬合の改善には，咬合調整と歯冠形態修正で対応する．
② インプラントの隣在歯や対合歯で，咬合負担能力が低い歯は固定する．
③ 前歯部にインプラントを適用した場合は，臼歯部の確実な咬合支持をつくる．一方，臼歯部にインプラントを適用した場合は，アンテリアガイダンスを担う前歯部には咬合力に見合った耐久性が必要となり，メインテナンス時の咬合調整と残存歯の診査が必須である．
④ 安定した下顎位での咬合採得を行い，プロビジョナルレストレーションにより適正な下顎位を確認する．
⑤ 経年的な下顎位の変化や残存歯の移動，動揺による早期接触を除去する．
⑥ ブラキシズムが疑われる場合は，ナイトガードなどを装着してトラブルを回避する．

実際の臨床において，その歯に適切な咬合力をコントロールすることは非常に難しい．歯周病に罹患して歯周支持組織量の低下による歯冠-歯根長比の悪化が起こっていたり，欠損歯数や咬合状態などのさまざまな要因が絡み合っていることが多いためである．

また，アンテリアガイダンスと臼歯部のディスクルージョンを付与することが理想ではあるが，強いブラキシズムなどのパラファンクションが疑われる患者の場合，補綴により無理にアンテリアガイダンスを与えようとすると上部構造の破損や残存歯の歯根破折を招くことがあり，うまくいかないことが多い．そのようなときは，スプリントを装着することで，補綴装置の長期的な維持と安定がはかれるようになる（図4-14, 15）．

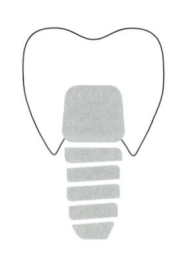

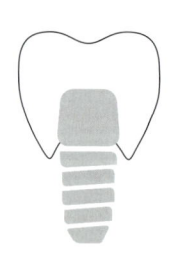

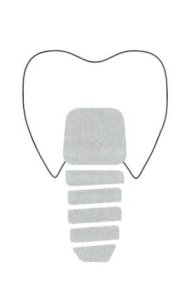

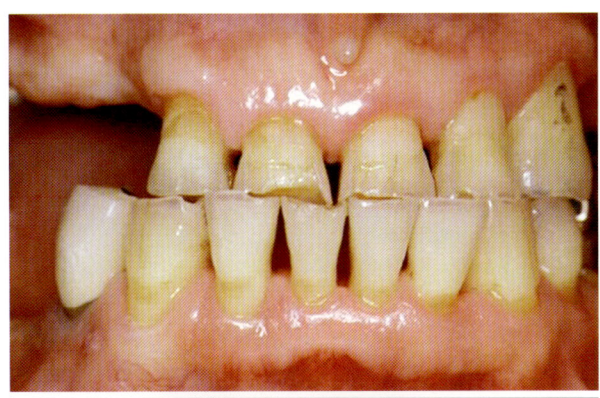

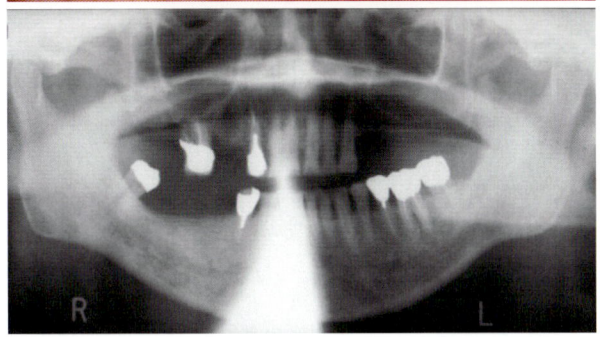

a, b. 1994.11.（初診時, 66 歳）一度, 部分床義歯を装着したものの, 義歯では十分に食事ができないことを理由にインプラント補綴を希望して来院した

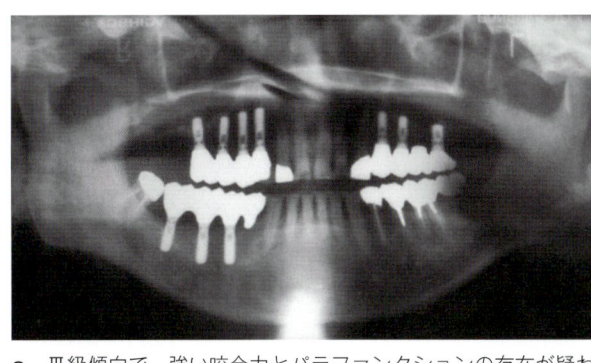

c. Ⅲ級傾向で, 強い咬合力とパラファンクションの存在が疑われたため, 前歯部を補綴することによる無理なアンテリアガイダンスの獲得はせず, 臼歯部にインプラントを埋入して咬合支持を獲得し, 左右側方運動時にはグルーブドファンクションを与えた

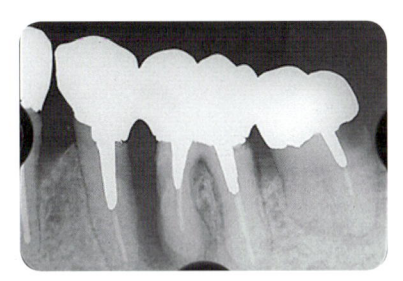

d. 2007.3.（補綴 13 年後, 79 歳）患者には必ずナイトガードを装着するように伝えていたが, 使用していなかったようで, 顎関節症状は認められないものの,「56」間の腫脹と痛みを訴えて来院した.「6」近心根の破折が認められ, 前歯部の咬耗はますます大きくなっていた. また, 強い咬合力とパラファンクションによる咬合高径の低下が疑われた. 消炎処置を行い, 再治療を計画したが, このとき患者は 79 歳で, 高血圧とワーファリンの投与, さらに軽い認知症も始まり, 治療をスムーズに行うことができなくなっていた. 家族にもたびたび連絡を取っていたがしばらく来院が途絶えた

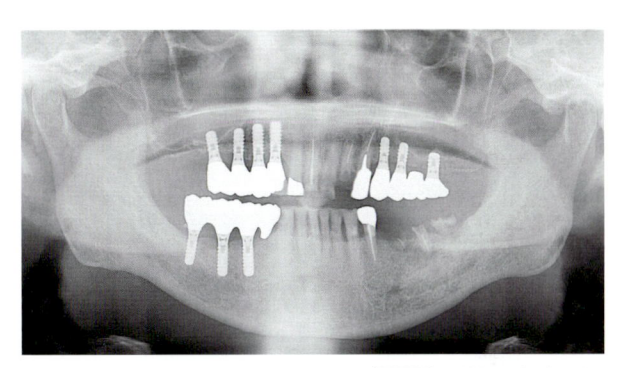

e. 2012.4.（補綴 18 年後, 84 歳）「567」の脱離で来院した. インプラント補綴および周囲組織には特に問題は認められなかったが, 対合歯である下顎左側臼歯部を喪失し, 上顎前歯部には著しい咬耗が認められた. 患者の年齢と全身状態を考え, 欠損部には可撤性義歯を装着した

図 4-14 スプリントを装着しなかったために歯を喪失した一例

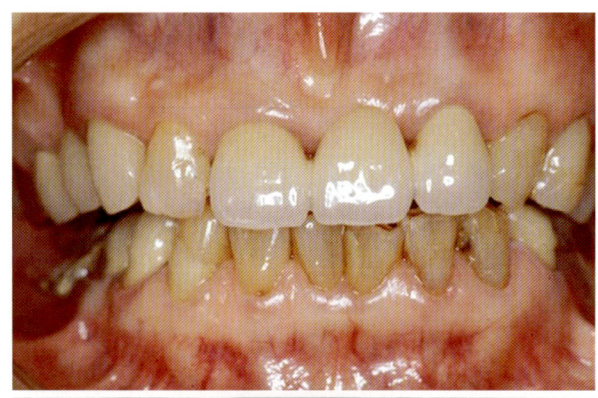

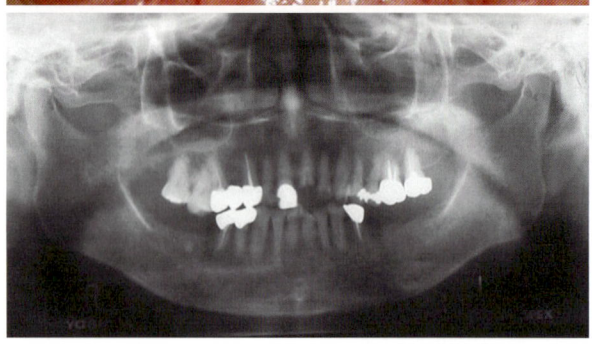

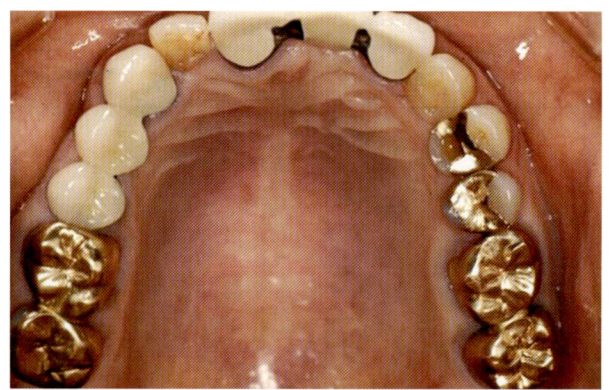

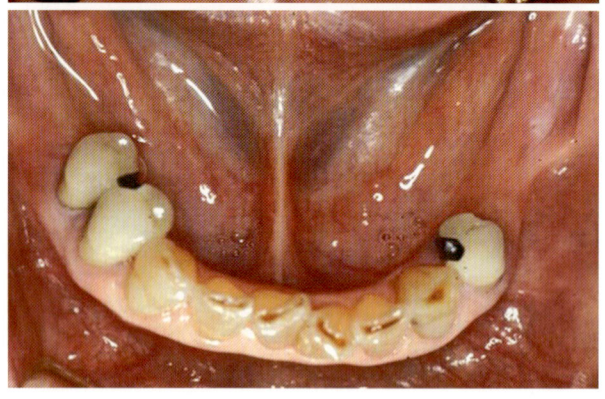

a～d. 1993.8.（初診時，63歳）　患者は小柄であったが，顔貌からは咬筋が発達し強い咬合力をもっていることが想像できた．可撤性義歯を装着しており，何度か可撤性義歯の再製作をすすめたが，スルメやアワビなどの固いものを噛むのが好きでインプラントによる固定性補綴を強く希望したため，欠損部にインプラントを適用することとした．咬合高径の低下もみられたため，プロビジョナルレストレーションにより咬合挙上を試みたが，患者が許容しなかったため咬合高径は変えずに補綴を行った

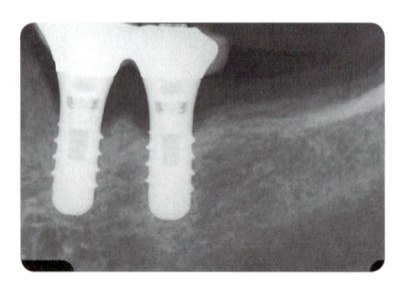

e. 1997.9.（補綴4年後，67歳）　下顎左側臼歯部インプラントの違和感を訴えて来院した．エックス線写真からインプラント周囲骨の吸収が認められた．咬合調整を行い経過観察としたが，その6カ月後に 3| が歯根破折で抜歯となり，インプラントを埋入した

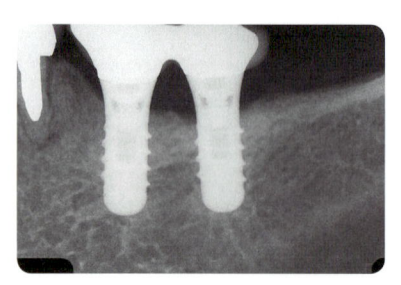

f. 1998.9.（補綴5年後，68歳）　下顎左側臼歯部の周囲骨吸収は改善した

図 4-15　力のコントロールを施した一例

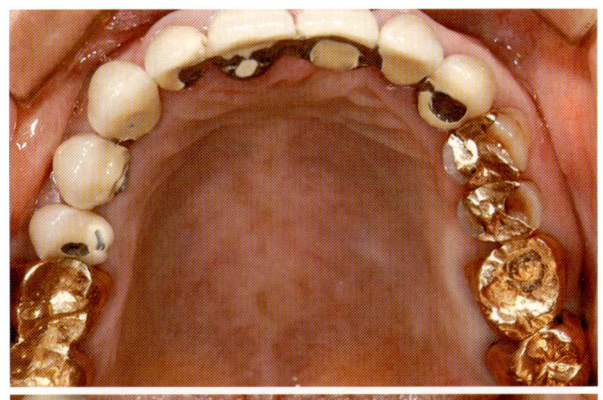

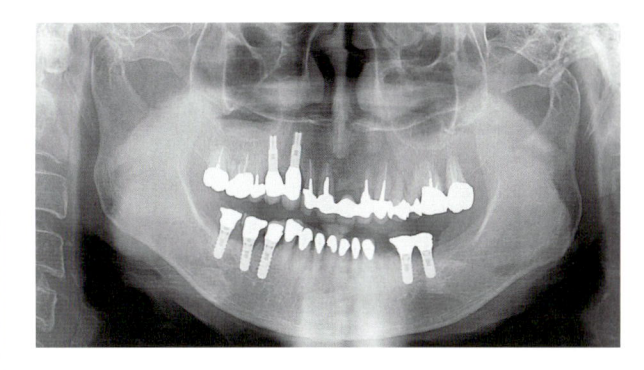

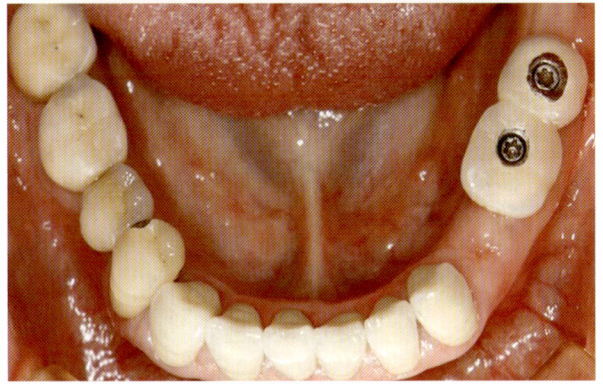

Part2 ライフステージに応じたインプラント補綴に必要な診断と対応

g〜i. 2007.5.（補綴14年後，77歳）上部構造のセラミックスが破損を繰り返したため，補綴11年後にハイブリッドレジンで再製作している．その2年後には 5| が歯根破折で抜歯となった．対合歯の摩耗がひどく，|6 咬合面には |6 インプラント上部構造のアクセスホールの圧痕が認められた．5| のセラミックスはチッピングしている

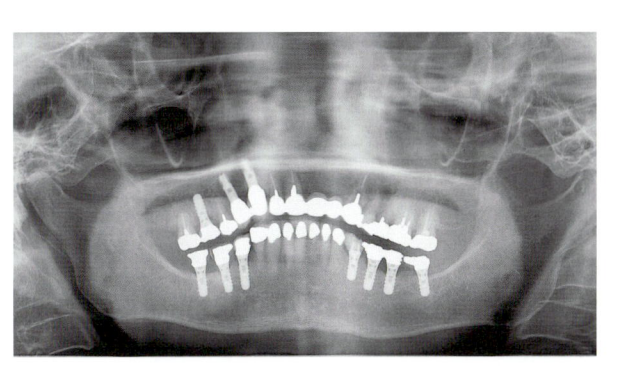

j. 2011.9.（補綴18年後，81歳）歯根破折で抜歯になった部位にはインプラントを埋入し，摩耗した金属冠は二回再製作した．臼歯部に金属による補綴を行った場合，咬合力の強い患者では長期的に咬合高径の低下が起こり，アンテリアガイダンスに関わる歯の歯根破折などを引き起こす原因になる．したがって，長期的な咬合面の摩耗に対する対応として歯冠形態修正や再製作などが必要となる

顎関節と下顎位の診断

歯の欠損期間が長くなると，下顎の偏位を来たす場合が少なくない（図4-16）．したがって，欠損補綴を行う場合には，顎関節の診断と顎関節内での下顎頭の位置，開口運動などを十分に診査し，プロビジョナルレストレーションにより生体に調和した安定した下顎位を慎重に診断することが重要になる．その診断と過程を怠ると，最終補綴装置を装着しても時間の経過とともに当初の理想的な咬合接触状態が失われて噛めなくなったり，その結果として顎関節症を引き起こすこともある．

一方，各頭蓋骨間は軟骨結合とわずかな結合組織による縫合で成り立つため，可動性をもった縫合部を境に柔軟性をもった自由運動を行っている．そのため，咀嚼筋による咬合力は顎関節を介して側頭骨，頬骨，蝶形骨，後頭骨などに伝えられ，また，顎関節内での下顎頭の偏位は，側頭骨の回転偏位を促して蝶形骨底部の屈曲と関連するようになる（図4-17）．

つまり，下顎位のずれは顔貌のゆがみに大きく影響しており，咬合関係や下顎位を適正な位置に誘導すると顔面頭蓋全体に良好な効果を及ぼすことになる（図4-18）．逆にいうと，顔面頭蓋のゆがみとともに下顎が偏位したままでインプラントによる連結補綴を行うと，顎関節症や上部構造の破損，インプラント周囲骨の吸収，アバットメントのねじの緩みなどのさまざまなトラブルを引き起こす原因となるばかりでなく，顔面頭蓋や頭蓋骨のゆがみが固定されてしまうため，それによる頭痛や愁訴が解消されない状態が続く危険性がある．

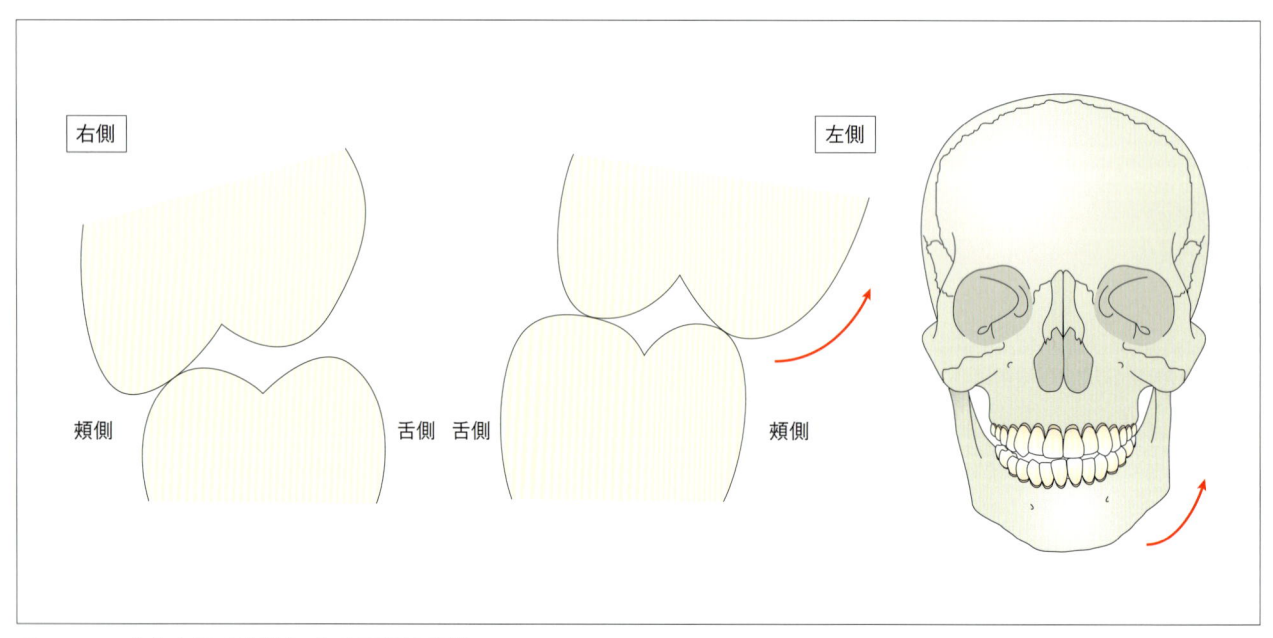

図4-16 咬合支持の喪失による下顎の偏位
左図のように右側の咬合支持が上顎の頬側咬頭内斜面で止まっている場合，左側臼歯部の咬合支持を失うと下顎は左側上方に移動しやすくなる．したがって，臼歯部の咬合支持を長期間失ったまま生活していた患者は，下顎位がずれていることがあるので注意が必要である．下顎位がずれた状態で最終補綴装置を装着してしまうと，時間の経過とともに顎関節症を引き起こしたり，下顎位が正常な位置に戻ろうとすることによって咬合採得した状態とは異なった咬合関係になり，咬み合わなくなることがある

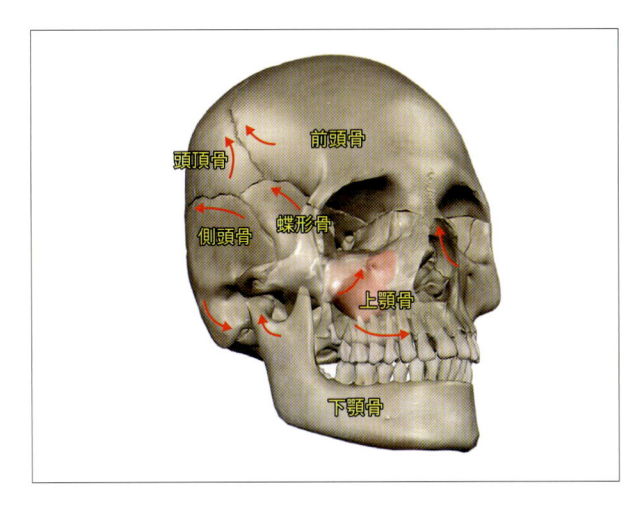

図 4-17　頭蓋骨の構成と下顎偏位に伴う影響
下顎が右側後上方に偏位すると，前頭骨の右側内方偏位，右側側頭骨の外方回転偏位，右側蝶形骨底部の屈曲，右側上顎骨の外側回転などの変化が生じる（図4-18参照）

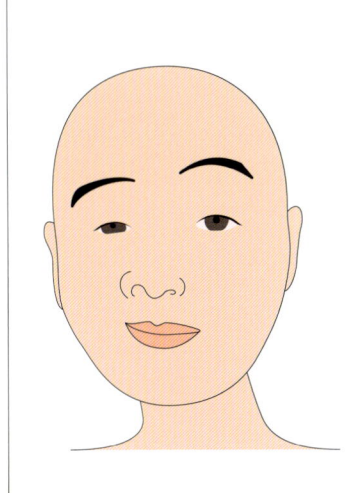

視診
1．右側の眼が小さく，眉も右側が下がっている．
2．右側鼻孔が左側より大きく，鼻も右に偏位している．
3．右側頰骨は，左側に比べて低位に位置している．
4．首は右側に傾いている．
5．口唇は右側に上がっている．

診断
1．前頭骨の右側内方偏位
2．下顎の右側後上方偏位とそれに伴う右側側頭骨の外方回転偏位
3．右側蝶形骨底部の屈曲
4．右側上顎骨の外側回転

図 4-18　下顎位と顔面の関係

顎関節と下顎位の診断方法

顎関節と下顎位の診断方法の手順は以下のとおりである．
① 問診
② 顎関節の触診
③ 顔貌の左右対称性のチェック
④ エックス線写真（必要に応じてパノラマエックス線写真，CT，顎関節規格写真など）
⑤ 診断用模型
⑥ 下顎の開閉運動
⑦ 咬頭嵌合時に正中のずれがないかどうかの確認
⑧ （必要に応じて）フェイスボウトランスファーと咬合器の使用による顎機能の分析

診断の結果，下顎位のずれが疑われるような場合には，スプリントの応用や，プロビジョナルレストレーションによる一定期間のリハビリテーションが必要になる（図4-19, 20）．

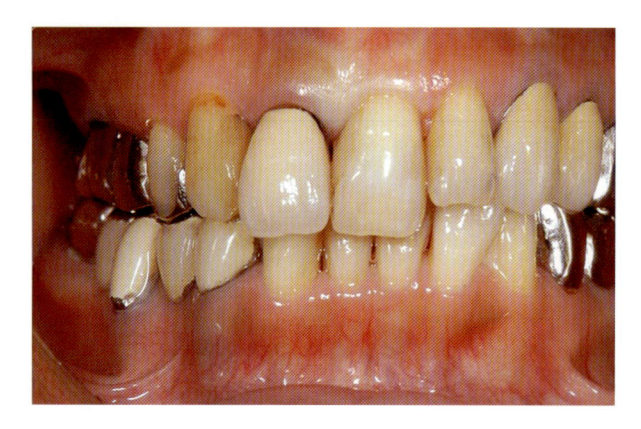

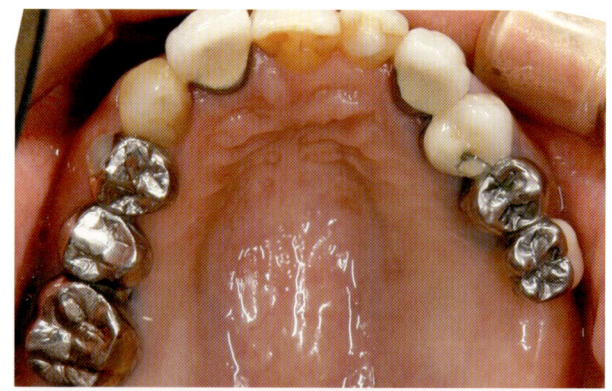

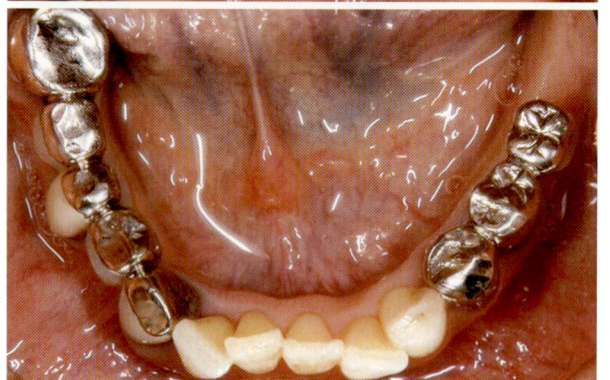

a～c. 2005.9.（初診時，49歳） |1 の審美障害を主訴に来院した．67|，|67 は10数年前に齲蝕により抜歯したとのことで，延長ブリッジが装着されていた．|3 は唇側変位のため子どもの頃に抜歯したとのことであった．広範囲における補綴処置がなされており，正中のずれ，歯軸・咬合平面の傾き，顔貌のゆがみ，前歯部補綴装置の審美障害などの問題があった

● プラン①：矯正治療

| 7 2 6 7 | インプラント | 6 5 4 3 1 | 1 2 3 4 5 | 補綴物再製作 |
| 6 7 | | ⑦ 6 ⑤ 4 ③ | 4 5 | |

● プラン②：スプリント治療A

| 7 6 7 | インプラント | 6 5 4 3 1 | 1 2 3 4 5 | 補綴物再製作 |
| 6 7 | | ⑦ 6 ⑤ 4 ③ | 4 5 | |

● プラン③：スプリント治療B

| 6 | インプラント | 6 5 4 3 1 | 1 2 3 4 5 | 補綴物再製作 |
| 6 | | ⑦ 6 ⑤ 4 ③ | 4 5 | |

d. エックス線写真，歯周組織検査，診断用模型をもとに治療計画を患者に提示した．歯周基本治療を進めながら，|6，6| へのインプラント埋入，根管治療，齲蝕処置を行い，スプリントにより下顎位を探り，プロビジョナルレストレーションで咬合と審美性の調整を行い，患者の納得が得られてから最終補綴へ移行する計画をたてた

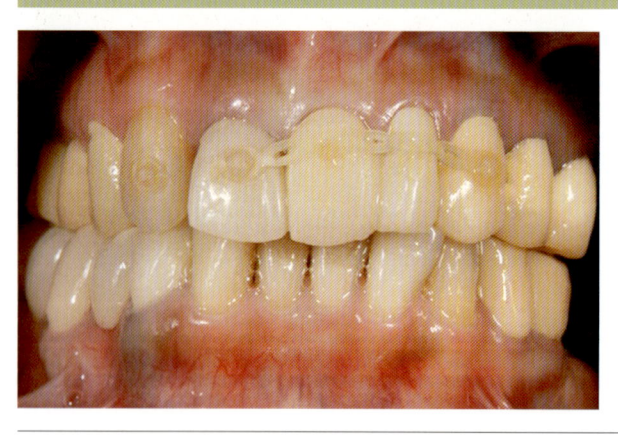

e. 1回目のプロビジョナルレストレーション．補綴装置を除去し，プロビジョナルレストレーションを装着した．プロビジョナルレストレーションは，清掃しやすいように咬頭傾斜角を緩くして下顎位を模索しやすい形態とした

図 4-19　プロビジョナルレストレーションにより下顎位の診断を行った一例

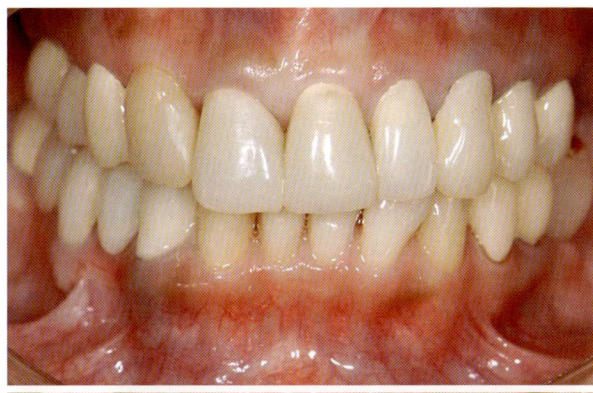

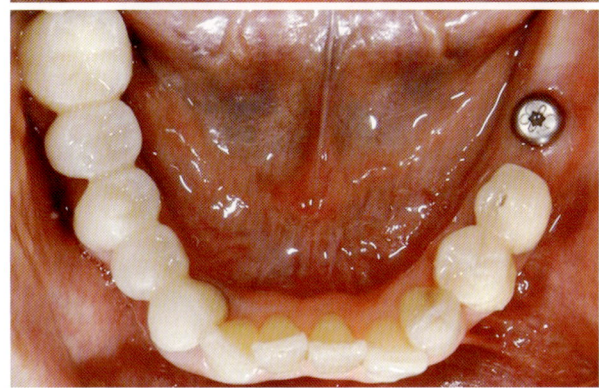

Part2 ライフステージに応じたインプラント補綴に必要な診断と対応

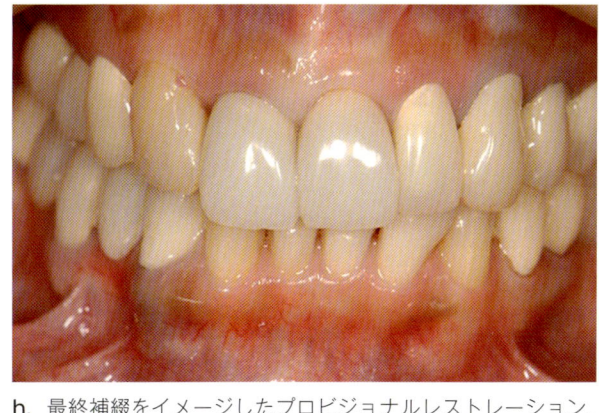

h. 最終補綴をイメージしたプロビジョナルレストレーション．下顎位の安定を確認して最終補綴装置を製作した

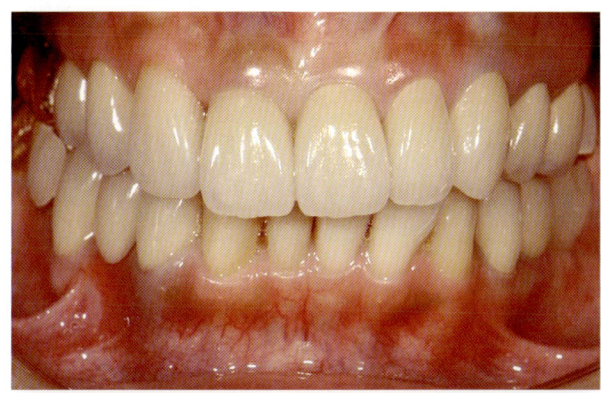

f,g. 2回目のプロビジョナルレストレーション．プロビジョナルレストレーションによる下顎位と咬合平面の調整により，顔貌のゆがみは改善した

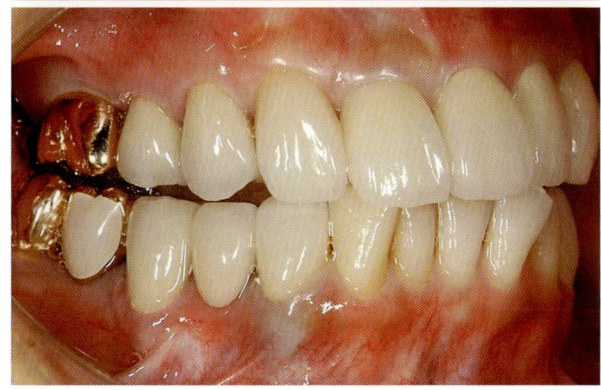

i〜k. 2006.12.（50歳）　最終補綴時および側方運動時

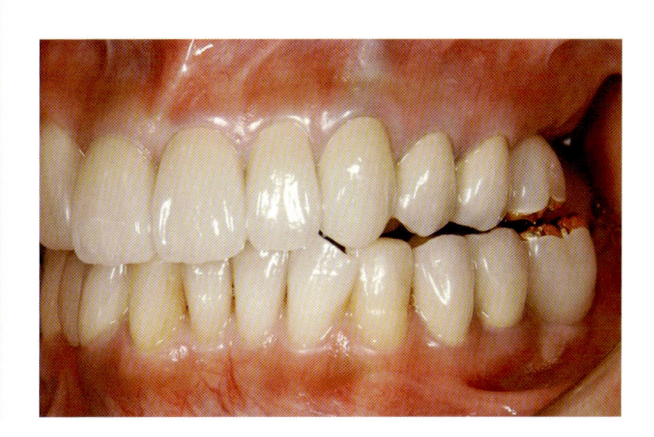

Chapter4　少数歯欠損における診断と対応

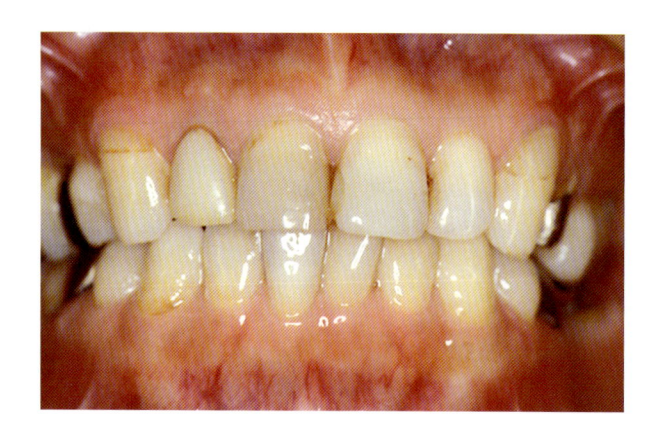

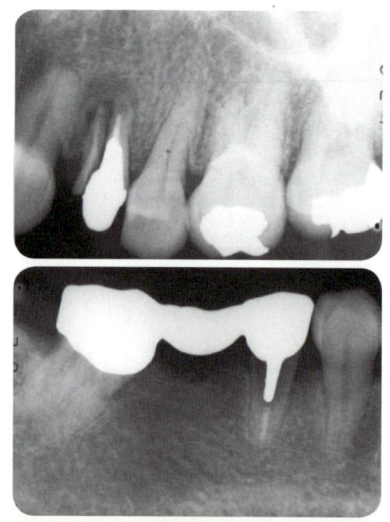

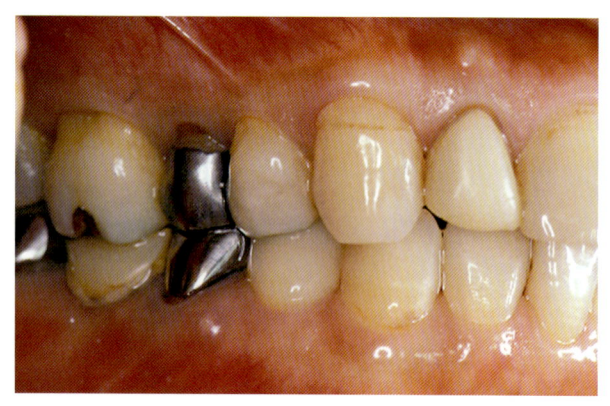

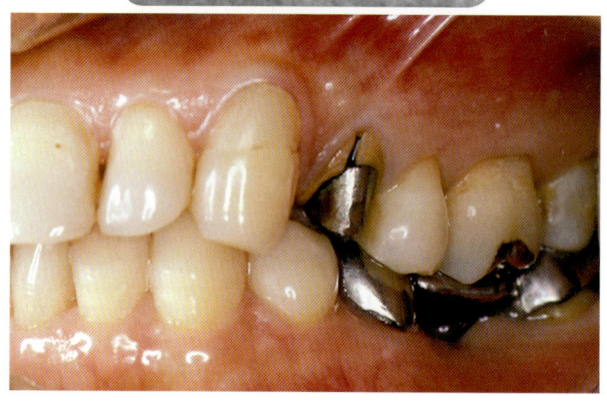

a〜e. 2003.11.（初診時，52歳）$\underline{4}|$の歯根破折を主訴に来院した．咬合平面の乱れ，左右窮屈な咬合状態，薄い歯肉と楔状欠損を修復したと思われるコンポジットレジン充填が認められた．エックス線写真では$\overline{5|}$の歯根破折も認められた

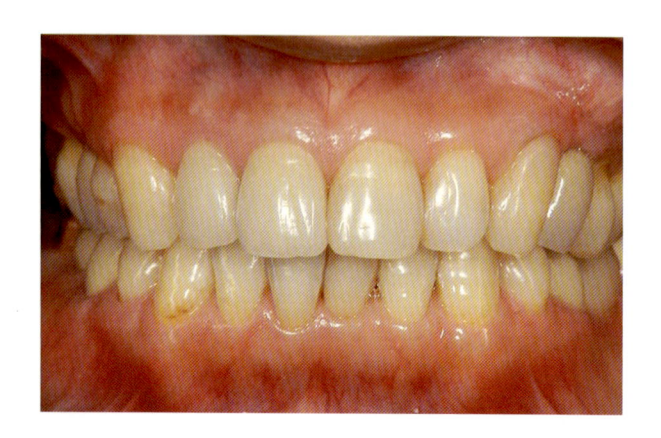

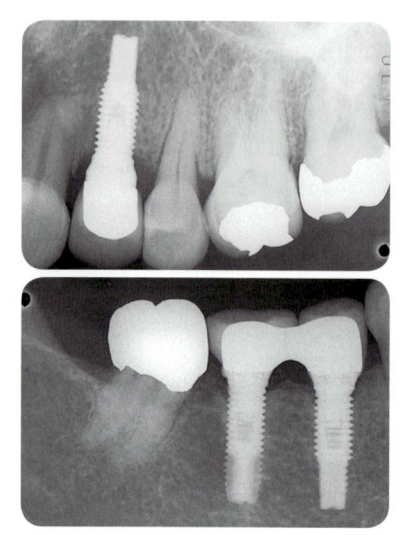

f〜h. $\underline{4}|$，$\overline{|65}$にインプラントを埋入し，咬合平面を整えて，側方歯群の咬頭傾斜角を緩くした補綴装置を装着した．欠損原因として歯根破折がある場合は，クレンチングなどのパラファンクションや強い咬合力を起こしやすい下顎位であるため，対処しておくことが重要である

図 4-20　強い咬合力に対処した一例

■顎関節と顎口腔機能に悪影響を及ぼす因子
① 咬合高径の低下
② 下顎位の後退
③ 歯列の狭窄
④ 上顎歯列が下顎歯列を窮屈に包み込む咬合
⑤ 臼歯部のフラットな咬頭傾斜（低い咀嚼効率）
⑥ アンテリアガイダンスの未獲得

■プロビジョナルレストレーションの目的
① 清掃性を確認する．
② 粘膜貫通部の形態が適正かどうかを確認する．
③ 快適な食事や発音が行えるかどうかを確認する．
④ ねじの緩みやプロビジョナルレストレーションの破損がないかどうかを確認する（咬合力とフィクスチャーに対しての力の方向が適正か，ジグリング力の回避ができているか）．
⑤ 下顎位の安定がはかられているかどうかを確認する．
⑥ 強い咬合力をもっている患者や骨質の悪いケースにおいては，インプラント周囲骨の十分なリモデリングを待つ．

メインテナンス時の注意点

　インプラント補綴後に下顎位の変化や顎関節症などを引き起こした場合は，製作時に行った咬合採得が適切でなかった可能性や，咀嚼筋群のアンバランスな緊張や頭蓋骨のゆがみが解消されないまま咬合採得が行われた可能性が考えられる．したがって，再度，咀嚼筋群の調和がとれて頭蓋骨のゆがみが解消されていることを確認した後，模型を咬合器に装着して必要最小限な修正や再製作を検討する必要がある．

　また，メインテナンス時に下顎位の変化や咬合の不調和が確認できた場合は，上部構造の破損やアバットメントのねじの緩み，残存歯の動揺や移動などを十分に診査したうえで対応していく必要がある．

■メインテナンス時における下顎位の変化や咬合の不調和への対応
① **前歯部がインプラント，臼歯部が残存歯の場合**：残存歯の近心移動や傾斜移動などによる咬合高径の低下が生じて前歯部に強い咬合力がかかるときは，少数歯欠損の段階ではその部分の咬合調整を行うことで解決できることが多い．
② **前歯部が残存歯，臼歯部がインプラントの場合**：咬合力の増加や上部構造の破損などにより前歯部に対する咬合接触が変化すると，前歯部の咬合調整および破損した上部構造の修理が必要となる．また，アンテリアガイダンスに関わる残存歯の負担能力に合わせて犬歯誘導からアンテリアグループドファンクションに変更したり，再治療を考える必要も出てくる．

欠損部における硬組織と軟組織の診断

欠損部における診断では，骨量，骨形態，骨質そして角化軟組織の厚みと幅が重要な要素として挙げられる．トップダウントリートメントを考えた場合，適切な位置と方向にインプラントを埋入できるかどうかの診断が必要で，その条件を満たしていない場合，骨造成を行って理想的な位置や方向に埋入するのか，または既存骨を利用した最小限の侵襲でインプラント補綴を行うのかは，患者の年齢，治療費，リスクに対する価値観などの要素が大きな決定要素になる（図4-21）．

インプラント補綴により機能回復をはかる場合，フィクスチャー径と天然歯の歯冠幅径の関係，埋入位置・方向と咬合力のかかる方向との関係を考えると，どのような咬合面形態を与えるべきか，それに伴いどの程度のサブジンジバルカントゥアを与えるべきかが重要なポイントになる．理想的には，異常な側方力を排除したうえで，咀嚼効率が高く，歯肉から移行的な補綴装置が製作されている必要がある．また，咬合圧はインプラントの長軸方向に伝えられることが望ましい．しかし，解剖学的形態の制約により無理な場合もあり，やむを得ず傾斜埋入やカンチレバーとなるような補綴形態を選択せざるを得ない場合もある．

たとえば，6|6にインプラント補綴を行う場合，約3.5～6.0 mmの径のフィクスチャーから頬舌幅が約10.5 mmの上部構造を製作する必要がある．骨の吸収がほとんどなく咬合関係が正常であれば，歯冠長は約7.5 mm程度となるが，骨吸収が進んでくると歯冠長は長くなり，プラークコントロールの行いやすい歯頸部からのスムーズな立ち上がり（エマージェンスプロファイル）をつくることは非常に難しくなる．そこで，インプラント周囲組織の生物学的平衡関係をよく考えたうえで，インプラントの種類，埋入位置，骨造成や軟組織移植などの必要性の有無を検討する必要がある（図4-22, 23）．

また，インプラント周囲骨の垂直的吸収が生じたり，インプラントの埋入深度が浅すぎて上部構造に軟組織との移行的形態を付与する自由度がない場合，上部構造に天然歯と同じような形態を与えようとするとオーバーカントゥアとなって咀嚼時の食物の流れが悪くなり，患者にとって不快な因子となる．そのような場合は，底上げ様の形態をとると，審美性は犠牲になるが清掃性はよくなる（図4-23）．

歯の喪失により顎骨は萎縮し，形態的変化を起こす．そのなかでインプラント補綴によって理想的な歯列と咬合の回復を目指す場合，多くの問題をクリアしなくてはならない．

骨吸収はインプラントを埋入しても同じように起こるとされているが，プロビジョナルレストレーションを有効に使用することによって軟組織の形態を保存できると同時に，最終的な上部構造のサブジンジバルカントゥアを予測することができる．

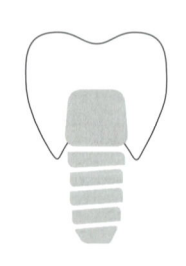

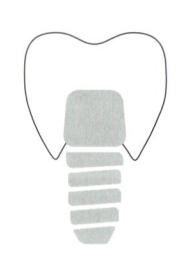

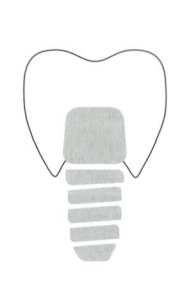

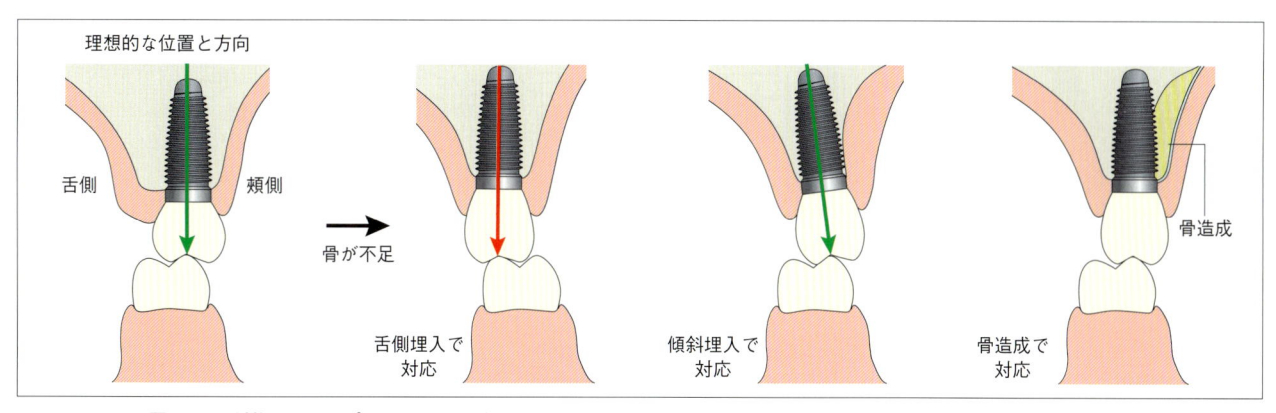

図4-21 骨量・骨形態とインプラント埋入位置の関係
骨量・骨形態が不足している場合，既存骨にインプラントを埋入しようとすると舌側埋入か傾斜埋入になるが，骨造成を行えば理想的な位置に埋入できる．既存骨への埋入はアバットメントや上部構造に不具合が生じることもあるが，どちらを選択するかは患者の年齢，治療費，価値観などにより決定する

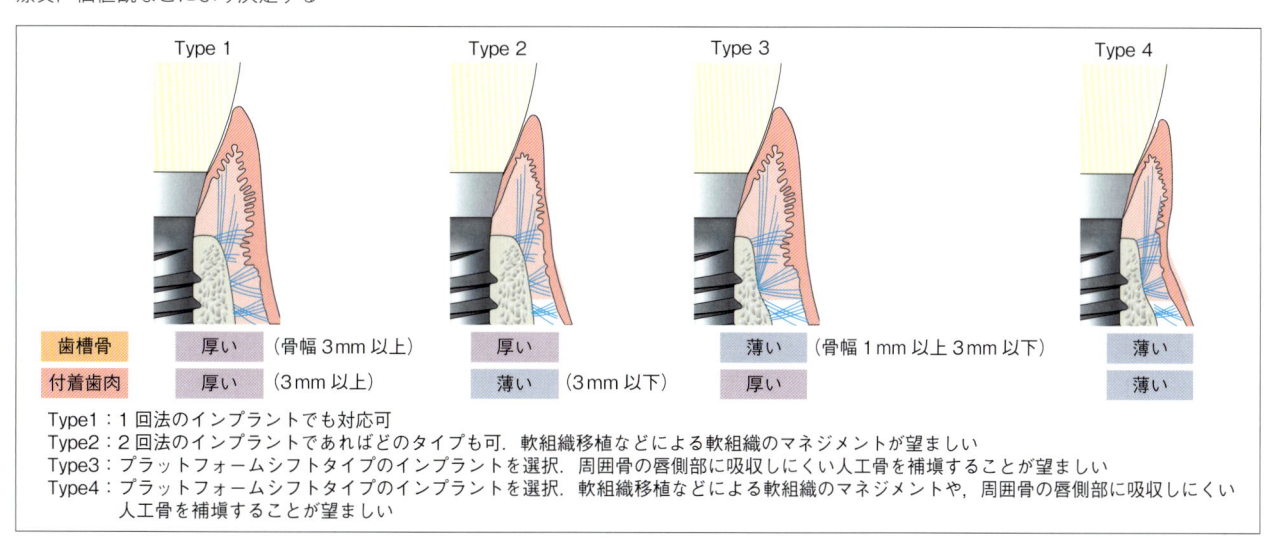

Type1：1回法のインプラントでも対応可
Type2：2回法のインプラントであればどのタイプも可．軟組織移植などによる軟組織のマネジメントが望ましい
Type3：プラットフォームシフトタイプのインプラントを選択．周囲骨の唇側部に吸収しにくい人工骨を補填することが望ましい
Type4：プラットフォームシフトタイプのインプラントを選択．軟組織移植などによる軟組織のマネジメントや，周囲骨の唇側部に吸収しにくい人工骨を補填することが望ましい

図4-22 インプラント周囲組織の分類と硬軟組織のマネージメント（Maynardの分類で天然歯をインプラントに置き換えたもの）

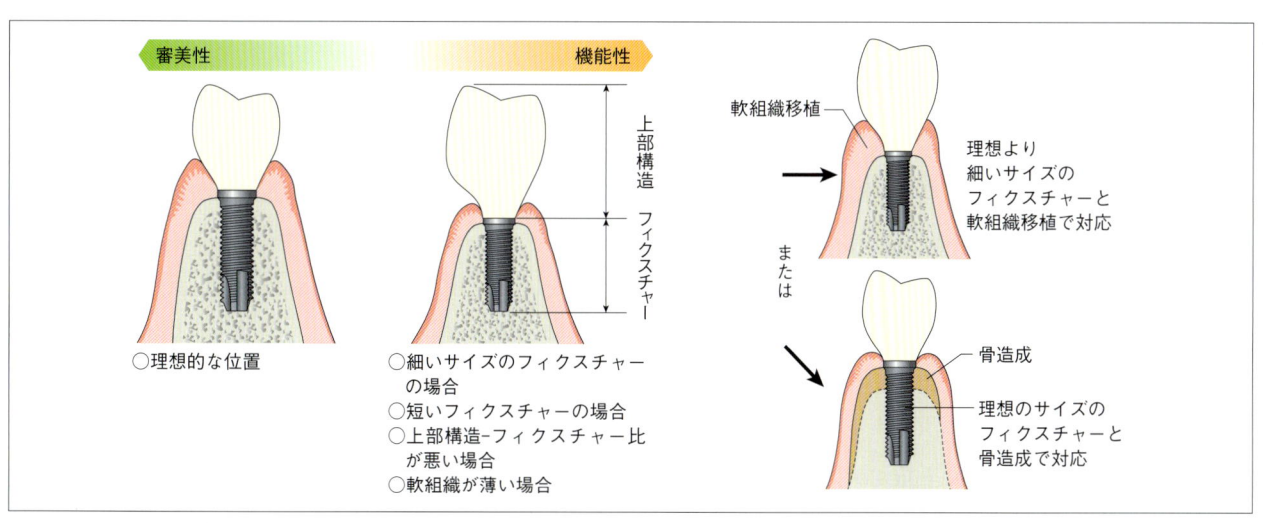

図4-23 骨軟組織の診断と上部構造の関係
変化した口腔内環境のなかで上部構造だけで理想的な歯列と咬合を構築していこうとすると，著しく審美性を阻害した歪な形態の補綴装置となり，生体にとって不調和な歯列や咬合を与えることになってしまう
（徳永哲彦．下顎臼歯部の診査・診断．補綴臨床別冊／最新インプラント補綴トリートメントガイド．医歯薬出版，2011．より）

Chapter 5 喪失原因別の診断と対応

歯の喪失原因を考慮する理由

　補綴治療の重要な目的のひとつとして，**歯の喪失に伴う咬合支持の悪化を抑制すること**が挙げられる．咬合欠陥から咬合崩壊，そして終末像へと向かわせないことが，口腔内の安定にとどまらず，患者のQOLの維持につながる．

　この目的を果たすための診断項目は，局所因子だけでも多岐にわたる．

　① 支台としての歯：支持骨，動揺度，歯質など
　② 欠損歯列：咬合支持レベル，欠損パターン，喪失スピード
　③ 咬合：機能時，非機能時，習癖など
　④ 歯の喪失原因：カリエスタイプ，ペリオタイプ，パワータイプ

　インプラントを適用すると，強固な咬合支持の獲得と受圧条件の改善が可能となり，従来の補綴方法と比較して悪条件を緩和しながら補綴を行うことができる．しかし，口腔諸組織を破壊してきた原因についてはインプラントによっても変えることはできず，侵襲性歯周炎や過大な力によるインプラントおよび周囲組織への直接的な影響はもちろんのこと，残存歯を喪失することによる二次障害もあり，喪失原因を反映した治療を行わないと再治療の可能性が高まってしまう．

　患者の多くは，インプラントによってあたかも天然歯が生え変わったかのように再現されることを希望する．たしかに，咬合支持レベルが安定している少数歯欠損症例で，かつ患者の年齢が比較的若い場合には，欠損部に適切にインプラントを埋入し，機能性と審美性を有した上部構造を装着すれば，患者が抱える問題点を解消できるとともに，長期的に安定した経過をたどることが多い．

　しかし，咬合欠陥に陥った多数歯欠損で，かつリスクの高い症例の場合には，たとえ適用したインプラントを長期間存続させることができたとしても，それだけで補綴治療の目的を果たすことにはならない．

カリエスタイプへのインプラントの適用

　カリエスタイプの場合，50歳くらいまでの比較的若い年代で残存歯の大半が生活歯の場合には，インプラント適用後もインプラント，残存歯ともに長期間安定する（**図5-1**）．

　しかし，同じ年代であっても，早い時期に抜髄がなされた患者の場合は歯根破折のリスクが高くなり，結果的に再治療の渦に巻き込まれることも少なくない（**図5-2, 3**）．特に，女性で骨粗鬆症のリスクが潜在的に高い患者では，骨粗鬆症の治療が必要な時期に歯の喪失を繰り返し起こすことが多いため，口腔内に失活歯が多数ある場合は保存か抜歯かで設計時に頭を悩まされることも多い．患者の治療に対する希望を聞きつつ，患者とともに優先順位を考えた決定をしていく必要がある．

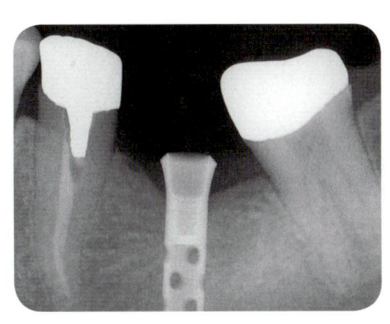

Part2 ライフステージに応じたインプラント補綴に必要な診断と対応

a. 1992.10.（38歳）GBRによる骨造成後

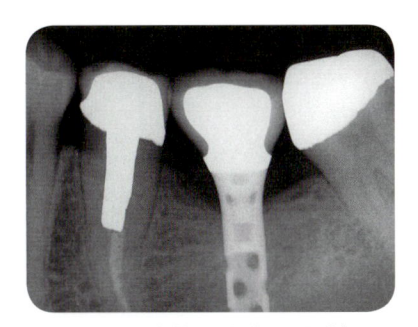

b. 2000.9.（補綴8年後, 46歳）

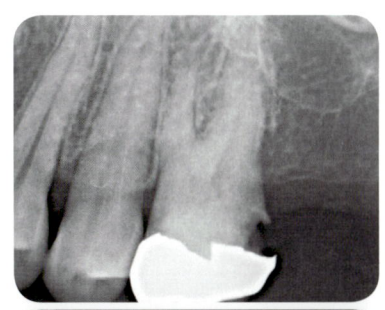

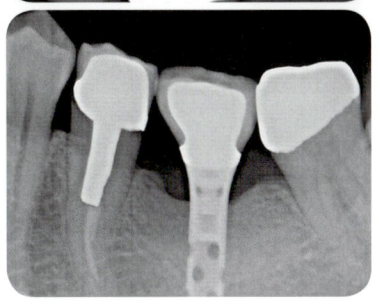

c,d. 2013.12.（補綴21年後, 60歳）対合歯に齲蝕が生じている

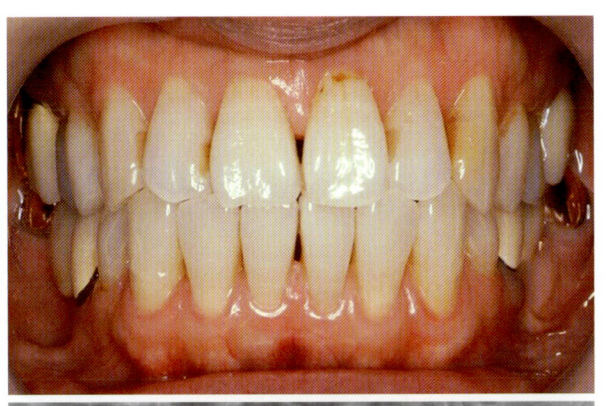

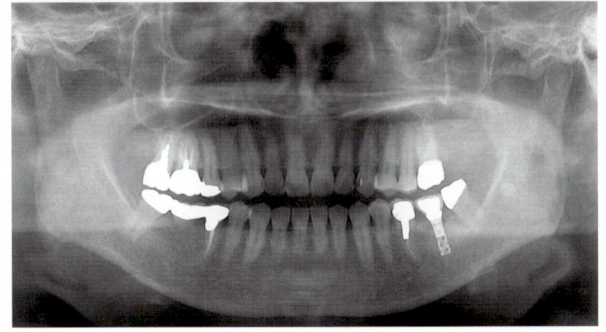

e,f. 2014.3.（補綴21年後, 60歳）インプラント, 残存歯ともに安定している

図5-1 カリエスタイプで, 残存歯の大半が生活歯である一例（長期安定例）
口腔清掃が良好であり, 約20年間で歯科治療が必要になったのは1歯のみであった

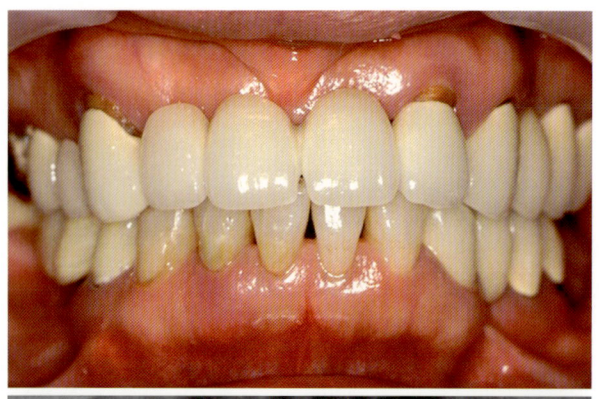

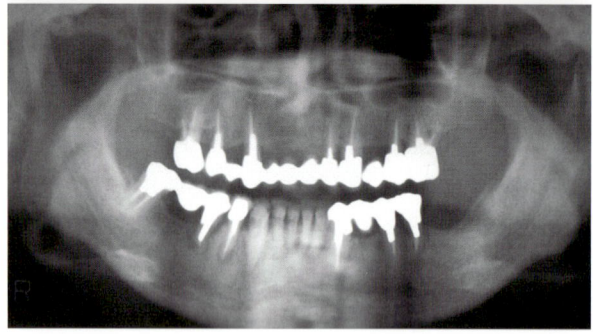

a,b. 1999.10.（初診時，50歳）　下顎前歯部以外すべて，若い時期に抜髄している

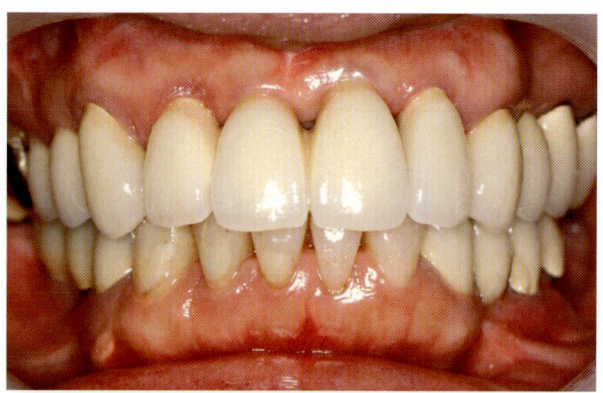

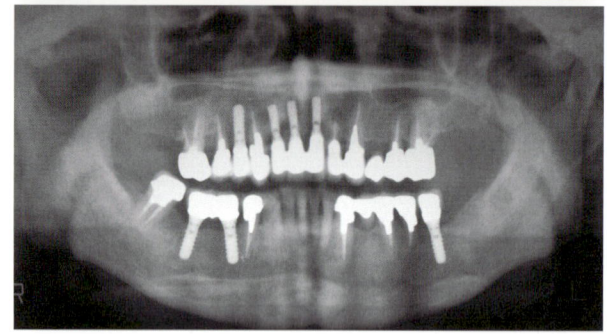

c,d. 2001.10.（補綴後，52歳）

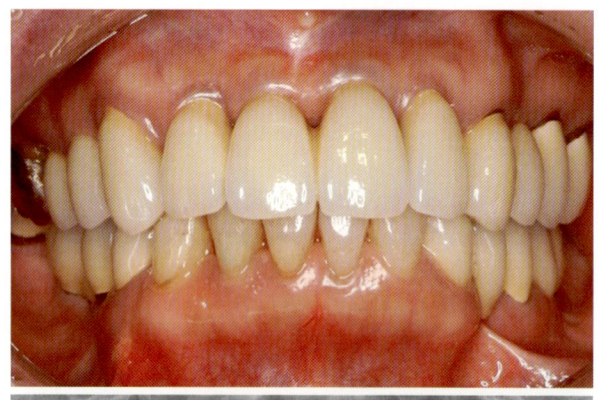

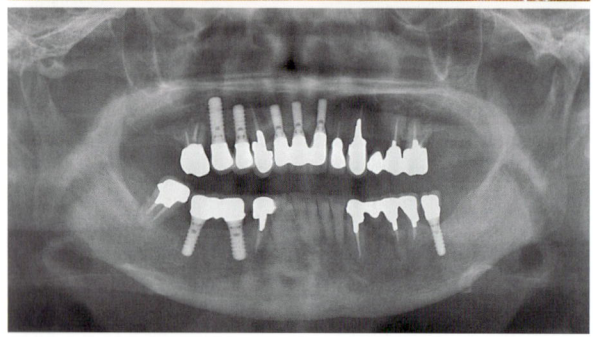

e,f. 2013.10.（補綴12年後，64歳）　補綴約7年後に 5| が歯根破折で抜歯になり，インプラントを追加埋入している

図 5-2　カリエスタイプで，残存歯の大半が失活歯である一例
初診時に大半の歯が失活歯でクラウンが装着されていた．セルフケア，プロケアともに良好であったが，10年間で1歯を歯根破折により喪失した

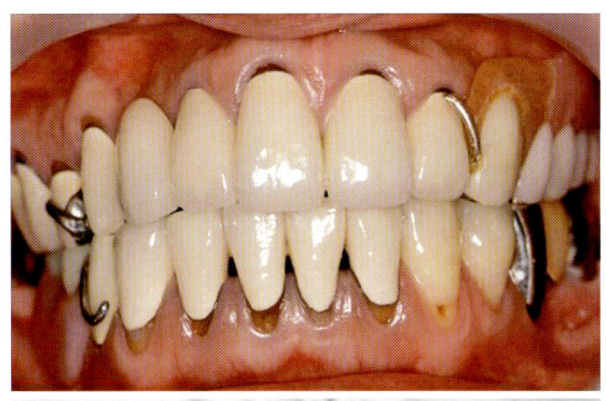

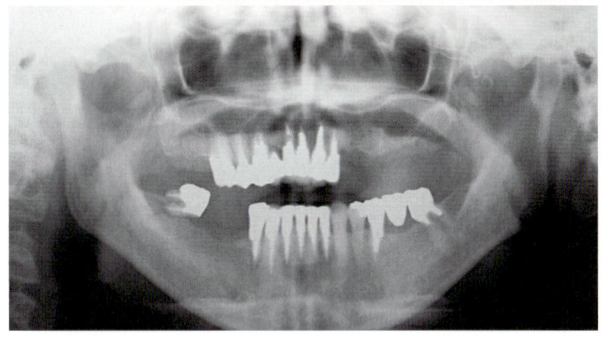

Part2 ライフステージに応じたインプラント補綴に必要な診断と対応

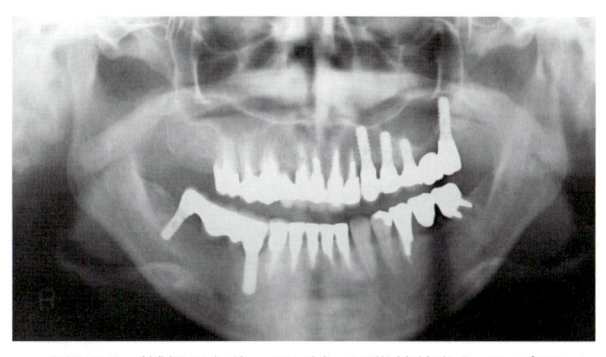

c. 2002.3.（補綴3年後，46歳）可撤性義歯をインプラントによる固定性補綴に変えて主訴を改善した

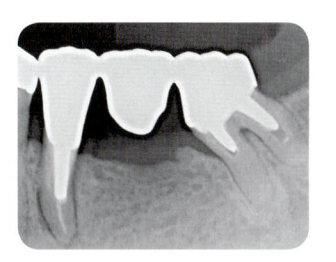

a,b. 1998.4.（初診時，42歳）主訴は下顎右側の痛みで，歯根破折を起こしていた

d. 2004.11（補綴5年後，48歳）⎾5 が歯根破折を起こした

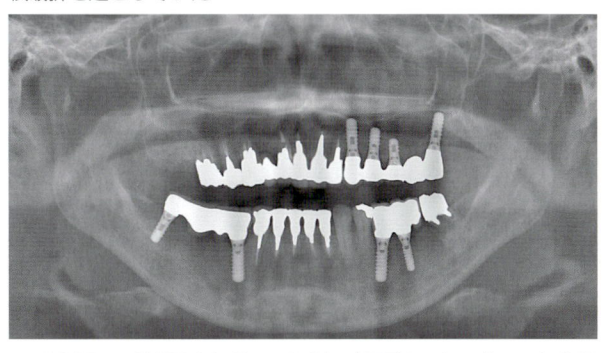

e. 2005.4.（補綴6年後，49歳）⎾56 にインプラントを埋入した

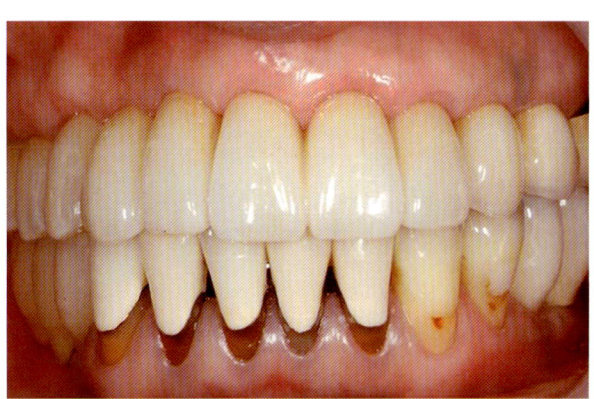

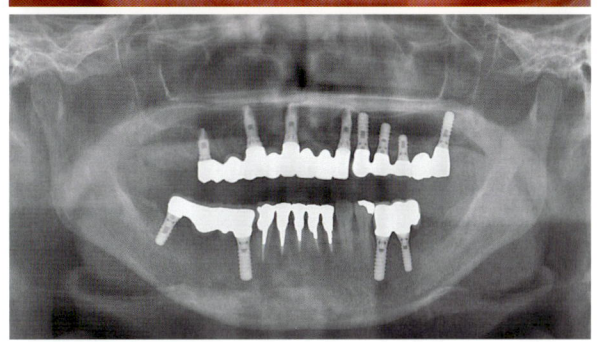

f,g. 2013.4.（補綴14年後，57歳）上顎前歯部，右側臼歯部に歯根破折と二次齲蝕が起こり，保存不能な歯が3本となり，再治療が必要となった．患者はこの後，骨粗鬆症の治療を開始しなければならず，リスクの高い歯の抜歯を決断した

図 5-3　カリエスタイプで，残存歯の大半が失活歯であり，補綴後に再治療を繰り返した一例
初診時にすでに咬合欠陥に陥り，左右的すれ違いに向かっていた．また，残存歯の劣化と強度不足があり，インプラント埋入後に徐々に歯根破折を起こした

■カリエスタイプの患者にインプラントを適用するときの着目点
① **カリエスリスク**：可変要素 vs 不変要素（唾液検査で把握）
② **患者年齢と齲蝕部位**：若年者，小窩裂溝や隣接面の齲蝕 vs 高齢者，根面齲蝕
③ **残存歯の条件**：生活歯 vs 失活歯

■カリエスタイプへのインプラント適用の基本原則
① **壮年期までで残存歯の大半が生活歯の場合**：予後がよく，長期性が得られやすいので，ケア（セルフケア，プロケア）の充実をはかる．
② **残存歯の大半が失活歯もしくは隣在歯，対合歯が失活歯の場合**：抜歯を考慮し，可変要素の高い設計をしておく．
③ **高齢者や唾液分泌量が少ない場合**：抜歯を考慮し，「終の治療」と考えて義歯との併用も視野に入れる．

残存歯の評価

　カリエスタイプのリスクは，直接インプラントに影響を与えることはない．しかし，残存歯を喪失することにより二次的にインプラントに負担が生じること，もしくは再治療を余儀なくされることが問題となる．したがって，インプラント補綴後の口腔内の長期的な安定を目指す場合には残存歯の取り扱いが重要となる．

　保存か抜歯かの判断には残存歯の評価を適切に行い，かつ評価時の状況をもとに経過のなかで再評価していかなければならない．具体的には，歯髄の有無，根管処置の難易度，回復度，歯質の強度，補綴条件，歯の動揺度などの一歯単位の条件とともに，歯の喪失原因やインプラント補綴ならではの特殊条件などを加味し，重みづけをして歯を評価する（**図 5-4, 5**）．

根面齲蝕への対応

　齲蝕により欠損が生じることが過去には高い頻度で起こった．齲蝕に対して修復処置を施すと，経過とともに二次齲蝕から抜髄が必要となり，根尖病変，歯根破折によって抜歯が必要となるというお決まりのコースが尽きなかった．しかし，最近では予防の効果も上がりつつあり，歯科医師が介入する頻度，程度は少なくなり，抜髄に至る割合も極端に減少してきている．その結果，今後は歯根破折による抜歯の頻度は低くなることが期待される．

　一方，「人生90年時代」を迎え，**今後は高齢者の根面齲蝕の頻度が高くなる**ことが推測される．高齢者においても予防の効果は徐々に上がると思われるが，唾液分泌量の減少や質の変化，口腔清掃能力の低下など，加齢から生じる身体的影響は避けられそうにない．

　インプラント補綴を行った後に残存歯を喪失し，患者がこれまで同様の固定性補綴を望む場合には，大きな負担が患者にかかってくる．再治療を行う計画を立てたとしても，全身的および局所的なリスクや患者の経済状況によっては実際に治療を行えない場合も出てくるため，再治療時の制限がかかりにくい年代のときから将来のことを患者とよく相談して適用しなければならない（**図 5-6**）．

評価項目	評価ポイント					
歯髄の有無	生活歯	0			失活歯	5
根尖病変の有無	なし	0			あり	2
根管治療の難易度	通常	0			難（複数回）	2
歯質の強度	良好	0			不良	2
コアの太さ	≦1/3	0	1/3〜1/2	1	>1/2	2
マイクロクラック	なし	0			あり	2
フェルール	あり	0			なし	2
著しい咬耗, 摩耗	なし	0			あり	2
歯冠-歯根長比	<1	0	1〜2	1	>2	2
動揺度	0	0	≦1	1	>2	2
歯周炎の難治度	一般的	0			難治性	2
異常な力の影響	なし	0			あり	5
インプラントとの位置	離れている	0			隣在歯	2
補綴設計上の障害度	なし	0			あり	2
歯の位置不正	なし	0			あり	2
性差	男性	0			女性	2
年齢（健康年齢）	<50歳	0	50〜70	1	70歳<	2

<5　保存
6〜10　考慮
>11　抜歯

図 5-4　インプラント補綴における残存歯の臨床評価
それぞれの歯の重みづけを行って評価する

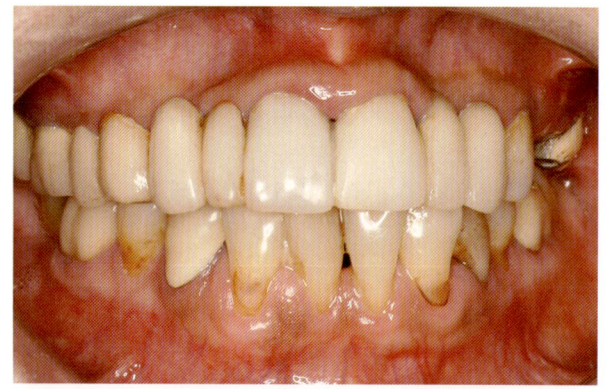

残存歯の評価ポイント								
10	7	19	17	17	19	15	6
7	6	4	1	1	4	6	7

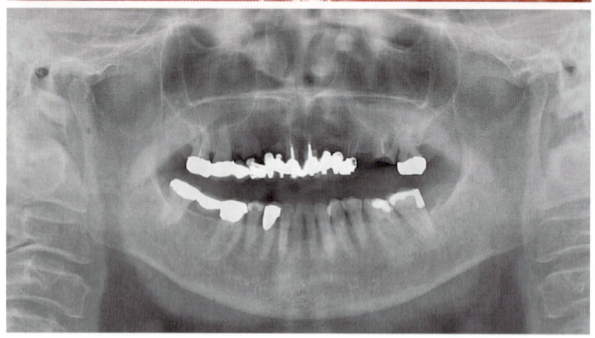

a〜c. 2009.5.（初診時，70歳） 主訴は上顎の痛みと下顎前歯部の審美障害で，上顎残存歯の評価点数をつけると，76|7 を除き抜歯適応であった

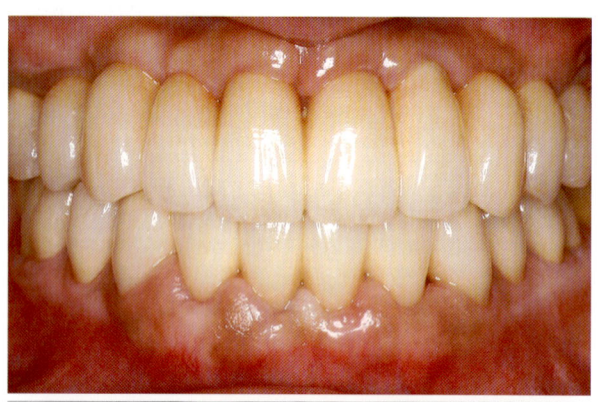

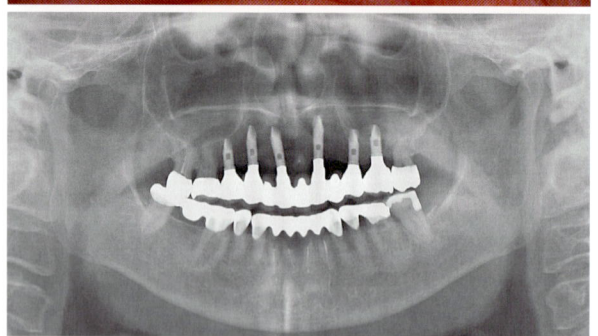

d,e. 2010.2.（補綴後，71歳） 上顎は 76|7 を除いて抜歯を行い，インプラントブリッジとした．下顎前歯部はサブマージドルートポンティック（歯根を粘膜下に入れるポンティック）のブリッジを製作し，主訴改善を行うとともにリスクを少なくした

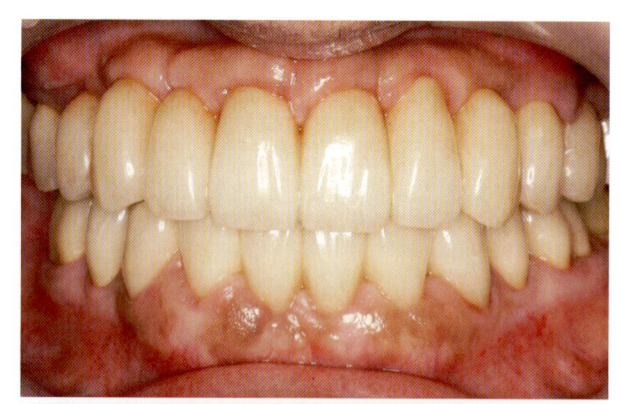

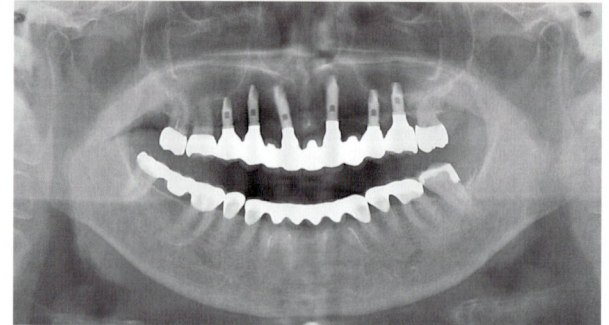

f,g. 2014.2.（補綴4年後，75歳）

図 5-5　リスクの高い歯を抜歯して対応した一例

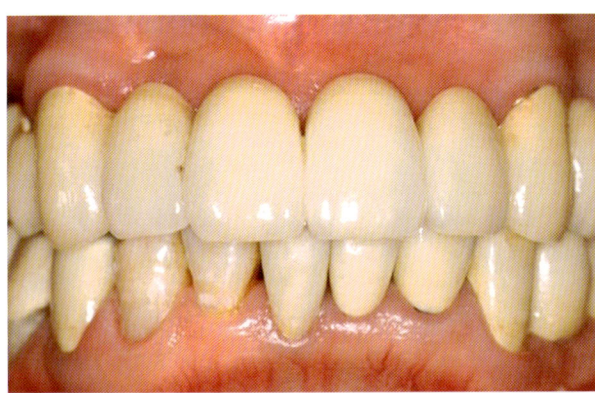

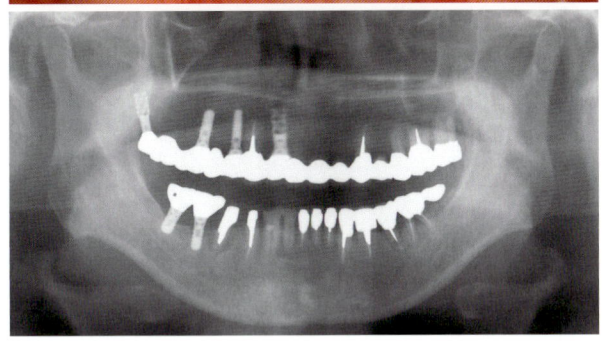

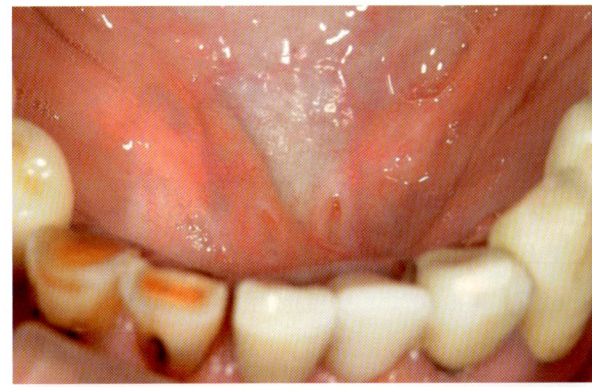

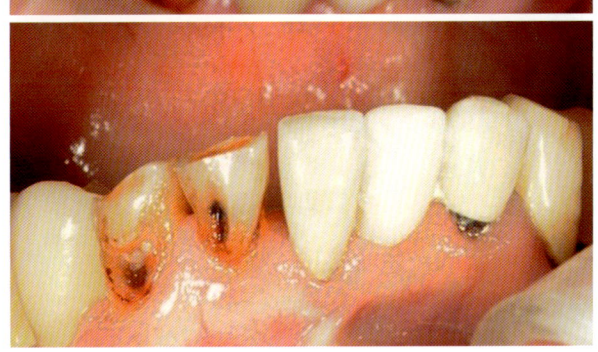

a〜d. 2000.2.（初診時，63歳）強皮症，シェーグレン症候群の患者で，他院でインプラント補綴を行い，その10年後であった．舌下腺開口部は開いているものの，唾液分泌量はきわめて少なかった

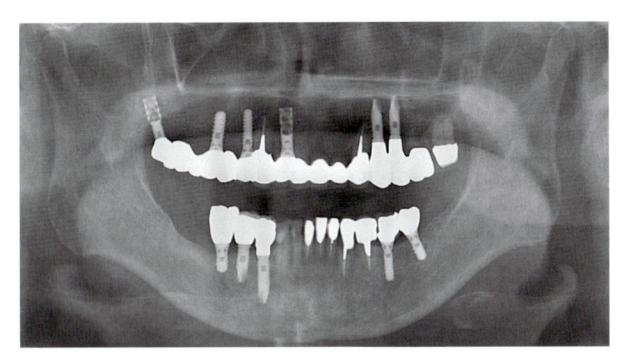

e. 2011.11.（11年後，75歳）初診から約10年間で，上顎右側臼歯部と前歯部を除き，残存歯の根面齲蝕とインプラントの骨結合の喪失により再治療を行った

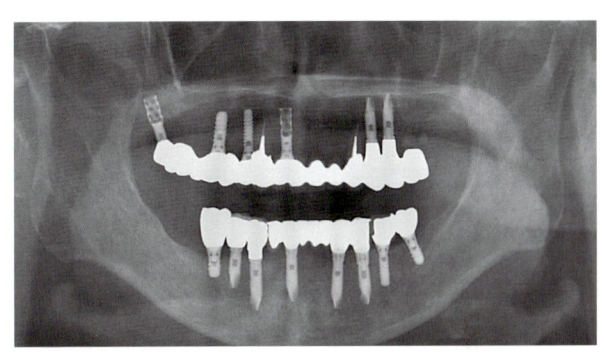

f. 2013.7.（13年後，77歳）下顎前歯部の失活歯が抜歯となり，今後を考えたうえで生活歯も抜歯してインプラントを埋入した

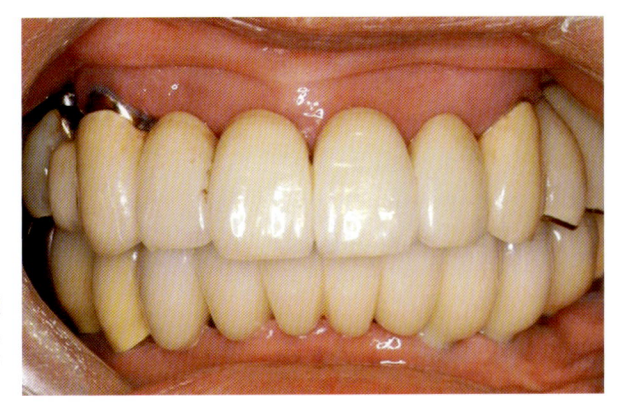

g. 2014.2.（14年後，77歳）患者は口腔清掃に熱心に取り組んだが，唾液分泌量の著しい減少により再治療に翻弄された．リスク回避のために抜歯を決断することの難しさと，対応が後手に回ったときの負担の大きさを実感する

図5-6　唾液分泌量の減少によりインプラント補綴後に多数歯を喪失した一例

ペリオタイプへのインプラントの適用

インプラントの併発症として最も大きなものはインプラント周囲炎である．インプラント周囲炎と歯周炎の関連性は古くから提示されているため，歯周炎によって抜歯せざる得なかった症例に対しては，治療後のインプラント周囲炎を抑制しなければならず，生存率だけでなく成功基準をもとにした成功率を考えなければならない[1]．歯周病を原因として抜歯に至ったグループと，それ以外の抜歯理由のグループに大別してインプラントの予後を観察した結果，この二者間には大きな差があり，論文によっては歯周病罹患経験グループではインプラントの10年後の成功率が52％しかないという報告すらある[2]．

また，遺伝子レベルで天然歯からインプラントサルカスへの細菌の伝播を調べた論文では同じ菌株が検出されており[3]，残存歯の歯周病のコントロールがインプラントを含む歯列の長期性に密接に関係していることが示唆される．インプラント周囲炎への予防と対応はもちろんのこと，補綴後に再治療を余儀なくされる症例を観察しても残存歯の歯周病の影響を色濃く受けていることに気づかされ，口腔内全体の炎症と力のコントロールが必要なことがわかる．

しかし，「ペリオタイプ」といっても歯周炎の病態はさまざまで，補綴後の変化も症例ごとに違うため，まずは病態を見極め，初診時，歯周基本治療後の組織反応をみて対応を決め，さらに補綴後も経時的に注意を払い続けなければならない．

■**ペリオタイプの患者にインプラントを適用するときの着目点**
① **病態**：慢性成人性歯周炎 vs 侵襲性歯周炎
② **免疫応答**：正常 vs 異常
③ **治療に対する組織反応**：よい vs 悪い
④ **患者の治療に臨む姿勢**：積極的 vs 消極的
⑤ **患者の性格**：根気強い vs 飽きやすい

慢性成人性歯周炎への対応

慢性成人性歯周炎の場合，セルフケアが良好で，メインテナンスを定期的に受診できる場合には，インプラント適用後も長期的に安定していることが多い（**図5-7**）．したがって，初診から間もない時期にインプラントの適用を決めるのではなく，歯周基本治療のなかで患者の治療に臨む姿勢や性格なども判断したうえで，適用の是非とともに治療計画を立てるべきであろう．

一方，抗原性物質の除去が不徹底な場合や，喫煙などの環境因子を改善できない条件下では感染のリスクが高まり，インプラントを含めて残存歯はリスクにさらされる（**図5-8**）．患者のセルフケアがよく口腔内がきれいな状態でも，補綴後に大きな力が集中すると組織破壊が進んでしまうことが多い（**図5-9**）．

ただし，慢性成人性歯周炎では，管理が十分といえない場合でも，10年単位での観察結果では残存歯の抜歯は1歯程度にとどまっていることが多く，インプラント周囲炎の発症も他のタイプに比較して頻度が高いとはいえない．セルフケア，プロケアの徹底と咬合の管理により，長期的な安定が担保されると考えられる．

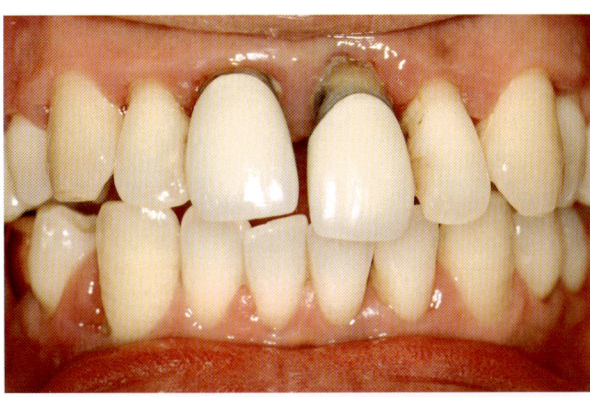

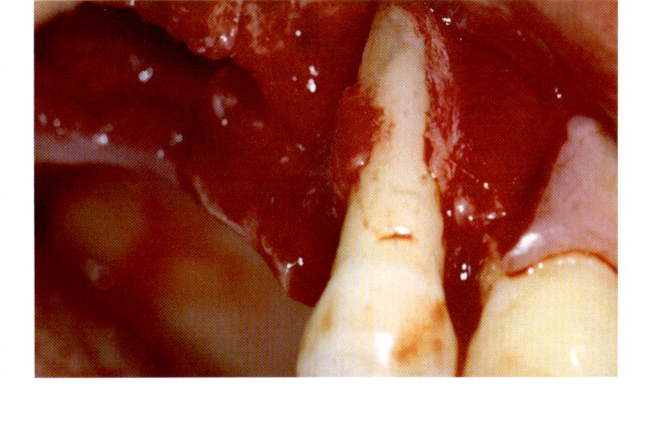

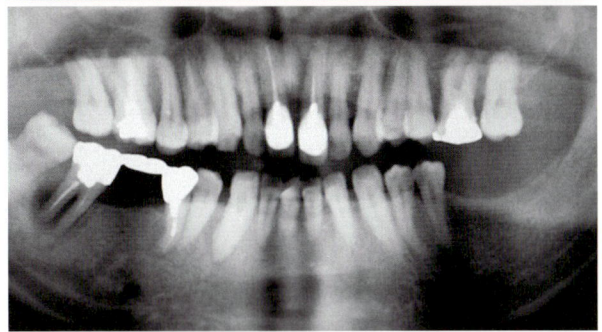

a〜c. 1992.10.（初診時，39歳）　根尖まで骨吸収が及んでいる部位が多数あったが患者の希望により保存した

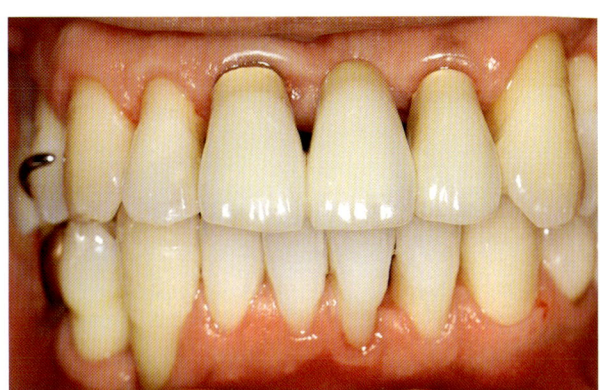

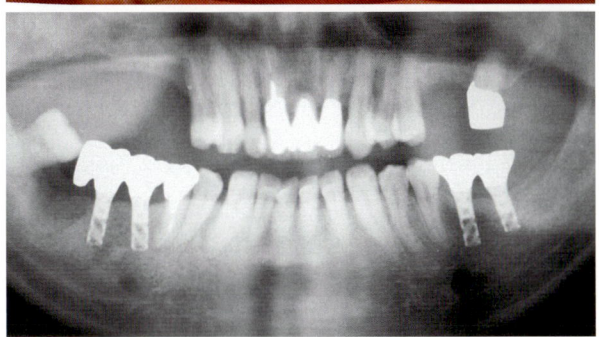

d,e. 1993.8.（補綴後，40歳）　下顎はインプラントによる固定性補綴，上顎は部分床義歯を装着した

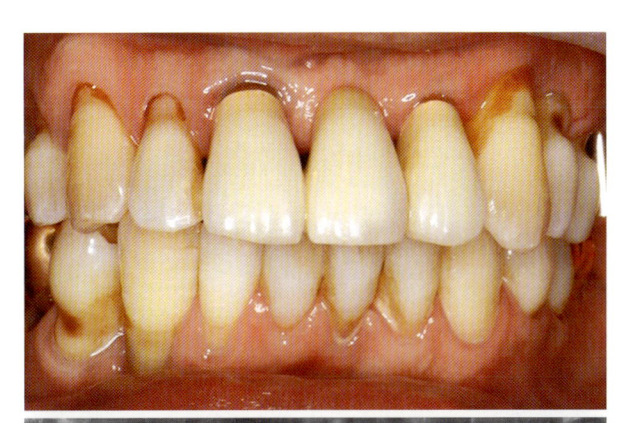

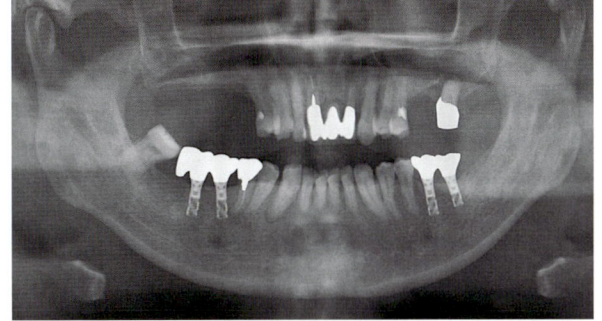

f,g. 2013.5.（補綴20年後，60歳）　残存歯に変化はあるものの，20年間歯を喪失せず，インプラント周囲炎も発症しなかった

図 5-7　慢性成人性歯周炎で管理がよかった一例
セルフケアがよく，喫煙もやめ，メインテナンスも定期的に受診した結果，約20年間安定している

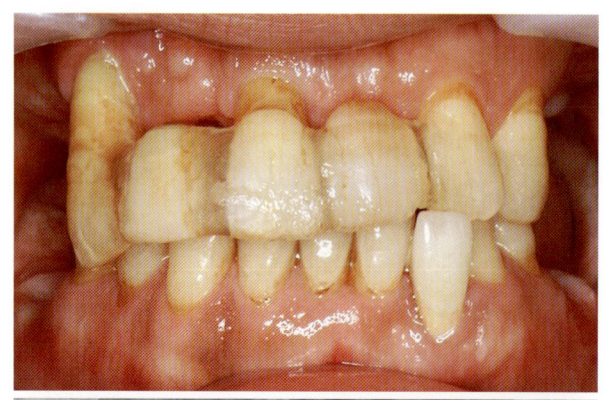

歯周病関連菌		
	菌数	対総菌数比率
主な口腔内総細菌	1,400,000	
★ A. actinomycetemcomitans	10 未満	参考値 0.00%
P. intermedia		
★ P. gingivalis	27,000	参考値 1.93%
★ T. forsythensis	47,000	参考値 3.36%
★ T. denticola	10,000	参考値 0.71%

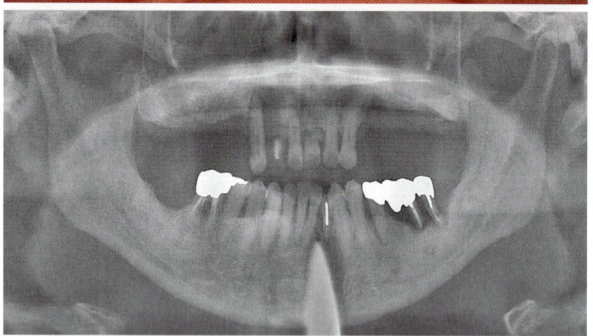

a〜c. 2008.7.（初診時，58歳） すでに多数歯を喪失し，咬合崩壊を起こしていた．細菌検査の結果，Socranskyらの提唱するRed complex[4]であった

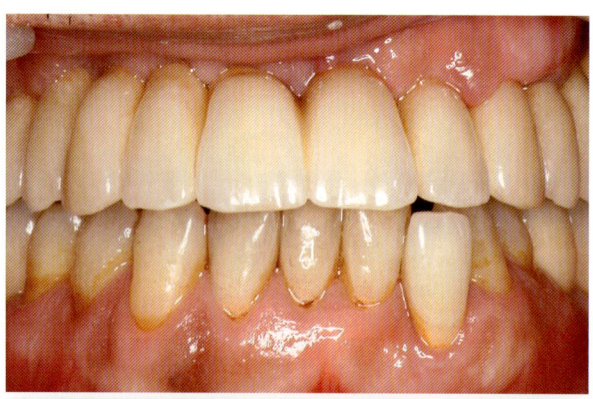

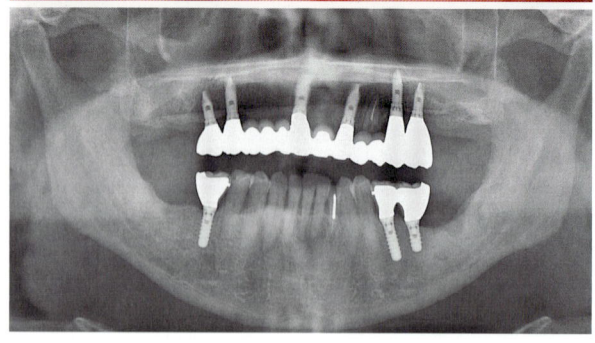

d,e. 2009.9.（補綴後，59歳）

図5-8　慢性成人性歯周炎で環境因子を改善できない一例
セルフケアはよくなったが，喫煙はやめられず，さらにメインテンスにも時々しか応じず，習慣性咀嚼側のインプラント周囲に炎症を再発した

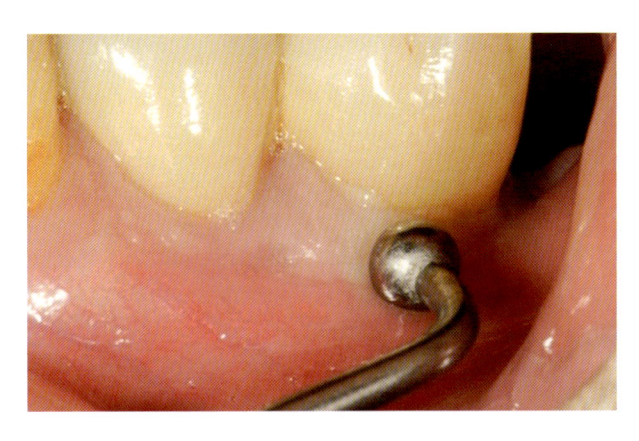

歯周病関連菌	菌数	対総菌数比率
主な口腔内総細菌	26,000	
★ A. actinomycetemcomitans	10 未満	参考値　0.00%
P. intermedia		
★ P. gingivalis	1,900	参考値　7.31%
★ T. forsythensis	730	参考値　2.81%
★ T. denticola	54	参考値　0.21%

f, g. 2010.12.（補綴1年後，60歳）6̲| インプラント周囲から排膿が起こった．細菌検査の結果，P.gingivalis の検出率が高くなっていた．アジスロマイシンを投与し，ケアの徹底をはかるとともに，咬合調整を行った

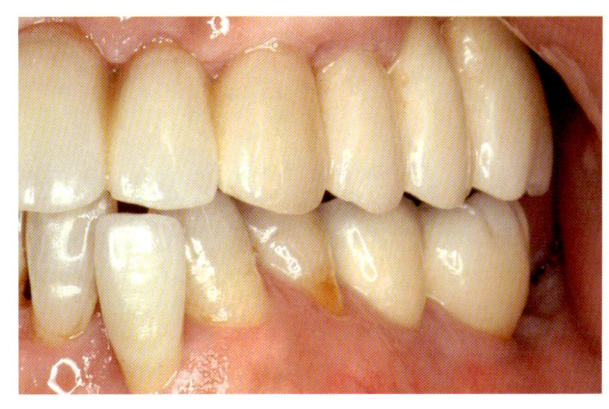

歯周病関連菌	菌数	対総菌数比率
主な口腔内総細菌	160,000	
A. actinomycetemcomitans		
P. intermedia		
★ P. gingivalis	1,900	参考値　1.19%
★ T. forsythensis	270	参考値　0.17%
★ T. denticola	85	参考値　0.05%

h, i. 2011.3. 臨床的には炎症は消退したが，細菌検査の結果，P.gingivalis が検出された

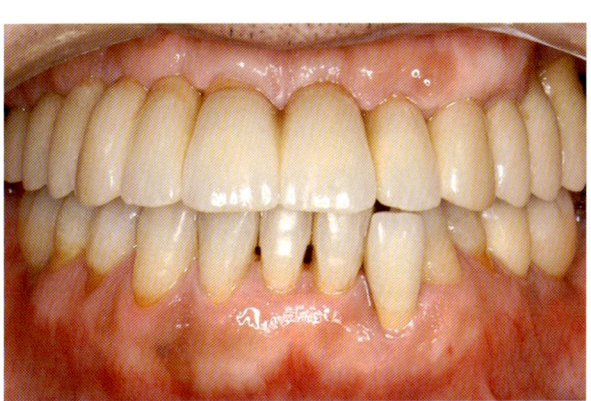

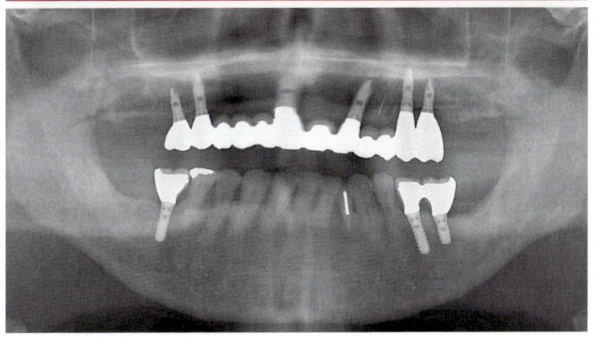

j, k. 2014.2.（補綴3年後，63歳）口腔内の清掃状態はよいが，喫煙習慣は継続しており，左側で噛みしめがあるため気を抜けない

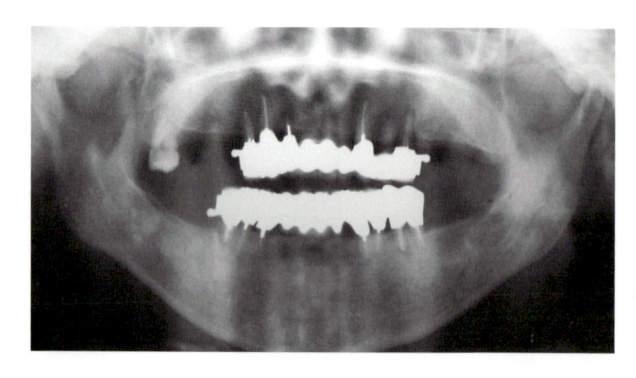

a. 2001.6.（初診時，54歳）歯周病専門医からの紹介で来院した．7｣が要抜歯になり，上下顎右側のみインプラント補綴を依頼された

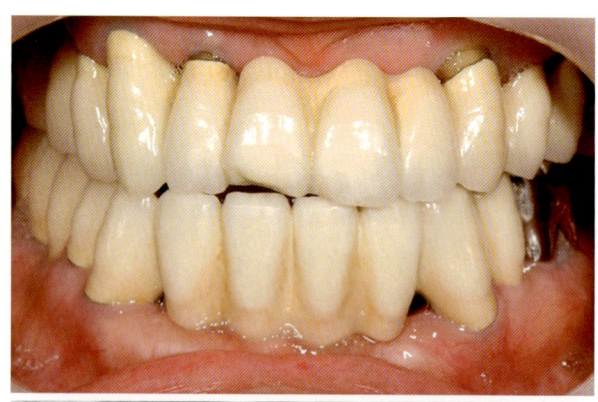

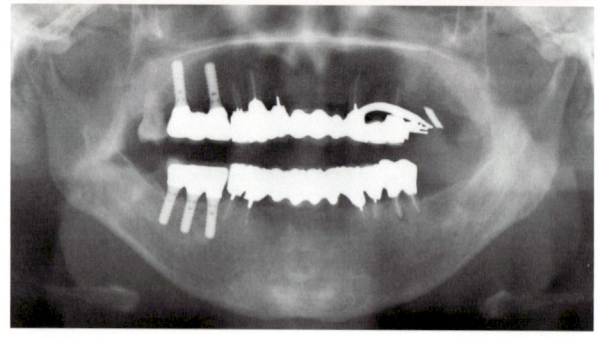

b,c. 2003.11.（補綴2年後，56歳）上顎前歯部の歯根破折が観察された

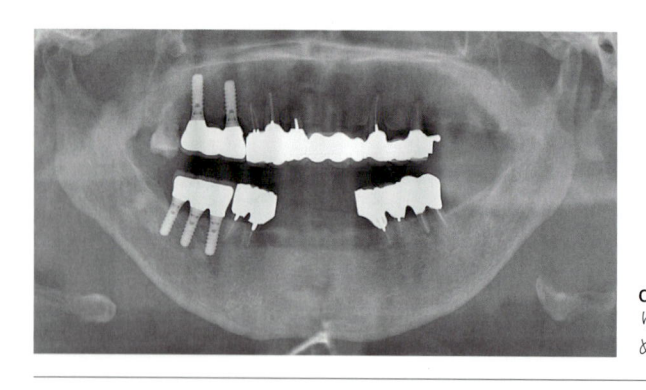

d. 2009.3.（補綴7年後，62歳）上顎残存歯の動揺が厳しくなり，咬合支持が喪失してアンテリアガイダンスも担えなくなったため，抜歯を決断した．下顎前歯部は可動性ブリッジである

図 5-9　慢性成人性歯周炎で力により崩壊を来たした一例
患者の意識も高く，口腔内の感染のリスクは低かったが，力により上顎の歯を多数喪失した

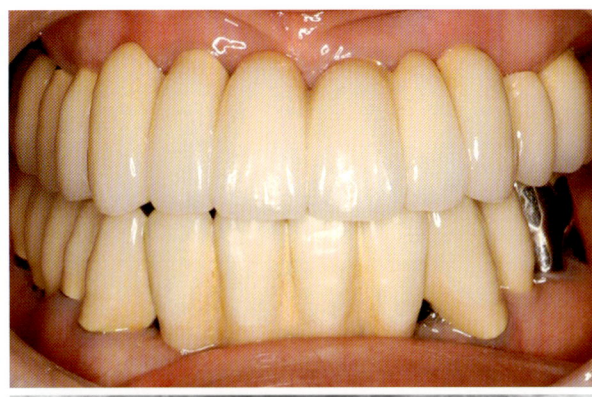

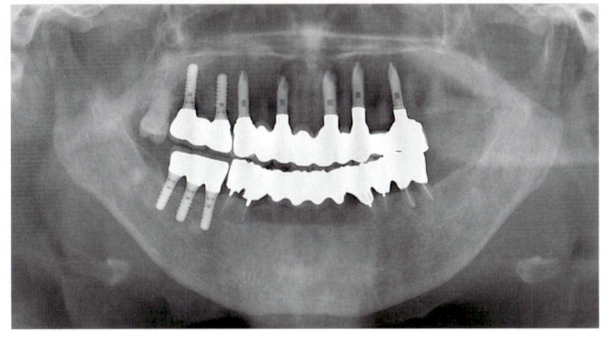

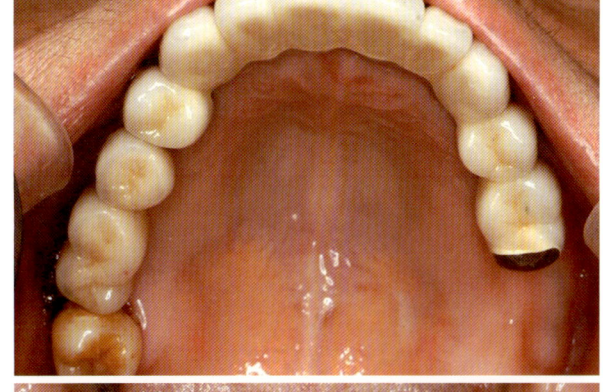

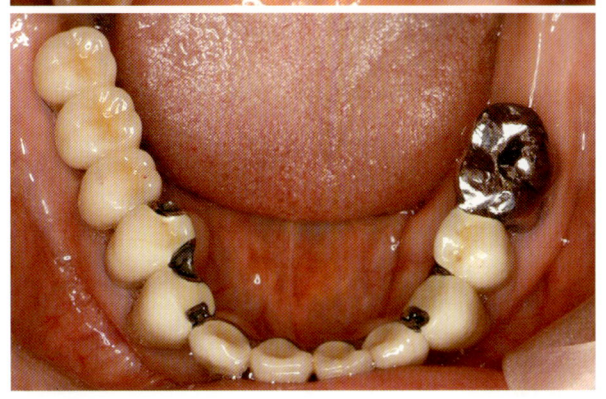

Part2　ライフステージに応じたインプラント補綴に必要な診断と対応

e〜h．2010.7．（補綴9年後，63歳）　上顎はインプラントによる固定性補綴とした

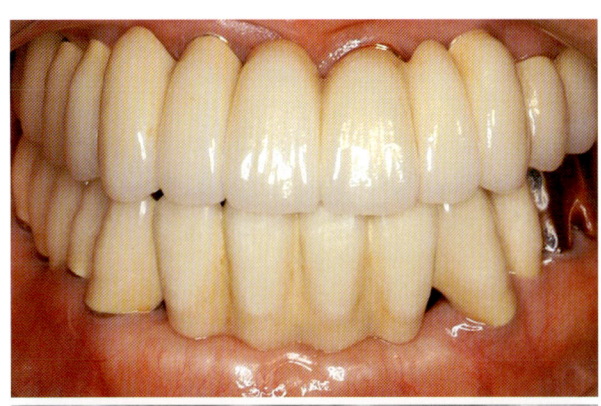

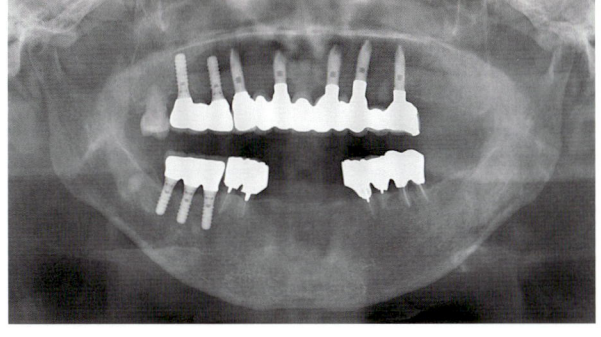

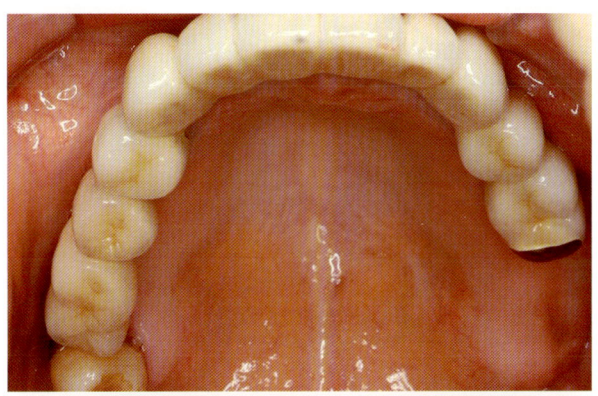

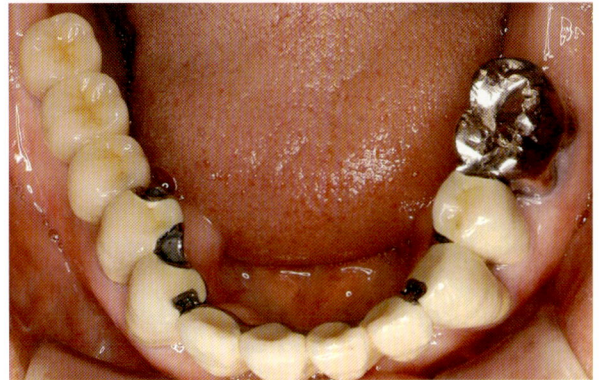

i〜l．2014.2（補綴12年後，67歳）　経過は安定している

Chapter5　喪失原因別の診断と対応

55

侵襲性歯周炎への対応

侵襲性歯周炎の場合，十分な管理，対応がなされていないと一挙に歯周組織が破壊され，再発を繰り返すことも少なくない（**図5-10**）．インプラント埋入前にリスクのある歯は抜き，残存歯に対しても Full mouth Disinfection を行い，経過観察時に骨吸収を引き起こす前兆が観察された場合は後手に回らないように処置をし続ける必要がある．

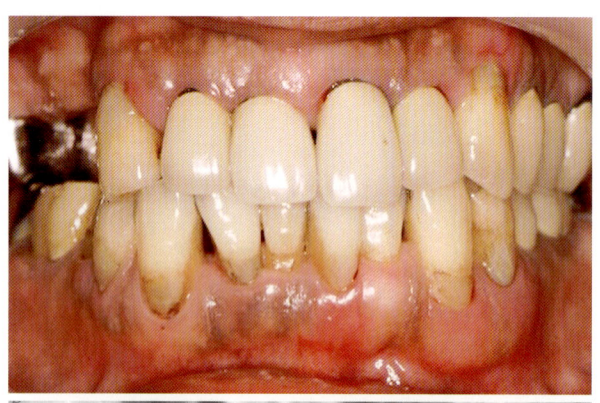

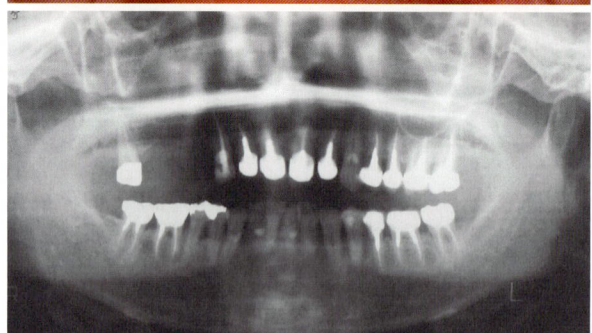

a,b. 2002.9.（初診時，50歳）

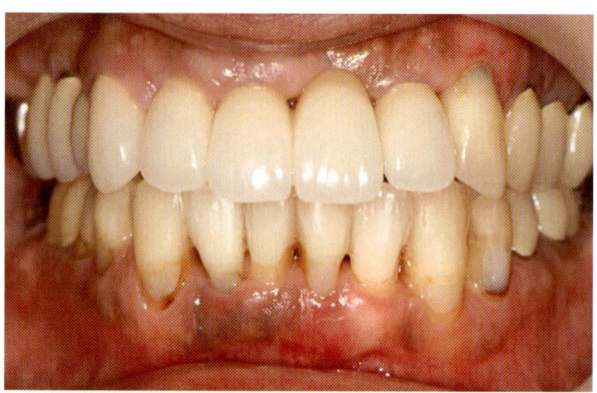

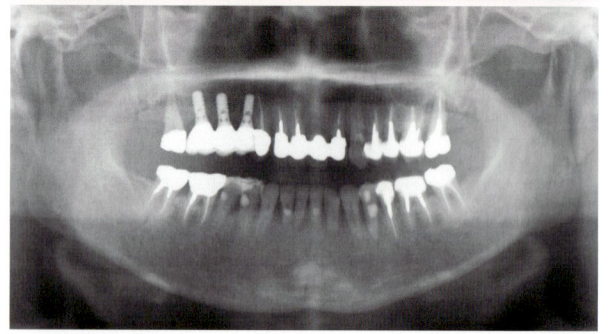

c,d. 2003.4.（補綴後，51歳）上顎右側臼歯部にインプラントを埋入した

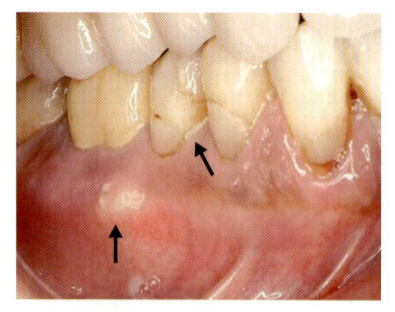

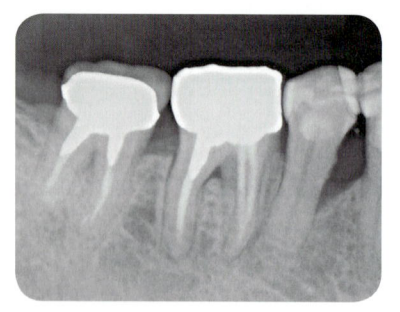

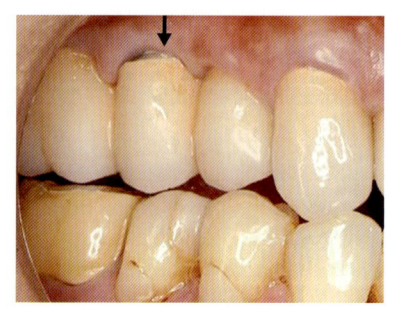

e～g. 2004.11.（補綴1年後，52歳）下顎右側残存歯の骨吸収が進行し，同時に 5| インプラント周囲から滲出液が観察された．インプラント周囲ポケットの細菌検査では，T.forsythensis が9.58％と高頻度で検出された

図5-10 侵襲性歯周炎の一例
診断を誤り，慢性成人性歯周炎と診断してインプラントによる固定性補綴としてしまった．現在まで炎症を繰り返している

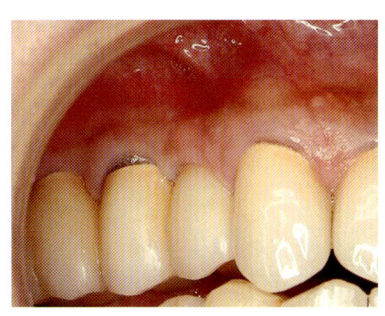

h. 2005.3. インプラント周囲の洗浄のみで，T.forsythensis は 0.14%まで下がり，炎症も消退した

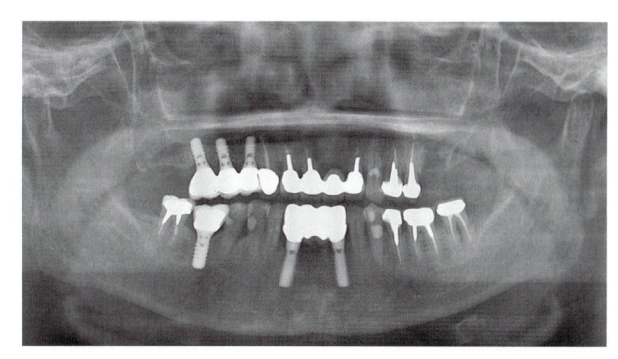

i. 2009.11.（補綴6年後，58歳）この間に下顎前歯部と6￣ にインプラントを埋入した

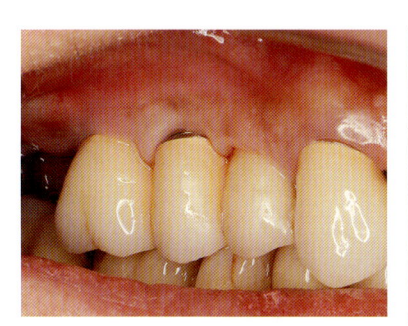

歯周病関連菌		
	菌数	対総菌数比率
主な口腔内総細菌	32,871,760	
A. actinomycetemcomitans		
P. intermedia		
★ P. gingivalis	10,403,560	参考値 31.65%
★ T. forsythensis	1,701,440	参考値 5.18%
★ T. denticola	1,348,840	参考値 4.10%

j,k. 2009.11. 炎症が多発したため細菌検査を行ったところ Red complex であり，特に，P.gingivalis の検出率が著しく高かった

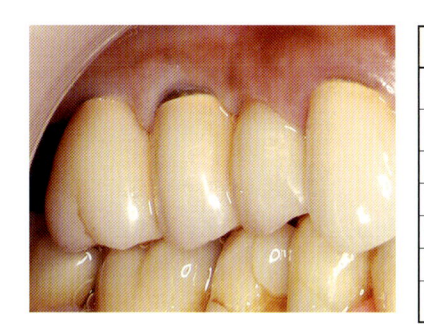

歯周病関連菌		
	菌数	対総菌数比率
主な口腔内総細菌	69,000	
★ A. actinomycetemcomitans	10 未満	参考値 0.00%
P. intermedia		
★ P. gingivalis	10 未満	参考値 0.00%
★ T. forsythensis	110	参考値 0.16%
★ T. denticola	10 未満	参考値 0.00%

l,m. 2010.3. 前回の細菌検査後，ジスロマックを3日間のみ投与したところ，P.gingivalis は検出されなかった

歯周病関連菌		
	菌数	対総菌数比率
主な口腔内総細菌	2,400,000	
A. actinomycetemcomitans		
P. intermedia		
★ P. gingivalis	43,000	参考値 1.79%
★ T. forsythensis	47,000	参考値 1.96%
★ T. denticola		

n. 2010.9. 経過観察時には常にどこかに炎症を起こしているような状態が続いており，必要に応じて細菌検査を行ってきているが，この時点でも P.gingivalis，T.forsythensis が検出されている

歯周病関連菌		
	菌数	対総菌数比率
主な口腔内総細菌	3,400,000	
★ A. actinomycetemcomitans	70,000	参考値 2.06%
P. intermedia		
★ P. gingivalis	210,000	参考値 6.18%
★ T. forsythensis	98,000	参考値 2.88%

c. 2005.2. 細菌検査の結果，A.actinomycetemcomitans のみならず，P.gingivalis，T.forsythensis が検出された

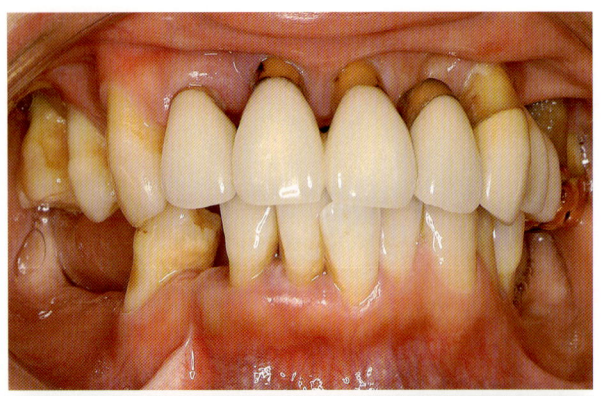

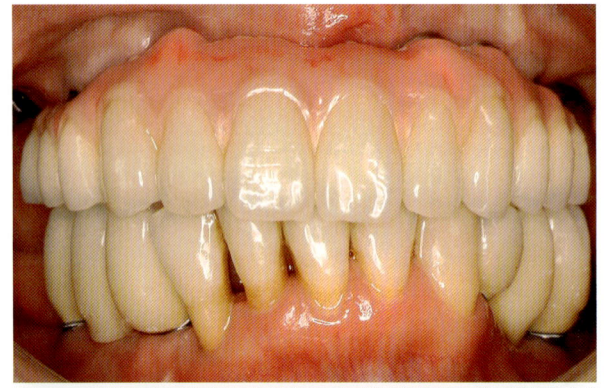

a,b. 2005.1.（初診時，47歳）約5年前に米国で侵襲性歯周炎と診断され，細菌検査の結果，A.actinomycetemcomitans が検出がされた．抗菌療法を試みたが，胃腸障害を起こして断念したとのことであった

歯周病関連菌		
	菌数	対総菌数比率
主な口腔内総細菌	800,000	
★ A. actinomycetemcomitans	0	参考値 0.00%
P. intermedia		
★ P. gingivalis	990	参考値 0.12%
★ T. forsythensis	370	参考値 0.05%

f. 2008.10. 細菌検査の結果，A.actinomycetemcomitans は検出されなかった

d,e. 2005.11.（補綴後，48歳）

図 5-11 侵襲性歯周炎ながら補綴後も安定している一例

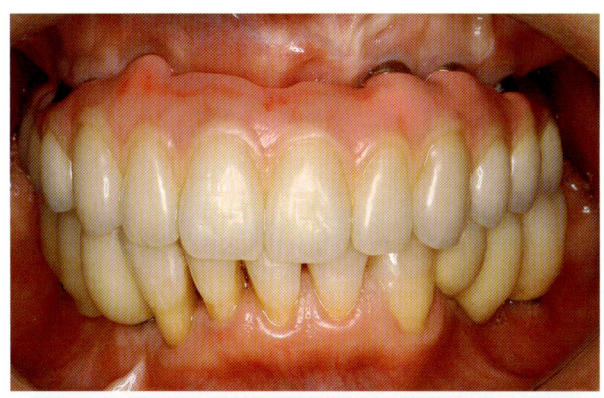

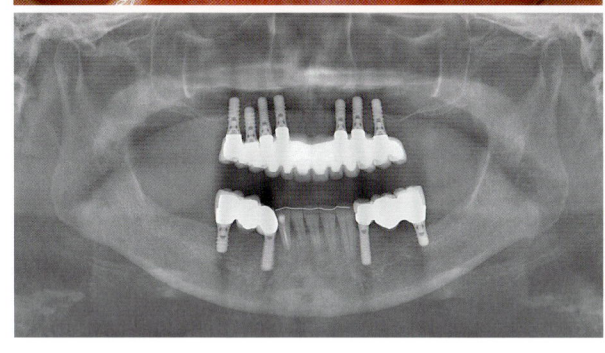

g,h. 2013.10.（補綴8年後，56歳）ほぼ安定している

　侵襲性歯周炎の臨床診断，見極めは，これまでもいわれてきたとおり，患者の年齢，家族歴，骨吸収，破壊度，歯周基本治療後の組織の反応，細菌検査の結果などをもとに総合的に診断するしかない．われわれ開業医レベルでは免疫について遺伝子レベルで診断することは現時点では不可能であり，検査としては血清抗体化を追加できるくらいである．

　侵襲性歯周炎におけるインプラントの予後もわずかではあるが報告されている．残存歯，インプラント双方にとってリスクが高いことは間違いないため，患者にはインプラント適用の効果とリスクをよく説明し，疾病に対する理解度が高く，自助努力が確かめられる場合にのみインプラントを適用することが推奨される（**図5-11**）．

■ペリオタイプへのインプラント適用の基本原則

① **慢性成人性歯周炎で歯周治療に対する組織反応がよく，患者が協力的な場合**：インプラント，残存歯ともに予後がよいので，インプラントの適用はリスクが小さい．セルフケアとメインテナンスを徹底する．

② **慢性成人性歯周炎で患者が治療に消極的な場合または過大な力がかかる場合**：インプラント，残存歯ともに長期性が危ぶまれるので，インプラントの適用は慎重に考える．セルフケア，プロケアの徹底と咬合の管理が必要不可欠となる．

③ **侵襲性歯周炎で，かつ組織反応が悪い場合**：リスクが高いので厳密な管理と対応が必要となる．もしくは，適用しない．

パワータイプへのインプラントの適用

齲蝕，歯周病に続き，歯の喪失原因の第三の因子として「過大な力」に着目し，対応をしなければならないとの警鐘がならされている[5,6]．

齲蝕や歯周病は，病変の進行状態と破壊度を術者，患者ともにみることができる．しかし，力はみえず，かつ初期症状が軽く，いったんは自然に緩解することが多いので，たとえ術者が力の影響を説明しても患者自身に実感がないため後手に回ることが多い．さらに，術者も力を意識しながら診断しないと見誤ることが多く，力による破壊は臨床の現場でとらえにくい．

■**力の特徴**[7]
① **みえない**：出力の源は筋力であるが，どのように力がかかっているかがみえない
② **患者が気づかない**：噛みしめを行っている意識がない．
③ **軽視される**：初期症状が軽く，いったんは治まり，徐々に悪化する．
　　　　　しみる⇄治まる→痛む⇄軽減→痛み増大→構造的破損

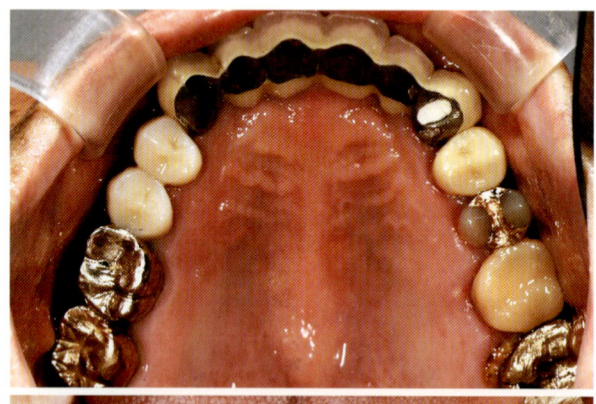

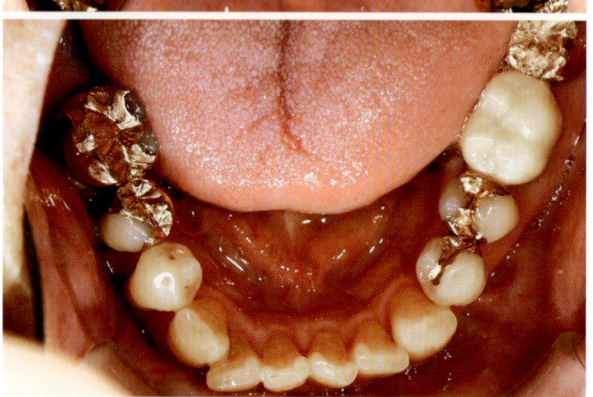

a～c. 2013.10.（初診時，66歳）　噛みしめにより歯髄壊死，歯根破折を繰り返し起こしてきた．|7 の歯根破折を主訴として紹介により来院した．生活歯と思われていた|5 も歯髄壊死を起こし，隣接する病変と連絡してしまっていた

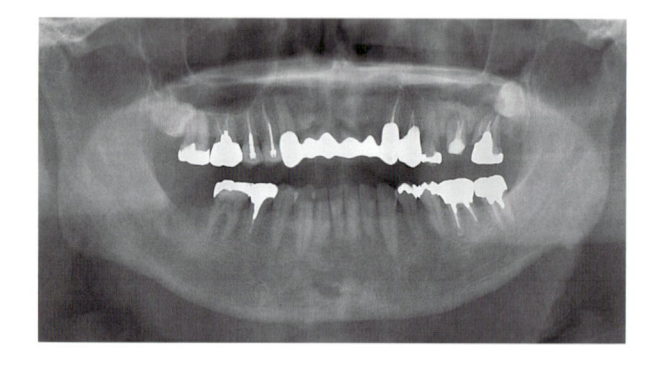

図 5-12　強い噛みしめで歯を喪失してきたと思われる一例

みえない力の可視化

　力を可視化するために，これまでは昼間と夜間で別のスプリントを装着し，その圧痕から時期（昼間か夜間），方向（グラインディングかクレンチング）などを判断した．そして，口腔内（歯，軟組織，骨，咬合，顎関節）に現れている力の所見や，問診で把握した習癖などをもとに，力の影響に気づいてもらうことから始めてきた．この方法では，ある程度定性的に力を推測できるものの，定量的な詳しい情報はつかめなかった．

　しかし，2013年の日本補綴歯科学会学術大会で，昼・夜間をとおして計測できる昼夜筋電計を開発した岡山大学・皆木省吾教授より，非常に興味深い発表がなされた．筋電計は，ホルター心電図のように患者が装置をつけたまま昼夜の日常生活を行うことにより咬筋の活動を把握できるもので，500 gf以下の微弱な力から最大噛みしめまでの力を定量的に，かつ発現時期も正確に計測できる．この筋電計を用いて，若年者，高齢者の健常者，咬合崩壊症例群，顎関節症群を計測した結果，咬合崩壊症例群と顎関節症群では，夜間に比較して昼間に1〜2秒に1回の周期的噛みしめが長く続き，かつ回数も多いことが報告された[8]．力の対応というとナイトガードという構図になっているが，患者によっては夜間よりも昼間の噛みしめを重視すべきことが示唆されている（図5-12）．

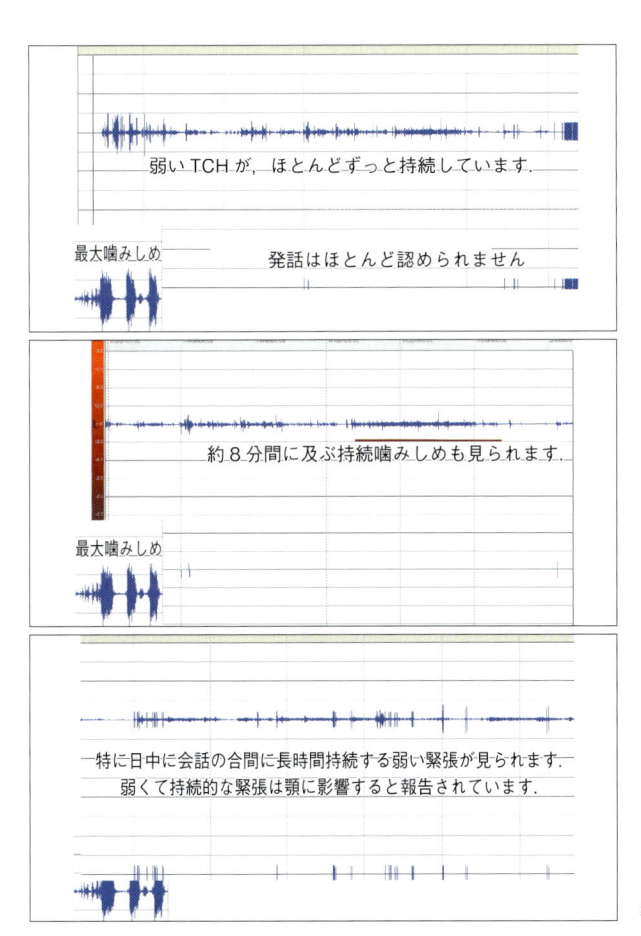

d〜f. 昼間の筋活動

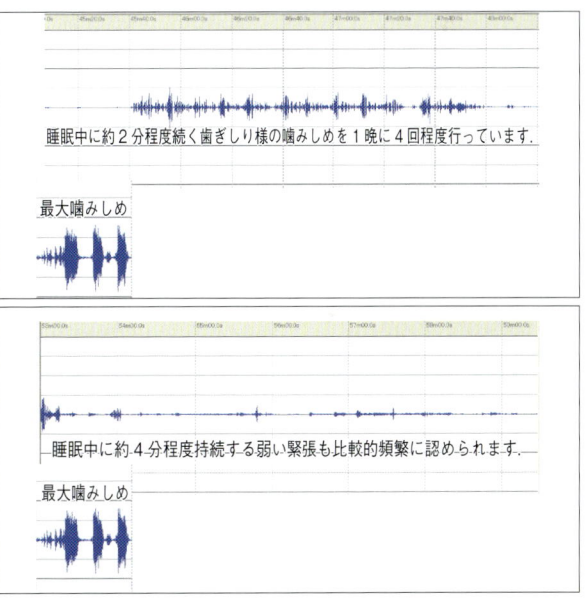

g,h. 夜間の筋活動

（d〜hは昼夜筋電計による筋電波形の一部で，岡山大学・皆木省吾教授のご厚意による）

「異常な力」と「力の偏在，集中」

「過大な力」から一般的にイメージされることはパラファンクションであるが，パワータイプをみる際にはいくつかの要素に分けて，問題の本質がどこにあるのかを考えなければならない．

具体的には，過大な力がかかる条件と異常な力の背景をとらえる必要がある．

■過大な力がかかる条件

過大な力がかかる条件は，「異常な力」と「力の偏在，集中」の2つに分けられる[9]．

> ■過大な力がかかる条件
> ① 異常な力　　　　② 力の偏在，集中

異常な力は，一般的にパラファンクションと考えられがちである．たしかに非機能時の力は破壊の大きな要素であるが，異常な力がかかる咬合もしくは欠損歯列の条件もある．その代表的なものが，臼歯部の咬合支持喪失後の下顎位の変化の結果としての「奥低」である[10]（図5-13）．奥低とは前方歯群が残っている条件下で，下顎が後上方に入り込んで臼歯部が低位となる現象を示し，適切な補綴処置がなされたとしてもさらに臼歯部が低位となり，問題が起こり続ける難症例である．

臼歯部を喪失すると，多くの症例は上顎前歯部が下顎に突き上げられ，フレアアウトして咬合関係が変化するが，このタイプは強固な臼歯部の咬合支持とアンテリアガイダンスが得られれば経過が安定するため，特にインプラントの適用症例としてはくみしやすい．しかし，「奥低」では，臼歯部が継続的につぶされていくため，インプラントを適用しても経過が安定しない．

一方，欠損が拡大した結果，力が偏在，集中して過大な力がかかり崩壊してきた症例に対しては，インプラントによって歯列内配置を改善し，咬合支持を強固にすることによって補綴後の安定度を高めることができる．

ただし，「異常な力」と「力の偏在，集中」が併発している症例もあり，力の偏在，集中を改善できたとしても異常な力がかかり続けると経過は安定しないため，力の診断が重要となる．

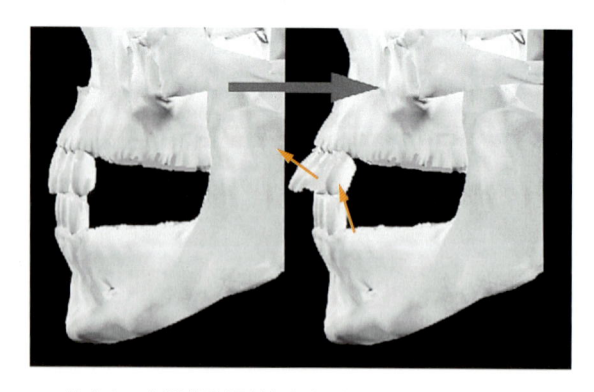

a. 前咬み．上顎前歯部が突き上げられてフレアアウトする

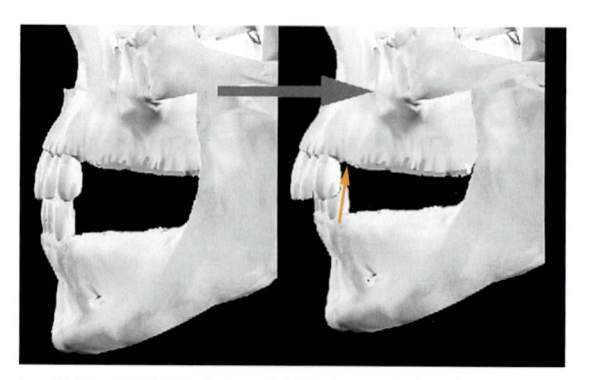

b. 奥低．下顎が後上方に入り込んで臼歯部が低位となる．適切な補綴処置がなされてもさらに臼歯部が低位となる

図5-13　臼歯部咬合支持喪失後の変化
（斎藤純一．前方歯群が現存する症例の術後変化から欠損歯列の動態傾向を把握する．補綴臨床．2000；33(3)：316-325．より）

■異常な力の背景

　異常な力の背景として，下顎位の不調和や上下の顎の不調和がある．これらを是正することは基本的に難しいが，患者の治療に向かう姿勢と術者の診断，技術力が重なれば，治療成果を上げられる可能性もある．ただし，多くの症例は長期間にわたって徐々に咬合の不調和が拡大してきているため，いったん改善されたとしても下顎位が後戻りし，咬合治療の結果が継続できない場合もある（図5-14, 15）．
　一方，習癖を是正することはさらに困難となる．大半の患者は自分の習癖に気づいていないため，まずは習癖を認知して納得してもらうことから始めなくてはならない．
　さらに，長期間，習癖を直す努力を継続していかなければならず，患者に頼る側面が大きいため，患者自身の意識が高くないと効果が維持できない．力の問題が難しいといわれる理由のひとつはここにある．この場合，補綴処置ではなく，いわゆる「機能訓練」による習癖の改善が必要となる．

■異常な力の背景（咬合由来）
① 下顎位の不調和　　② 上下の顎の不調和

■異常な力の要素（力の条件，習癖）
① 時期：昼間のTCH vs 夜間のブラキシズム
② 方向：クレンチング vs グラインディング
③ 種類：強大な力 vs 力の集中
④ その他：偏咀嚼（片噛み），体癖など

　習癖の改善は力をかける側のコントロールを行うことであり，力の問題を解決する根本的な対応となる．患者が自分の行動を制御できるように行動変容療法を行うこと，自律神経のバランスをとることを目的として交感神経支配の状態から副交感神経支配へとスイッチ交換を行う工夫，そして下顎をつり上げる筋肉自体を弱体化させるために咬筋にボトックスを注射する方法など，現時点では多くの方法が試みられている．残念ながら証拠に裏づけされた効果的な方法はないものの，患者の害にならないことを地道に行って力の悪影響を少なくするしかない．

■習癖に対しての考慮点
① 昼間の噛みしめ（TCH）の認知と行動変容療法
② 夜間のイベントに対するプロテクターとしてのスプリント装着
③ 咀嚼ガムの使用による両側咀嚼の練習
④ 強く噛まない練習

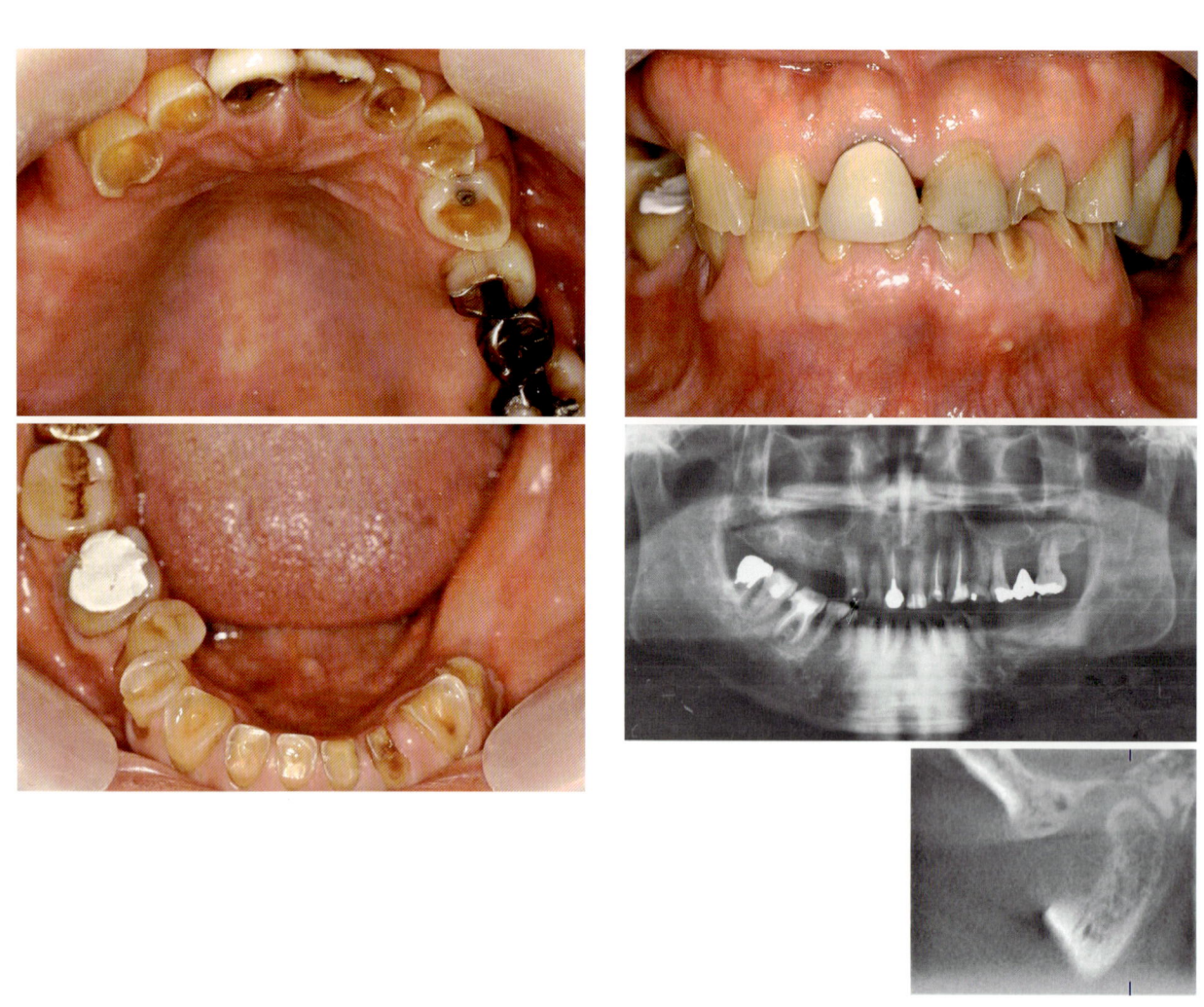

a〜e. 2002.12.（初診時，67歳）「噛めない」「右の顎関節周囲が痛い」との主訴で来院した．歯根破裂や腫脹で抜歯となり，来院直前には 8| の補綴処置と根管治療がなされていた．口腔内は著しい咬耗，過蓋咬合，欠損側最後方歯の著しい動揺が認められ，顎関節部は右側下顎頭が後方偏位していた．下顎頭，下顎角の形態から過大な力がかかっていることが推測された

図 5-14　咬耗が著しく，左右的すれ違いに向かっていたが，補綴後に大きな問題が生じなかった一例（グラインディング）

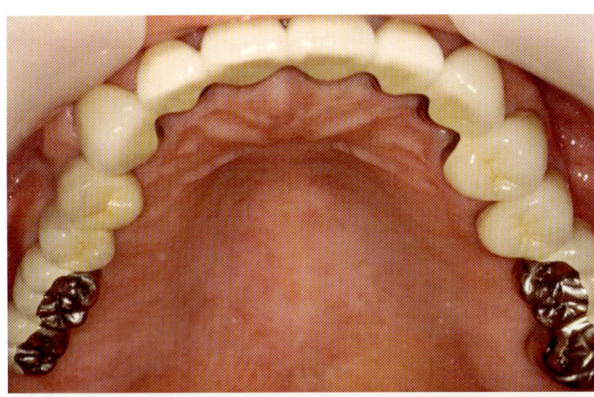

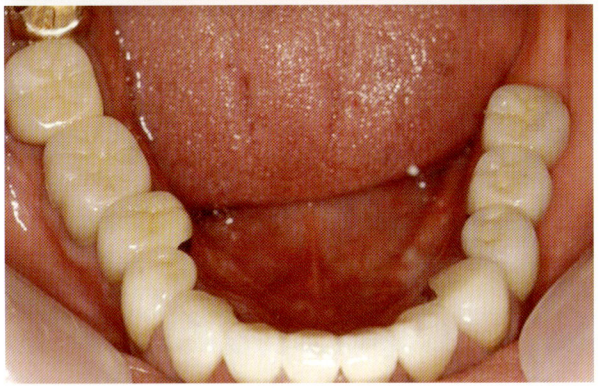

f, g. 2003.6.（補綴後，67歳）上下顎欠損部にインプラントを埋入し固定性補綴とした．上部構造は，上顎は咬合面メタル，下顎はハイブリッドセラミックスとし，摩耗することを許容して仮着材による固定とした

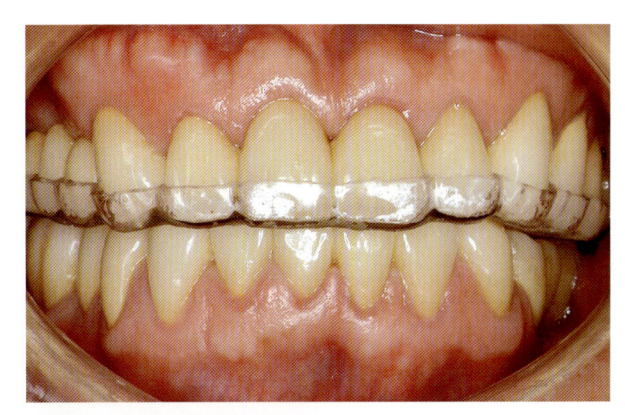

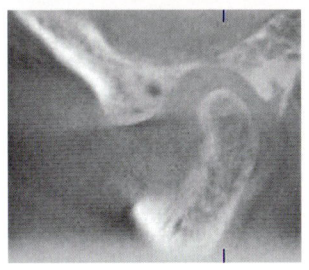

h, i. 2006.9.（補綴3年後，71歳）右側下顎頭の偏位は改善し，スプリントをほぼ毎日装着している

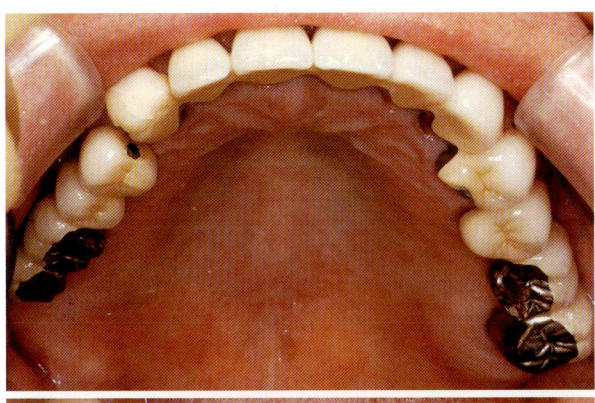

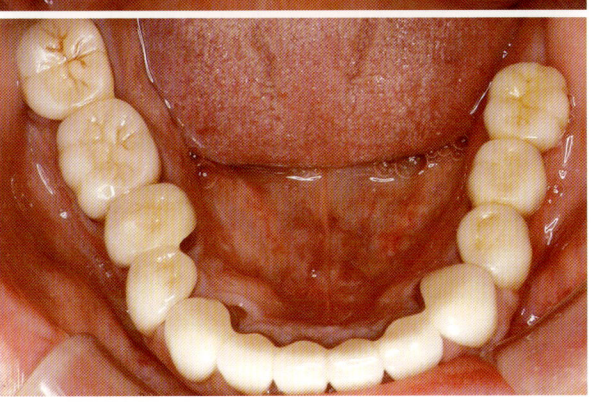

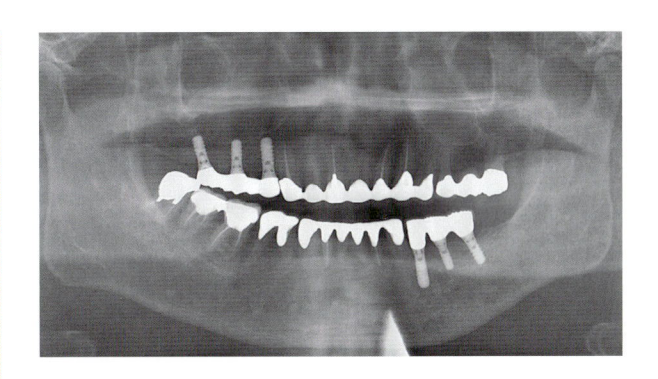

j～l. 2013.1.（補綴10年後，77歳）補綴6年後には下顎咬合面部の破損が生じたため，修復した．その後も，咬合面の摩耗，3｜前装部の破損など上部構造に一部破損が起こっているが，全体としては大きな問題につながっていない

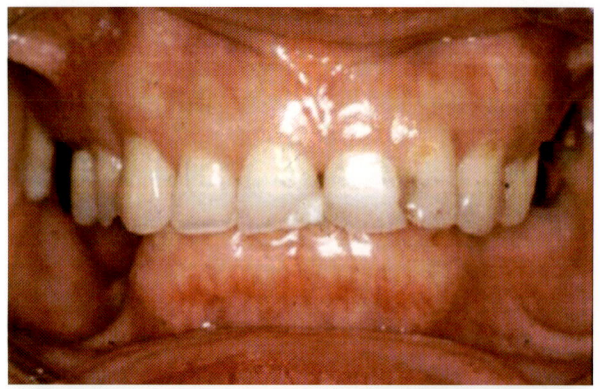

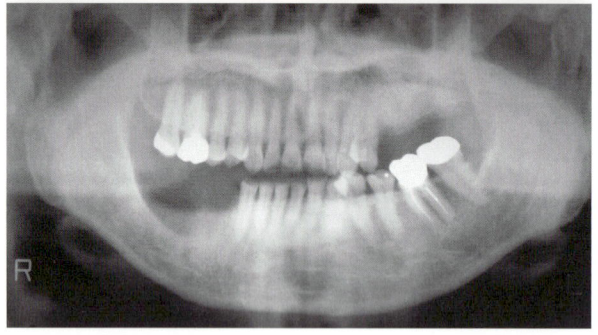

a,b. 1994.3.（初診時，45歳）「噛めない」「義歯を入れられない」との主訴で来院した．喪失歯は歯根破折により抜歯になったとのことで，Modified Gonial Angle は 120°以下と力の問題が起こりやすい患者だった[11]

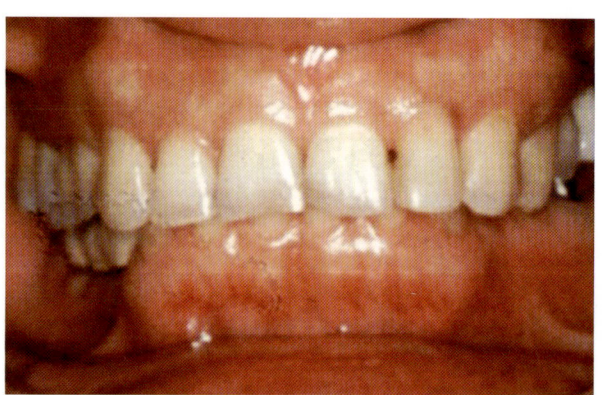

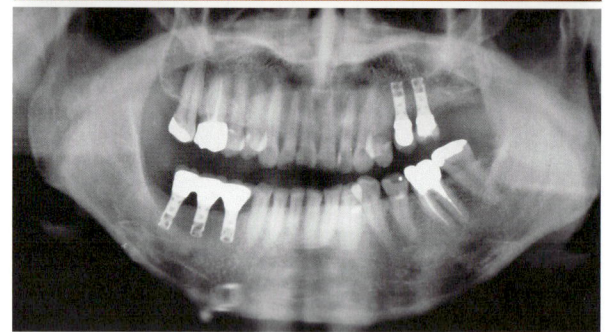

c〜e. 1995.3.（補綴後，46歳）

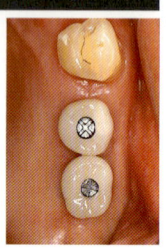

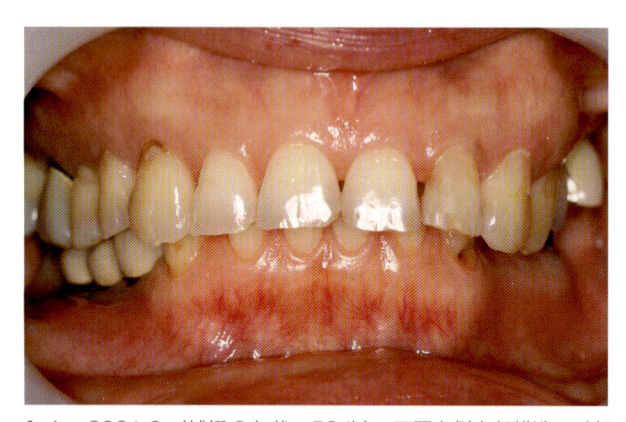

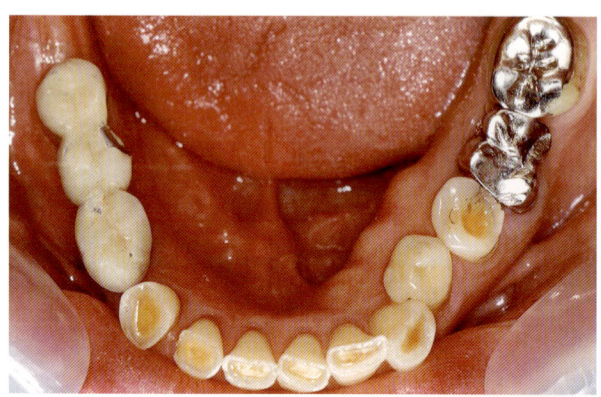

f〜h. 2001.6.（補綴6年後，52歳）下顎右側上部構造の破損，残存歯の著しい咬耗，移動が生じ，歯列，咬合平面は大きく波打つように変化していた．1995.3. と比較すると，上顎インプラントの位置が変わってきている（骨結合は維持されている）

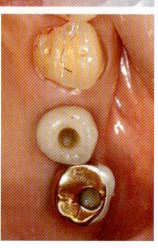

図 5-15 咬耗が著しく，左右的すれ違いに向かっていた「奥低」の一例（クレンチング）

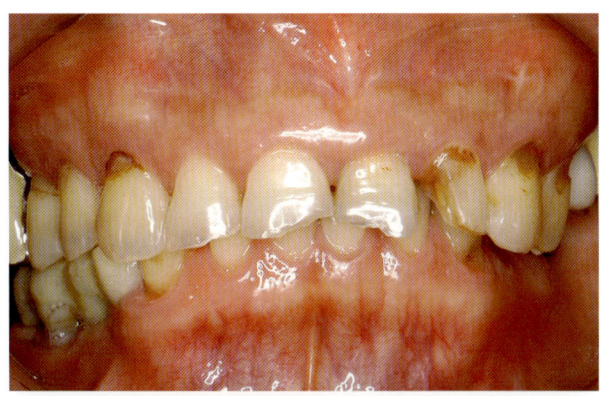

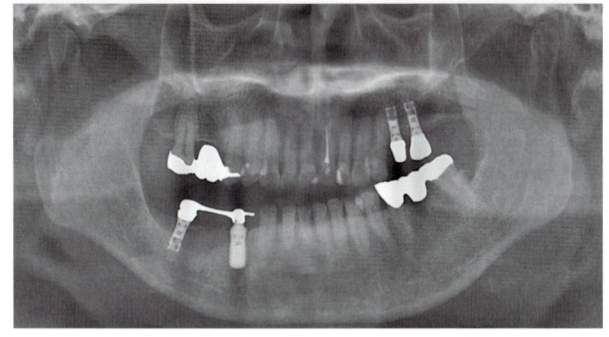

i, j. 2005.9.（補綴10年後，56歳）　さらに咬合平面は変わった．下顎右側臼歯部のインプラントは骨結合を失ってしまった

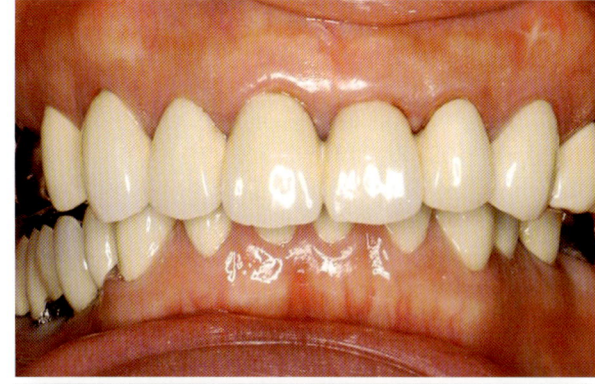

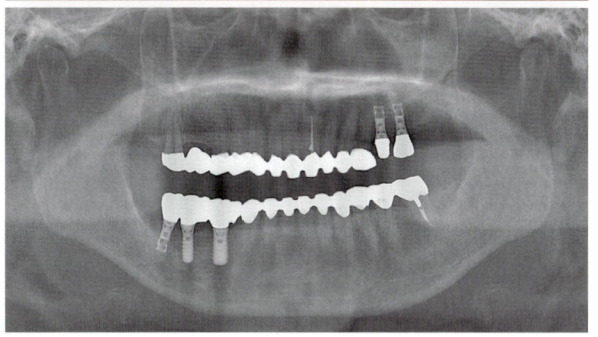

k, l. 2006.7.（再補綴後，57歳）

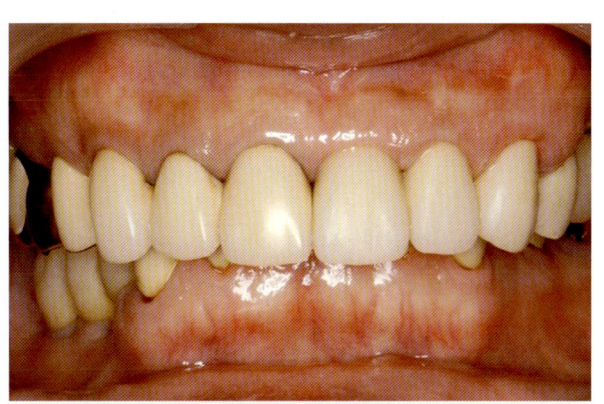

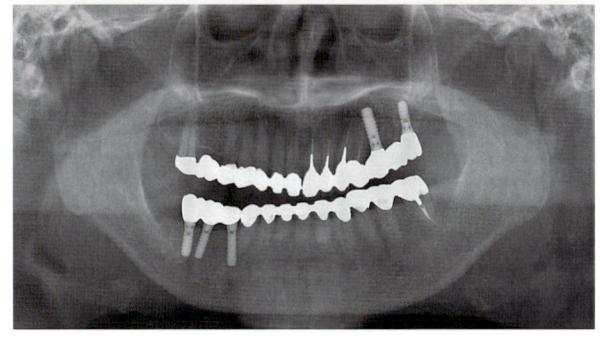

m, n. 2014.2.（再補綴8年後，初診から20年後，65歳）　再補綴後の正面観と比較するとさらに咬合が変わり，下顎が後方に押し込まれて深く噛み込むようになっている．上下顎ともに臼歯部のインプラントは埋入し直している

欠損が下顎位の不調和を助長している場合や，義歯の支持が脆弱で力を均等に受けられない条件に対しては，インプラントは強固な支持を獲得できるため力の問題を是正しやすい側面を有する．しかし，補綴後は義歯装着時に比較してより大きな力が出てしまうため，昼間のクレンチング，偏咀嚼などの習癖を改善できない場合には，かえって補綴後に力の影響が大きく出てしまうこともある．インプラント適用後の力に起因すると思われる問題は7年後あたりから徐々に発現してくることが多く，その後もずっと対応を迫られることが少なくない（図5-15）．

「力」に対するインプラント補綴の工夫

力によって崩壊してきた症例に対して術者ができることは少ない．

インプラント適用後の経過を安定させる臨床的な工夫としては，インプラントと同時に，対合歯，隣在歯が力負けしないようにすることである（図5-16）．また，リスクの高い歯を残してインプラントによる固定性補綴を行うことは回避しなければならず，固定性補綴を行う前提として口腔内の条件を生理的レベルに改善，維持することが求められる．

■咬合力を受け止める側のインプラントに対する工夫
① 臼歯部欠損においては，欠損歯数と同数のインプラントを埋入する．
② インターナルの直径の細いフィクスチャーは選択しない（破損回避）．
③ スクリュー固定にして，スクリューに力のつけを回す．

■対合歯，隣在歯に対する工夫
① 連結しない．
② 失活歯で条件の悪い歯は抜歯を考慮する．
③ 動揺度の高い歯は抜歯を考慮する．

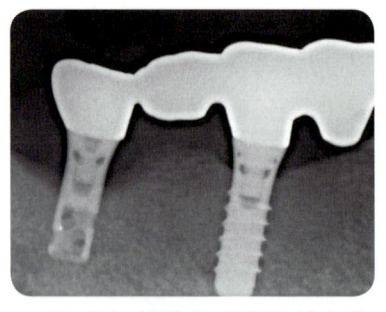

a. 2012.3.（初診時，補綴約10年後，58歳）4歯欠損に対して2本のインプラントが埋入されている．遠心のインプラント周囲に骨吸収が観察される

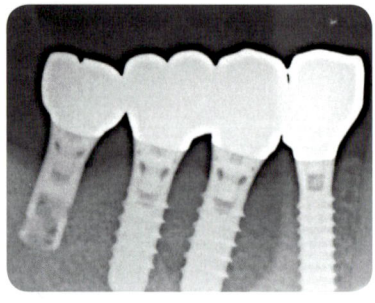

b. インプラントを2本追加埋入し，上部構造を製作中

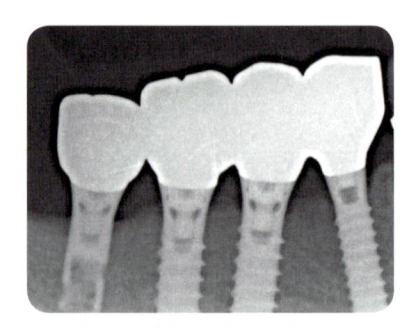

c. 2014.1.（再補綴1年後，60歳）遠心部の骨が回復しているようにみえる

図5-16 咬合力を受け止める側のインプラントに対する工夫
臼歯部欠損においては，欠損歯数と同数のインプラントを配置する

上部構造はつぶされないような工夫をするか，摩耗，圧迫による変化を許容して必要に応じて交換，修理していくかのどちらかの方法を選択せざるを得ない．

現在，半透明ジルコニアの適用が拡大してきている．上部構造の破損が起こりにくく，対合歯の摩耗も少ないと報告され，咬合の変化スピードを抑えられる大きな利点を有する．しかし，咬合面にかかる力は逃げないため，どこかに力のつけが回ることは避けられず，今後の経過観察が必要である．

「力」に対しては，咬合力に負けないように力を受け止める側の支持条件を強化するか，もしくは，力を受け止める最前線となる咬合面の材質や固定法を工夫して，過大な力を一カ所に集中させないような配慮しかできない．

力に関する問題はいまだ定量的に把握することが難しく，かつ有効な解決法もない．しかし，臨床の現場では，力が原因で起こる問題に日々，患者，術者ともに悩まされているのが現実であろう．

今後，有効な方法がみつかることに期待するしかないが，毎日，力の問題を辛抱強く患者に説明し，患者とともに歩んでいくしかない．

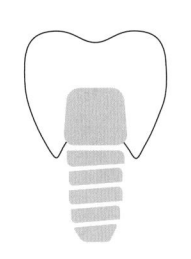

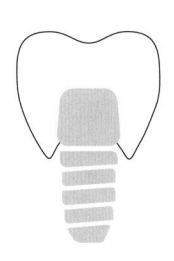

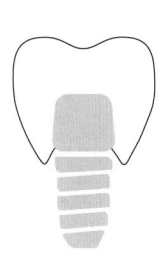

COLUMN

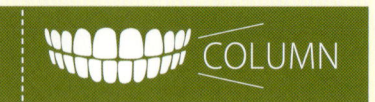

インプラント周囲炎の真実
―インプラント周囲辺縁骨吸収の原因は何か？

　ブローネマルクらオッセオインテグレーテッドインプラント開発チームが無歯顎患者に対して初めてインプラント治療を施してから，はや50年が経過しようとしている．当初，極秘プロジェクトとして進められたこの治療法は，1982年に開催されたトロント会議でその治療成果が披露され，国際的に認知されるようになった．それまでは他の研究者から相手にされなかったこの治療法が，同会議以降急速に広がり，今日では全世界で年間1千万本を超えるインプラントが埋入されているといわれている．かつては無歯顎患者向けの機能回復を主目的としていたが，近年は審美性も要求されるようになり，常に歯科医師の技量および知識のアップデートが求められている．

　ところで，インプラントの生存率はおおよそ95％前後であることは周知の事実であるが，その調査期間は長いものでわずか10年しかないことはあまり知られていない．**図1**は，マーケットシェアの90％以上を占める主要各社が販売しているインプラントの周囲辺縁骨吸収量の比較であるが，報告の大半は5年経過のものであり，10年経過以上の報告数は非常に少ない．

　さて，モーガンスタンレー社が独自に実施した市場調査によると，2012年における全世界のインプラント販売数は前年に比べて約2％のマイナスであり，近年，減少傾向にあるという．特にわが国では，前年比マイナス10～20％と予測されている．このことは，これまで数多く埋入されてきたインプラントの問題が表面化し始めているという警鐘であるとともに，インプラント周囲炎をはじめとするトラブルに対する国民の関心が高まり，インプラント治療を敬遠し始めているという現状を表しているようにも思える．

○インプラント周囲炎の定義とは？

　では，インプラント周囲炎とは一体どのようなものであろうか．実際，その定義は曖昧であり，多くの研究者の間で活発な議論がなされている．

　Mombelliらは，インプラント周囲炎を「インプラント周囲の軟・硬組織における破壊的炎症反応である」と定義している[1]．また，European Workshop on Periodontologyがとりまとめたコンセンサスレポートによると，インプラント周囲炎は「細菌感染に起因するものである」と定義されている[2]．さらに，Franssonらは，「上部構造装着後1年以上経過したインプラントに対して辺縁骨吸収を2mm以上認めた場合」をインプラント周囲炎と定義し，その発生率は28％であると報告しているし[3]，Roos-Jansåkerらは，「1.8mm以上の辺縁骨吸収を認めた場合」をインプラント周囲炎と定義し，その発生率は56％であると報告している．そして，Karoussisらは，インプラント周囲炎の発生率はインプラント治療を行った患者全体の15％程度であると報告しており，インプラント周囲炎の発生率はそれぞれの解釈により異なっている．

	mean MBL 5y±SD	mean MBL 10y±SD
Commercially available		
Camlog	0.27	
Frialit	0.24	
Osseospeed	0.1	
Osseotite	0.97	
SLA	0.49±0.35	0.25±0.10
Southern	0.23±0.07	0.40±0.02
Swiss Plus	0.25±0.01	
TiOblast	0.27±0.21	
TiUnite	0.88±0.30	
Past implants		
Astra Turned	0.24±0.13	
Brånemark Turned	0.65±0.40	0.75±0.44
Frialit	2.17	
IMZ	1.40	
Sterioss	0.04	0.02
TPS	0.87±0.61	2.51

図1　主要インプラントの5年および10年経過時点におけるインプラント周囲辺縁骨吸収量（mm）
10年以上の報告はほとんど存在しない

一方，Collaertらは，インプラント周囲辺縁骨吸収の経時的変化は埋入時点から埋入後1年が最も顕著であり，その後の経時的変化はほとんど確認されなかったことを報告している[4]．すなわち，埋入1年後に骨吸収が起こり，エックス線写真でインプラント周囲炎のような症状を呈していたとしても，埋入3年後においてその吸収の度合いにほとんど変化がなく，進行性の骨吸収は存在しないとしている．

ところで，Albrektssonらは，インプラント周囲炎には2種類の生物学的反応が存在し，①機械的刺激などが主たる要因となるPrimary periimplantitis（一次インプラント周囲炎）と，②細菌感染が原因となるSecondary periimplantitis（二次インプラント周囲炎）とに分類すべきであると主張しており，細菌感染が主な原因であると報告されているインプラント周囲炎の発症率の高さに疑問を投げかけている[5]．すなわち，数多く報告されている細菌感染によるインプラント周囲炎は二次的なものである可能性が高く，インプラント周囲辺縁骨吸収の直接的原因とは言い切れないというわけである．

さらに，Albrektssonらは，2012年に行われたEsteponaコンセンサス会議において，細菌感染が原因と推定されるインプラント周囲炎の発症率は従来報告されていたものよりも低い5％前後であるとのコンセンサスを発表している[6]（**表1**）．本会議における最も重要な結論として挙げられたのは，インプラント周囲における辺縁骨吸収を歯周炎に類似した疾患として片づけてしまうことは避けなければならないということであった．インプラント周囲辺縁骨吸収は細菌感染のみにより発生するものではなく，機械的刺激なども組み合わさって複合的要因により発生するものであり，これらの原因について考察することは臨床上有意義である．

○インプラント周囲辺縁骨吸収の原因とは？

1981年にAlbrektssonらは，インプラント成功のための6条件を提唱した[7]．彼らは，インプラント成功のための条件として，材料，外科および補綴手技，そして患者側要因のすべてをクリアすることが近道であると主張している（**表2**）．

この6条件をふまえ，Chvartsaidらは，インプラント周囲辺縁骨吸収のメカニズムはヒーリングアダプテーションセオリーによって説明することが可能であることを主張している[8]．ヒーリングアダプテーションセオリーとは，過度な外科的侵襲，遺伝子的および病理的要因，不適合補綴装置などによる生体力学的要因，および喫煙などの患者の生活習慣などがインプラント周囲の骨細胞に影響を及ぼし，結果的に骨吸収を起こさせるという生物学的反応である．

たしかに，われわれは日々の臨床において，単に細菌感染によるインプラント周囲辺縁骨吸収とは考えにくい現象に遭遇することが多く，それらを従来のインプラント周囲炎と分けて論じることが必要である．Vervaekeらは，インプラント周囲骨は軟組織の厚みに応じてリモデリングが起こり，軟組織の厚みが小さいほどインプラント周囲辺縁骨吸収量が多いことを報告しており[9]，**図2**でアバットメントの垂直的長さを軟組織の厚みと仮定すると，その厚みと骨吸収量は負の相関があることが確認できる．これら一連の現象は，インプラント周囲組織においても生物学的幅径が存在することを示唆しており，生物学的幅径を維持するうえでヒーリングアダプテーションが作用していると考えられる．

また，Linkeviciousらは，セメント固定式上部構造を選択した場合に，**図3**のように周囲辺縁骨吸収がみられ，そのうち大部分の症例において縁下に余剰セメントが確認され，それらが骨吸収の一因となっている可能性があると報告している[10]．縁下に残留した生体親和性の低い余剰セメントを生体が異物と認識し，その防御反応として炎症が惹起され，骨リモデリングを抑制すると考えられている．

このように，インプラント周囲辺縁骨吸収は実は一種の生体防御反応であり，二次的細菌感染からインプラント周囲骨を守るために起こった現象であると考えられる．

表1　Estepona コンセンサスステートメント

1. 十分な文献的裏付けが存在するインプラントの長期予後は良好である.
2. インプラント周囲における非進行性骨吸収はインプラント埋入手術によって発生する生物学的反応である.
3. 辺縁骨吸収は感染以外でも生じ得る.
4. 辺縁骨吸収はインプラントの長期成績に影響を及ぼす可能性がある.
5. インプラントの種類によっては顕著な骨吸収を示すこともあるが,ある一定期間を過ぎると辺縁骨レベルは安定する傾向にある.
6. インプラント周囲辺縁骨レベルは,インプラント埋入後,および補綴後に大幅に変動することが示唆された.
7. すべての辺縁骨吸収をインプラント周囲炎と関連づけることは不適切である.
8. インプラント周囲炎はインプラント周囲辺縁骨吸収および排膿を伴う感染であり,初期段階に確認される生物学的骨吸収以降に発生するものと定義される.
9. それに対して,インプラント周囲粘膜炎は辺縁骨吸収を伴わないインプラント周囲粘膜の炎症であると定義される.
10. インプラント周囲組織における炎症性反応は,骨のリモデリング（辺縁骨吸収を含む）に影響を及ぼす.
11. 辺縁骨吸収はインプラント要因,術者側要因および患者側要因によって発生し得る.
    インプラント要因：材料,表面性状およびデザイン
    術者側要因：外科手技,補綴手技,経験,医療倫理
    患者側要因：全身疾患,服用中薬剤,その他口腔内疾患,コンプライアンス,部位特異性,対異物反応
12. エックス線診断ではインプラント-骨接触および辺縁骨の状態を確認することは困難であるが,そのなかでもデンタルエックス線撮影は比較的正確であるとされ,インプラント埋入時,荷重開始時,その後,定期的に撮影する必要がある.
13. エックス線撮影を経時的に実施することで辺縁骨の変化を観察することが可能である.
14. インプラント周囲における BoP, PD はインプラント周囲辺縁骨吸収と関連性がない.
15. 排膿および進行性骨吸収が存在する場合はそれに対する治療を実施する必要がある.
16. インプラント治療は予知性の高い治療である.しかし,個々の予後は患者のモチベーション,医療側の経験値,そして荷重後のフォローアップ回数に左右される.
17. インプラント治療の成功率は 10 年予後で約 95％である.これらのケースにおけるインプラント周囲炎,およびインプラント脱落率はわずか 5％である.
18. リスクファクターに分類される患者にインプラントを埋入した際のインプラント成功率は通常より低いことが示唆された.
19. インプラント治療レベルの向上により良好な臨床結果を得ることが可能であると考えられる.

表2　1981 年に Albrektsson らが提唱したオッセオインテグレーション成功のための 6 条件

1) Implant material（インプラント材料）
2) Implant design（インプラントデザイン）
3) Implant finish（インプラント形状）
4) Status of the bone（骨の状態）
5) Surgical technique（外科手技）
6) Implant loading conditions（荷重条件）

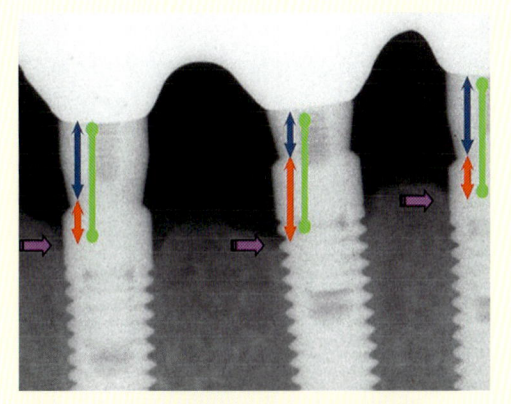

図2 軟組織の厚みと骨吸収量の関係
アバットメントの垂直的長さを軟組織の厚みと仮定すると、その短さ（薄さ）に応じて骨吸収していることが確認できる

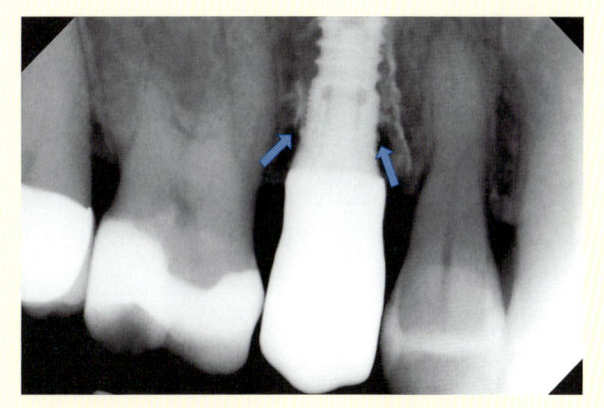

図3 セメント固定式上部構造における骨吸収
セメント固定式上部構造ではインプラント周囲骨の吸収が確認される。そのうち大部分の症例において歯肉縁下に余剰セメントの存在が認められ、これにより骨吸収が促進している可能性がある

　ここで，もしインプラント周囲炎を細菌感染によるものと考えた場合，歯周疾患との関連性を疑うのは当然であろう．歯周疾患原因菌である *A.Actinomycetemcomitans*，*P.Intermedia* および *P.Gingivalis* などのグラム陰性嫌気性菌がインプラント周囲炎と診断された症例から検出されたとの報告もあり[11,12]，インプラント周囲炎の細菌感染起因説の有力な証拠と捉えられている．しかし前述したように，インプラント周囲辺縁骨吸収の発生原因は生物学的反応による可能性が高く，歯周疾患原因菌によるインプラント周囲骨破壊はあくまでも二次的なものであると考えられている．なぜなら，歯周疾患の既往歴が直接的にインプラント周囲炎と関連するという科学的証拠が非常に乏しいからである．

　Renvert らが行った文献レビュー[13]によると，インプラント周囲炎と歯周疾患との関連性を埋入後5年以上にわたって調査した文献はわずか三報であった[14〜16]．これらの報告では，歯周疾患の既往歴のある患者においてインプラント周囲辺縁骨吸収が有為に増大するという結論には至らず，歯周疾患の既往歴は直接的にインプラント周囲辺縁骨吸収に影響を及ぼすというエビデンスは存在しないと考えられる．ただし，歯周疾患の既往歴はインプラント治療にとってリスクファクターであることが示唆されており，インプラント埋入予定の患者に対しては歯周疾患治療を完了させておくべきであることはここで強調しておく必要がある．

　ではインプラント治療を行ううえで，歯周疾患というものをどのように捉えればよいのだろうか．Vervaeke らの9年経過報告によると，喫煙者における骨吸収量は非喫煙者と比較して有為に多いことが示されている[17]．さらに喫煙者のうち歯周疾患の既往歴を有する患者は，健全喫煙者と比して有為にインプラント周囲辺縁骨吸収を増大させることが明らかとなっている．また，前述した Linkevicious らの余剰セメントに関する論文では，歯周疾患の既往歴を有する患者に余剰セメントが存在していた場合，インプラント周囲炎発症までの期間が健全患者と比して大幅に短縮するともいわれている[10]．彼らは余剰セメントが歯周疾患原因菌の足場となり，さらなる骨吸収を誘発すると考察していることから，歯周疾患原因菌が炎症ひいてはインプラント周囲辺縁骨吸収を増悪させる一因となっていると考えられる．

　以上のように，歯周疾患が直接的にインプラント周囲辺縁骨吸収，あるいはインプラント周囲炎を誘発するというエビデンスは存在しないが，歯周疾患の既往歴はアダプテーションセオリーに挙げられたような要因を増悪させる因子であると捉えることが自然であり，インプラント治療開始前に適切な処置を施す必要があるだろう．

○長期間機能させたインプラント周囲の骨吸収と異物反応について

　昨今，インプラント周囲の骨吸収，あるいはディスインテグレーションに関して新たな説が発表され注目されている．その説とは，Albrektssonらが，オッセオインテグレーションはインプラント体に対する生体異物反応であり，硬組織による被包化の結果であるとしているものである[18]．

　いうまでもなく，酸化チタン自体は生体親和材料であると考えられており，銅などの他金属が示すような急性炎症反応を示すことはない．しかし彼らは，チタンには微弱な生体異物反応が存在し，長期的に慢性炎症反応を呈すると主張している．この慢性炎症反応により，インプラント体は骨による被包化が起こり，生体内に留まるということである（図4）．宮本らは，特に高齢者において繰り返し智歯周囲炎を発症した智歯は，骨により被包化され，慢性骨髄炎を呈することを報告しているが[19]，Albrektssonらの提唱する「インプラント体生体異物説」は，宮本の報告にある智歯周囲の慢性炎症反応と酷似した機転と考えられ，非常に興味深い説であるといえる．著者らは，このような慢性炎症反応が外的刺激やヒーリングアダプテーションセオリーで列挙した要因が加わることにより急性化し，インプラント周囲の骨吸収が進行すると述べており，あらためてインプラント周囲辺縁骨吸収は細菌感染単独で生じているのではなく，複合的要因から成り立っているということを示唆している．

　これまでインプラント周囲炎では歯周炎と同様の治療方法を施すことが最も効果的であると報告されていたが[1, 20]，発生原因を考慮すると，実際にはそれだけでは効果的ではないことが明白である．上述したように，インプラント周囲辺縁骨吸収は複合的要因によって起こり得ることから，各々のリスクファクターの除外に努めることが求められる．

　超高齢社会にあるわが国において，インプラント治療が患者のQOL維持に貢献することはいうまでもないが，適切なリスクアセスメントおよびフォローアップを行いつつ，医療側においては，ここで紹介したような数々の論文から得られる科学的論拠に基づいた高い専門性が求められている．

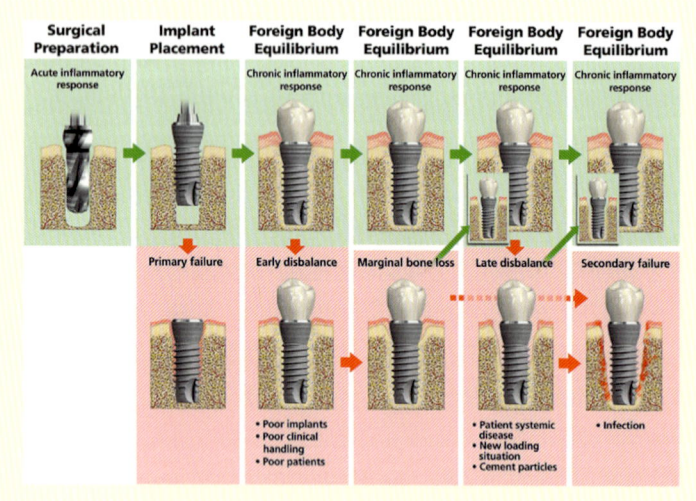

図4　チタンの生体異物反応
インプラントの主材料であるチタンは，骨界面において微弱な生体異物反応が存在し，これにより，長期的に慢性炎症反応を呈する．この慢性炎症反応により，インプラント体は骨により被包化され，生体内に留まると考えられている
(Albrektsson T, Dahlin C, Jemt T, Sennerby L, Turri A, Wennerberg A. Is Marginal Bone Loss around Oral Implants the Result of a Provoked Foreign Body Reaction? Clinical Implant Dentistry and Related Research. 2014；16：155-165. より)

　　　神保　良（マルメ大学歯学部歯科補綴学講座）
　　　神野洋平（マルメ大学歯学部歯科補綴学講座）
　　　内藤禎人（マルメ大学歯学部歯科補綴学講座，徳島大学病院口腔インプラントセンター）

参考文献

1) Mombelli A, Lang NP. The diagnosis and treatment of peri-implantitis. Periodontology 2000. 1998 ; 17 : 63-76.
2) Lindhe J, Meyle J. Peri-implant diseases : Consensus Report of the Sixth European Workshop on Periodontology. Journal of Clinical Periodontology. 2008 ; 35 : 282-285.
3) Fransson C, Tomasi C, Pikner SS, Gröndahl K, Wennström JL, Leyland AH, Berglundh T. Severity and pattern of peri-implantitis-associated bone loss. Journal of Clinical Periodontology. 2010 ; 37 : 442-448.
4) Collaert B, De Bruyn H. Immediate functional loading of TiOblast dental implants in full-arch edentulous maxillae : a 3-year prospective study. Clinical Oral Implants Research. 2008 ; 19 : 1254-1260.
5) Albrektsson T, Brunski J, Wennerberg A. 'A requiem for the periodontal ligament' revisited. Int J Prosthodont. 2009 ; 22 : 120-122.
6) Albrektsson T, Buser D, Chen ST, Cochran D, DeBruyn H, Jemt T, Koka S, Nevins M, Sennerby L, Simion M, Taylor TD, Wennerberg A. Statements from the Estepona Consensus Meeting on Peri-implantitis, February 2-4, 2012. Clinical Implant Dentistry and Related Research. 2012 ; 14 : 781-782.
7) Albrektsson T, Branemark PI, Hansson HA, Lindstrom J. Osseointegrated titanium implants. Requirements for ensuring a long-lasting, direct bone-to-implant anchorage in man. Acta Orthop Scand. 1981 ; 52 : 155-170.
8) Chvartszaid D, Koka S. On manufactured diseases, healthy mouths and infected minds. Int J Prosthodont. 2011 ; 24 : 102-103.
9) Vervaeke S, Dierens M, Besseler J, Bruyn H. The Influence of Initial Soft Tissue Thickness on Peri-Implant Bone Remodeling. Clinical Implant Dentistry and Related Research. 2014 ; 16 : 238-247.
10) Linkevicius T, Puisys A, Vindasiute E, Linkeviciene L, Apse P. Does residual cement around implant-supported restorations cause peri-implant disease ? A retrospective case analysis. Clinical Oral Implants Research. 2013 ; 24 : 1179-1184.
11) Becker W, Becker BE, Newman MG, Nyman S. Clinical and microbiologic findings that may contribute to dental implant failure. Int J Oral Maxillofac Implants. 1990 ; 5 : 31-38.
12) Mombelli A, Mericske-Stern R. Microbiological features of stable osseointegrated implants used as abutments for overdentures. Clin Oral Implants Res. 1990 ; 1 : 1-7.
13) Renvert S, Persson GR. Periodontitis as a potential risk factor for peri-implantitis. Journal of Clinical Periodontology. 2009 ; 36 : 9-14.
14) Hardt CR, Grondahl K, Lekholm U, Wennstrom JL. Outcome of implant therapy in relation to experienced loss of periodontal bone support : a retrospective 5- year study. Clin Oral Implants Res. 2002 ; 13 : 488-494.
15) Karoussis IK, Salvi GE, Heitz-Mayfield LJA, Bragger U, Hammerle CHF, Lang NP. Long-term implant prognosis in patients with and without a history of chronic periodontitis : a 10-year prospective cohort study of the ITIR Dental Implant System. Clinical Oral Implants Research. 2003 ; 14 : 329-339.
16) Mengel R, Behle M, Flores-de-Jacoby L. Osseointegrated implants in subjects treated for generalized aggressive periodontitis : 10-year results of a prospective, long-term cohort study. J Periodontol. 2007 ; 78 : 2229-2237.
17) Vervaeke S. A 9-year prospective case series using multivariate analyses to identify predictors of early and late peri-implant bone loss. Clinical Implant Dentistry and Related Research.2014.
18) Albrektsson T, Dahlin C, Jemt T, Sennerby L, Turri A, Wennerberg A. Is Marginal Bone Loss around Oral Implants the Result of a Provoked Foreign Body Reaction? Clinical Implant Dentistry and Related Research. 2014 ; 16 : 155-165.
19) Miyamoto I, Ishikawa A, Morimoto Y, Takahashi T. Potential risk of asymptomatic osteomyelitis around mandibular third molar tooth for aged people : a computed tomography and histopathologic study. PLoS ONE. 2013 ; 8 : 1.
20) Albouy J-P, Abrahamsson I, Persson LG, Berglundh T. Implant surface characteristics influence the outcome of treatment of peri-implantitis : an experimental study in dogs. Journal of Clinical Periodontology. 2011 ; 38 : 58-64.

Part3
欠損の拡大を防ぐために

Chapter6　欠損歯列の病態と評価
Chapter7　咬合崩壊に陥らせないためのインプラントの適用原則

　インプラントの適用により欠損の拡大を防ぐためには，まず欠損歯列の悪化度と回復のための難易度を把握する必要がある．
　欠損歯列の評価を行う指標として，咬合支持レベル，崩壊スピード，上下顎の歯数差，そして欠損パターンという4つのものさしを使い，特に，咬合欠陥（臼歯部咬合支持の損傷と上顎前歯部のダメージを被った欠損歯列）症例を咬合崩壊症例にしないような適切な使用が求められる．
　インプラントは従来の補綴方法と異なり，新たな咬合支持をつくることができる．そのため，適用の仕方を誤ると，かえって欠損歯列として厳しい状況に陥らせてしまうこともある．解剖学的に難しい条件となりやすい上顎に対してはインプラントを適切に配置して上顎前歯部を守り，さらに臼歯部の咬合支持を維持していくことが，インプラント適用の原則となる．

Chapter 6 欠損歯列の病態と評価

欠損歯列の評価

　歯を喪失することによって生じた欠損歯列には，「機能障害」と「咬合支持の損傷」という2つの問題がある．したがって，欠損歯列に対して行う欠損補綴は，「機能回復」と「咬合支持の喪失抑制」の2つが目的となる．

　「機能障害」に対する機能回復は，患者の主訴改善を目標とするが，患者の要求度，欠損の難易度によって選択すべき方法は異なり，実際の臨床現場では，患者の感じている問題を解決できるように，患者の意思を尊重して治療ゴールを定めていく．

　一方，**欠損歯列の潜在的リスクである「咬合支持の損傷」については，患者自身が実感することはほとんどない**．それは将来にわたってのリスクであることが主な理由である．したがって，術者は，失われたバランスを取り戻し，緩やかな変化に食いとどめることをもうひとつの目的として定め，患者がいま感じていないリスク，病態と治療方針を説明し，同意を得ていかなければならない．

　欠損歯列を評価するにあたっては，欠損歯列をひとつの連続した病態としてとらえるべきで[1]，外傷や不良な歯科治療などの理由で歯を喪失するのとは違い，齲蝕，歯周病，過大な力により歯を喪失すると，時間とともに咬合支持が悪化していく．また，欠損歯列は患者一人ひとりに特有の連続したコースで推移していくため，欠損歯列を評価するための指標が必要となる．

　宮地は，レベル，スピード，パターンという3つの観点から欠損歯列を観察し，義歯やクラウン・ブリッジを適用した症例の変化を示してきた．そして，欠損歯列のコースを把握するための時間軸に沿った指標として，咬合三角（レベル），生涯図（スピード），カマーの分類（パターン），欠損ダイヤ（パターン）を使用し，これにより欠損歯列を評価して，欠損補綴を考えるべきであると提唱している[2]．

　欠損を有した患者が来院したときにはまず，この指標に当てはめて，欠損歯列の評価を行う．そうすることで，欠損歯列のレベル，スピード，パターンをつかめるとともに，時間軸のなかでの咬合支持の損傷傾向を予測でき，補綴の時期，程度，方法などを考える裏づけとなる．

　図6-1 の症例は，咬合支持数11の咬合欠損グループで，さらなる喪失リスクが小さかったことと，患者の要求がなかったために，補綴をせずに経過観察にとどめたが，咬合支持の喪失は起こらず，20年後も咬合支持数は11であった．本症例のような遊離端欠損症例では，補綴を行わないと対合歯の挺出，咬合平面の乱れなどを起こす可能性もあるが，定期的な受診が可能であれば，わずかな変化が始まってからでも決定的に後手に回ることはない．

　このように，欠損補綴を考える前に欠損歯列のレベル，リスクを把握することで，治療方針を決定できる．

■咬合三角：咬合支持の悪化度（**レベル**）

歯数と咬合支持数から4つのグループに分類する．
① **咬合欠損**（咬合支持数が10以上あり，次なる咬合支持の損傷に直結していない比較的安定した群）
② **咬合欠陥**（咬合支持数が9〜5であり，臼歯部咬合支持の損傷と上顎前歯部のダメージという2つの側面からリスクを把握し，次の段階の咬合崩壊に陥らせないための策を練らなければならない重要群）
③ **咬合崩壊**（咬合支持数が4以下で，残存歯が10歯以上の，欠損歯列の終末像である．難症例群）
④ **咬合消失**（咬合支持数が4以下で，残存歯が10歯未満の少数歯残存症例．力の不均衡が緩和していることが多い）

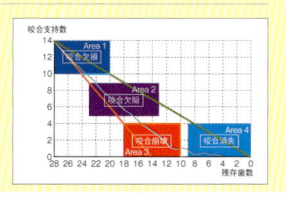

■生涯図：時間軸によるリスクの把握（**スピード**）

歯数と咬合支持数の2つを指標とする．平均値と比較して急速に崩壊に向かっているか，緩やかな欠損拡大かでリスクの大きさが異なる．スピードが速いことはリスクが大きいことを意味する．

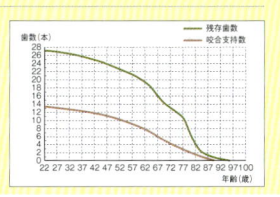

■カマーの分類：咬合支持域による64通りの分類（**パターン**）

上下顎左右側臼歯部と前歯部の6つにブロックに分けてパターンを分類し，咬合支持の不均衡をみる．補綴的終末像（前後的・左右的すれ違い，上顎無歯顎，下顎無歯顎）をイメージできるとともに，許容できるパターンも考えることができる．

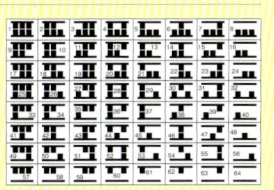

■欠損ダイヤ：上下顎の歯数バランスの把握（**パターン**）

「上減の歯列」（上顎が先行して咬合支持が悪化するリスクの大きい群）や「下減の歯列」などの上下顎の歯数バランスをみる．

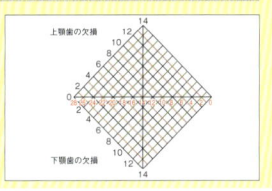

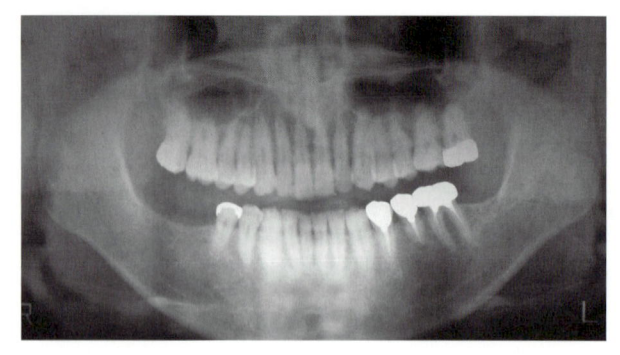

a. 患者は42歳で，残存歯数は25，咬合支持数は11である．この症例を欠損歯列の指標に当てはめてみる

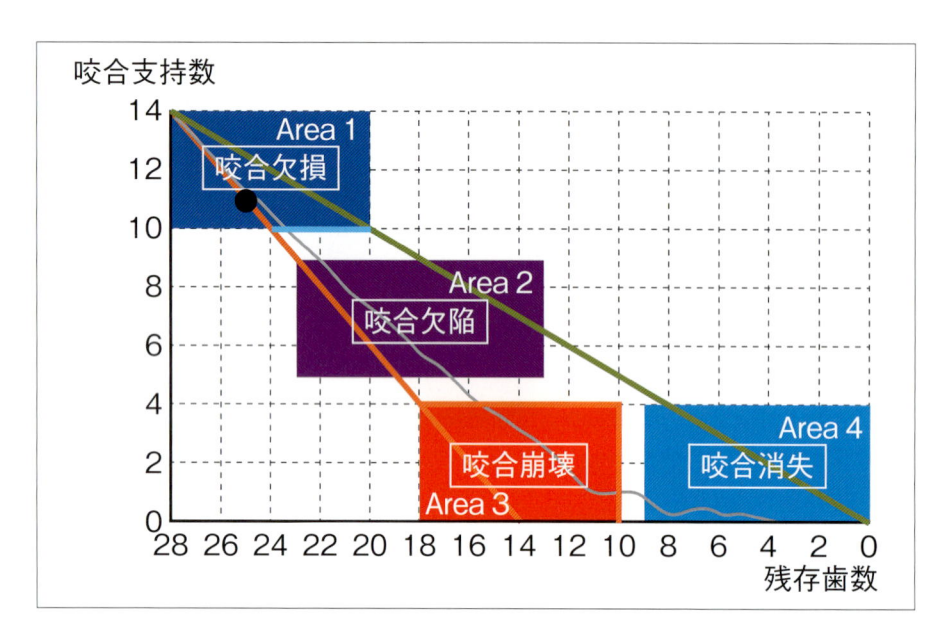

b. 咬合三角．咬合支持のレベルを把握する．咬合三角の左斜線（赤）に沿って咬合支持を喪失するものは，歯の喪失が咬合支持の悪化と一致していてリスクが大きいことを示し，右斜線（緑）に沿うものはリスクが小さいことを意味する．本症例は咬合欠損に属し，さらなる咬合支持喪失のリスクは小さい

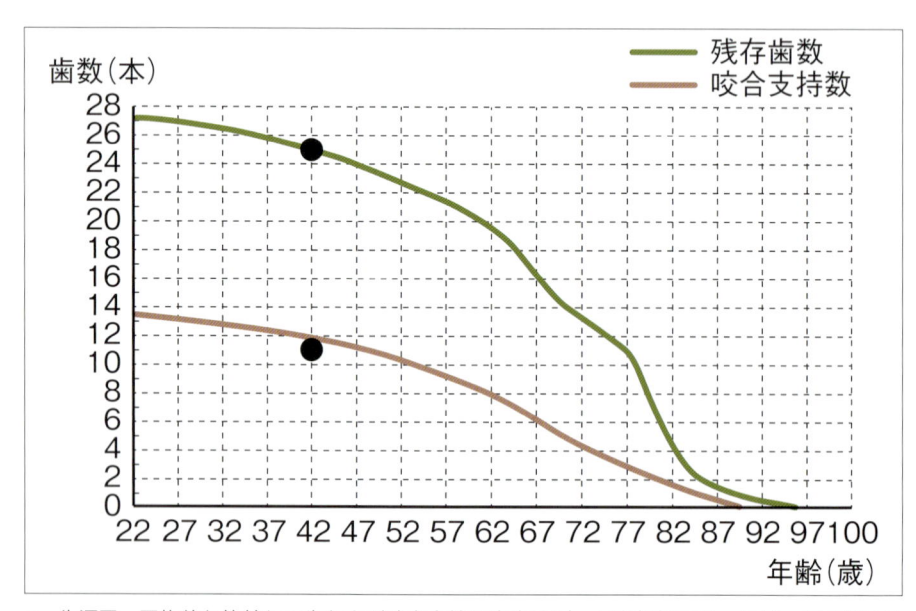

c. 生涯図．平均値と比較して歯および咬合支持の喪失スピードを把握する．スピードが速いことはさらなる咬合支持喪失のリスクが高いことを示す．本症例は平均的なスピードである

図6-1 欠損歯列の評価の一例

Part3　欠損の拡大を防ぐために

d. カマーの分類．欠損歯列を上下顎左右側臼歯部と前歯部の6つのブロックに分けて咬合支持の不均衡をみる．感度はやや悪いが，欠損パターンの拡大方向を推測するのに役立つ．本症例は1に属し，歯の喪失はあるもののすべての支持域がある

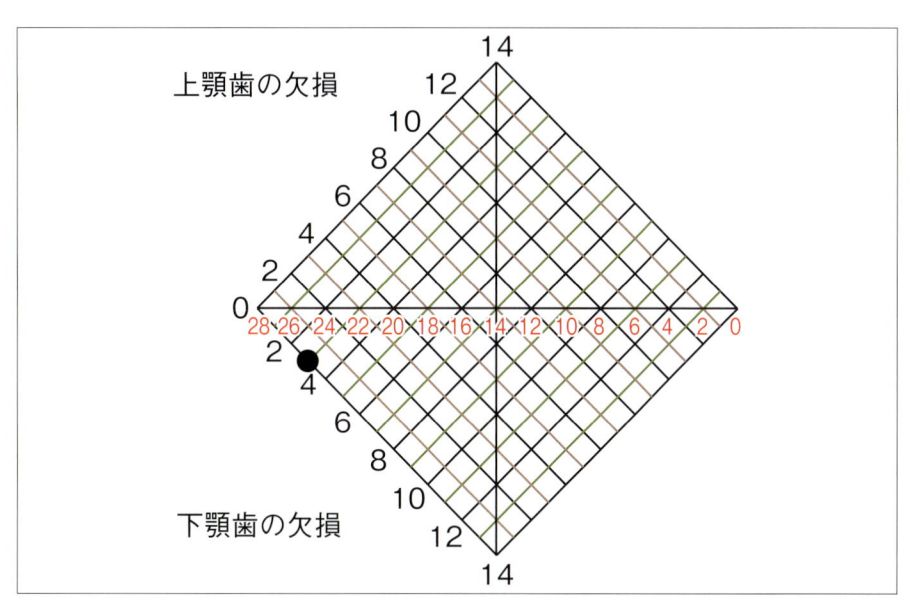

e. 欠損ダイヤ．上下顎の歯の喪失傾向の差をみることができる．本症例は下顎3歯のみの喪失である

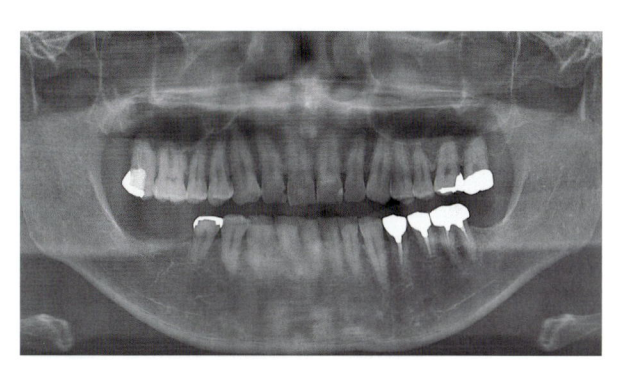

f. 20年後（62歳）．欠損は拡大していない．咬合欠損グループにおいて患者から欠損補綴の要求がない場合には，定期的な受診が可能であれば経過観察でよい

81

欠損歯列としての終末像（エンドポイント）

　欠損歯列の主病態を「咬合支持の損傷」とすると，無歯顎を欠損歯列の終末と考えるよりも，**咬合支持が喪失した時点を終末ととらえるべき**である[3]．

　咬合支持の終末像としては，**前後的・左右的すれ違い，上顎・下顎無歯顎**の4パターンがある（**図6-2**）．終末像の発現頻度は，欠損歯列全体からみるときわめて少なく，概ね5％以下であるが，さまざまな補綴的な配慮を行っても長期的に安定させることが困難で，常に対応を迫られるため，患者，術者ともに負担の大きい難症例となる．したがって，終末像に近接し，咬合支持の弱体化と，その影響による終末像への陥落が懸念される状態を「咬合欠陥エリア」として認識し，可能なかぎりそのレベルで新たな平衡状態をつくることが必要となる．

　具体的に咬合欠陥エリアのリスクは，臼歯部の咬合支持の評価と上顎前歯部のダメージの評価の2方向からとらえる．上顎前歯部の咬合支持の質が悪化してきた場合には，確実な臼歯部の咬合支持を獲得しなければならない．特に，上顎臼歯部を喪失した結果として上顎前歯部に・・つけが回ってきた場合には，より強固な咬合支持が必要となる．

　しかし，補綴をすることで発生するリスクもあるため，欠損歯列の条件を改善できない従来の方法では，受圧条件（片顎単位でみた歯の配置）と加圧因子（遊離端欠損に噛み込む対顎の歯）によって大きく影響を受け，その結果，歯の喪失にとどまらず顎堤をも大きく損傷させ，著しい咬合崩壊に至ることも少なくない（**図6-3**）．したがって，欠損補綴を行う際には，「避けたいコース」と「許容できるコース」をイメージし，**「許容できるコース」に少しでも近づける工夫をする**ことが必要となる．

　その際，インプラントは失われた咬合支持を獲得し，受圧条件の改善とともに加圧因子を咬合支持歯に改変できるため，欠損歯列のレベル，リスクを大きく改善できる可能性を有している．

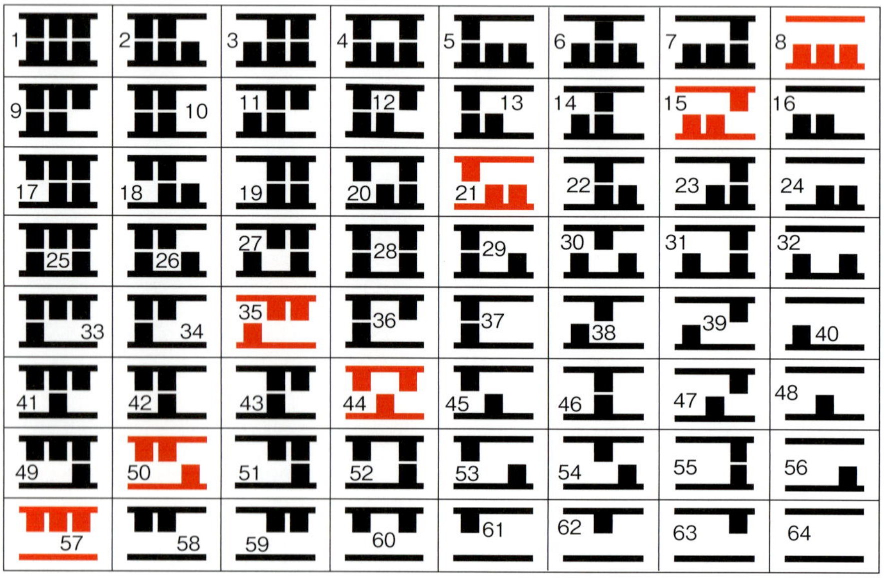

図6-2　欠損歯列の終末像
前後的・左右的すれ違い，上顎・下顎無歯顎症例の4パターンを終末像と考える

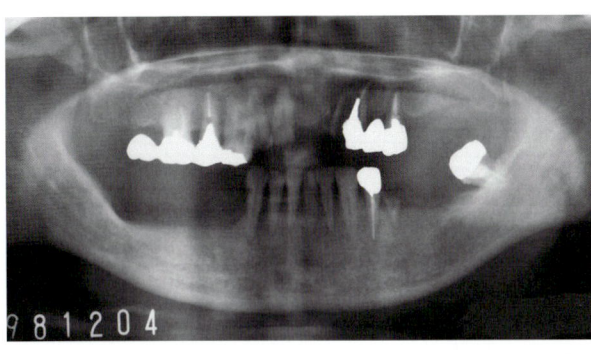

Part3 欠損の拡大を防ぐために

a. 1998.12.（初診時, 53歳） 保存不能な歯を除くと, 咬合支持数3, 残存歯数14で, 咬合崩壊グループに属する

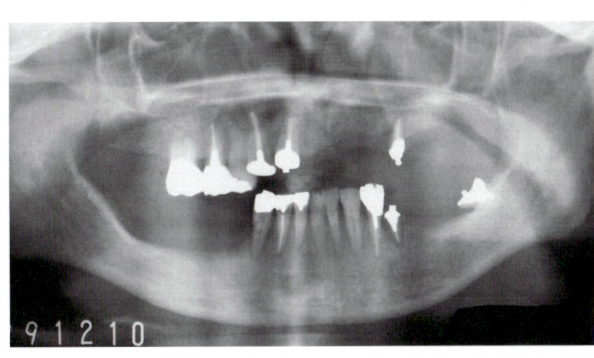

b. 1999.12.（補綴後, 54歳） 支台歯の連結, 根面板の装着など, できるかぎりの工夫がなされている

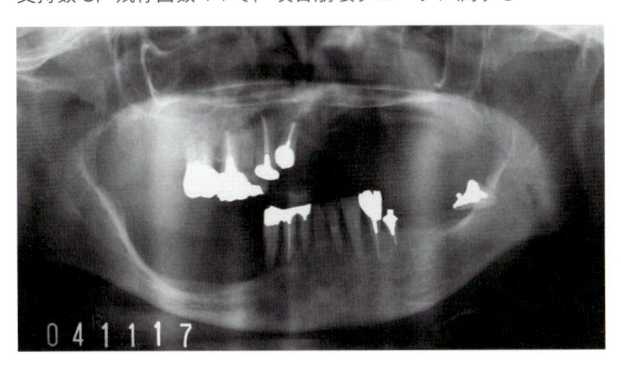

c. 2004.11.（補綴5年後, 59歳） 咬合支持数2, 残存歯数13となり, わずか5年しか経っていないが崩壊が著しい. 欠損歯列のリスクを欠損補綴で改善できなかったために, さらなる崩壊を来たした

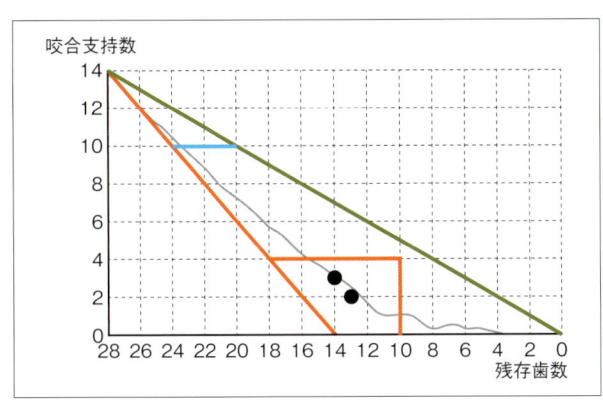

d. 咬合三角に当てはめると, 初診時から咬合崩壊群であった

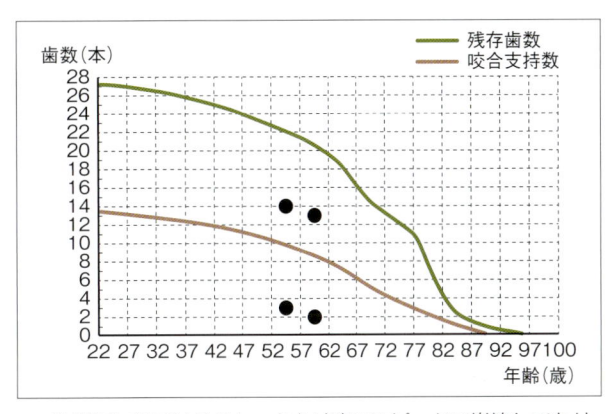

e. 生涯図に当てはめると, かなり速いスピードで崩壊しており, 非常にリスクが高いことがわかる

f. カマーの分類に当てはめると, 初診時は17, 5年後は18であるが, 症例の特徴をつかむためには拡大解釈して, 最初から21の左右的すれ違いとみなすべきである

図6-3 欠損歯列の終末像の一例（他院での治療例）

「上減の歯列」のリスクの回避

宮地は，上下顎の喪失歯数のバランスについて以下のように報告している[4]．

「下顎に比べて上顎歯の喪失傾向が先行しやすく，さらに，上顎が無歯顎へと進行する症例が比較的多い」

「歯数が半減し，咬合支持の質と量が悪化した時点から轍に入ったように加速し，歯数バランスの悪化が一挙に拡大する」

宮地による上下顎の歯数の差と10年間の平均喪失歯数の関連性を図6-4に示す．40歳代の平均喪失歯数が約1.4歯であるのに対し，上下顎の歯数差が4歯以上ある群では2歯以上の喪失歯数となっており，喪失スピードが速い．

これらの症例群の特徴は，
① 残存歯数：22〜23
② 咬合支持数：約半減（8〜9）
③ 上下顎の歯数差：4〜5歯
④ 年代：50〜60歳代

であり，この条件に一致したものはリスクが著しく高い欠損歯列となる．このような歯列を「上減の歯列」と定義している[5]．

> ■ 上減の歯列
> 残存歯数：22〜23，咬合支持数：約半減（8〜9），上下顎の歯数差：4〜5歯，年代：50〜60歳代

「上減の歯列」の条件に当てはまると，上顎歯の喪失傾向が著しくなり，上顎無歯顎という終末像へ移行しやすくなる（図6-5）．したがって，**上顎優先の欠損補綴を徹底する**ことで，「終末像」から「許容できるパターン」へと転換させる必要がある．

しかし，従来の補綴方法では喪失スピードを抑制できる方策は限られている．
① 上顎前歯部を二次固定し，後パラタルプレートを併用したA型義歯を装着する．
② 上顎遊離端欠損に対し，下顎大臼歯を強化せずに加圧因子を抑制する．

実際の方法として上記2つが提案されており，一定の効果を発揮してきたが，すべての症例に適用できる訳ではなく，さらに，後手に回ると効果がないとも考えられている．

そこで，インプラントが「上減の歯列」のリスクを軽減できる方法となり得るかが問われている．

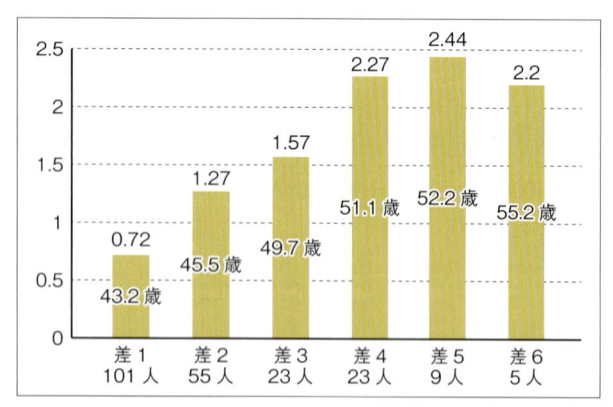

図6-4 上下顎の歯数の差と10年間の平均喪失歯数の関連性（宮地による）
40歳代の平均喪失歯数が約1.4歯であるのに対し，上下顎の歯数差が4歯以上ある群では2歯以上の喪失となっており，喪失スピードが速い

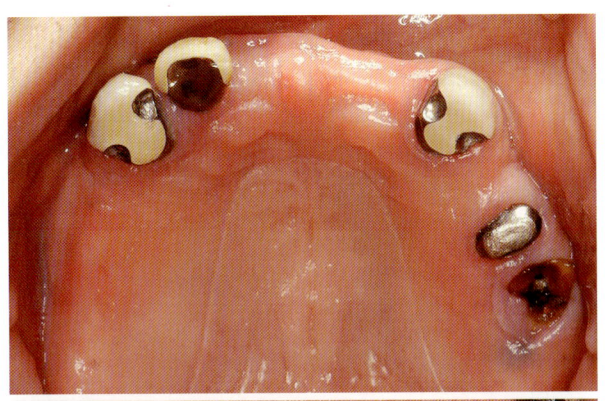

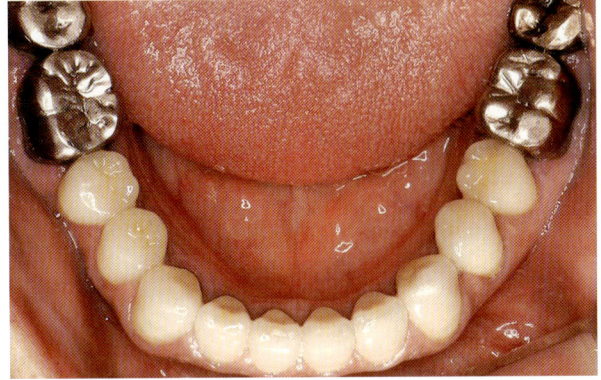

Part3 欠損の拡大を防ぐために

a,b. 2005.3.（初診時，47歳） 残存歯数19，咬合支持数5，上下顎歯数差9で，すでに「上減の歯列」の条件を超えていた

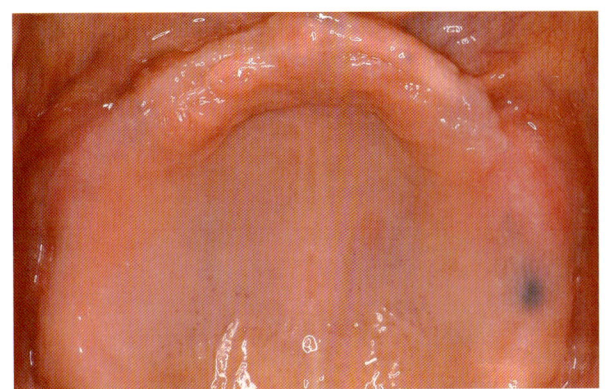

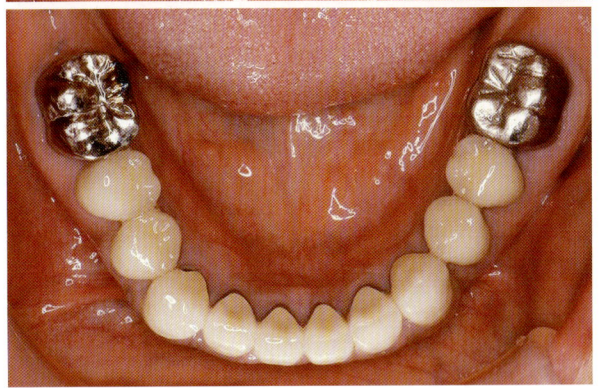

c,d. 2012.5.（7年後，54歳） 上顎歯すべてと 7|7 を喪失した

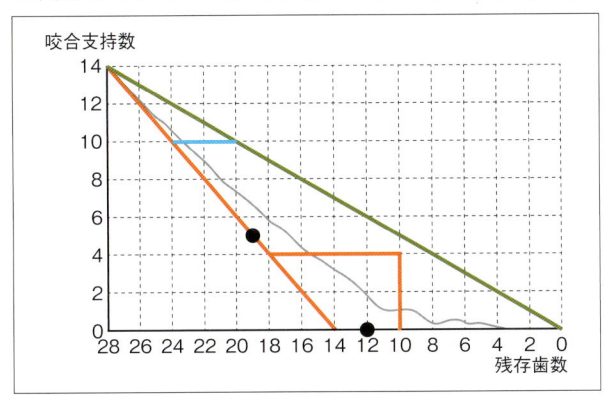

e. 咬合三角における初診時から7年後までの経過．咬合欠陥から咬合崩壊へ落ち込んでいる

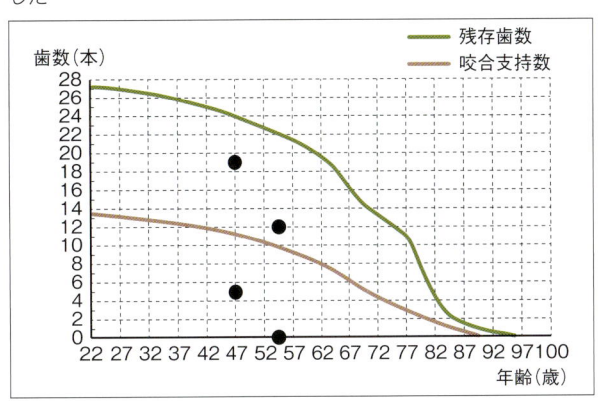

f. 生涯図における歯数の変化．著しく速いスピードで崩壊が進行している

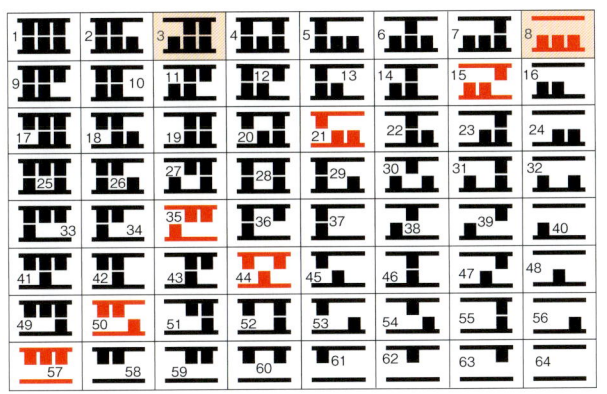

g. カマーの分類．3から8（上顎無歯顎）へと移行した

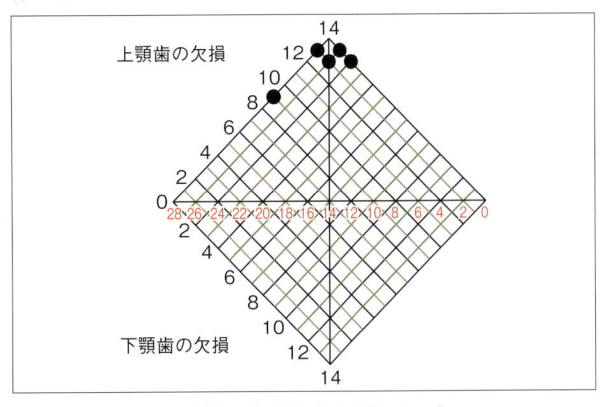

h. 欠損ダイヤ．圧倒的に上顎歯を喪失していく

図 6-5 「上減の歯列」の終末像

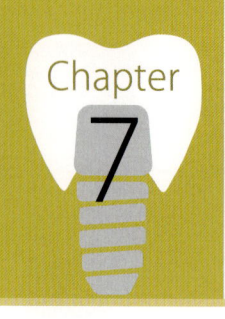

Chapter 7 咬合崩壊に陥らせないためのインプラントの適用原則

提示症例

まず，この欠損歯列の特徴を考えてください．そして，補綴の目的を明確にして補綴方法を選択してください．次に，患者の経済力に限界があることを想定して，どこに費用をかけるかも考えてください．

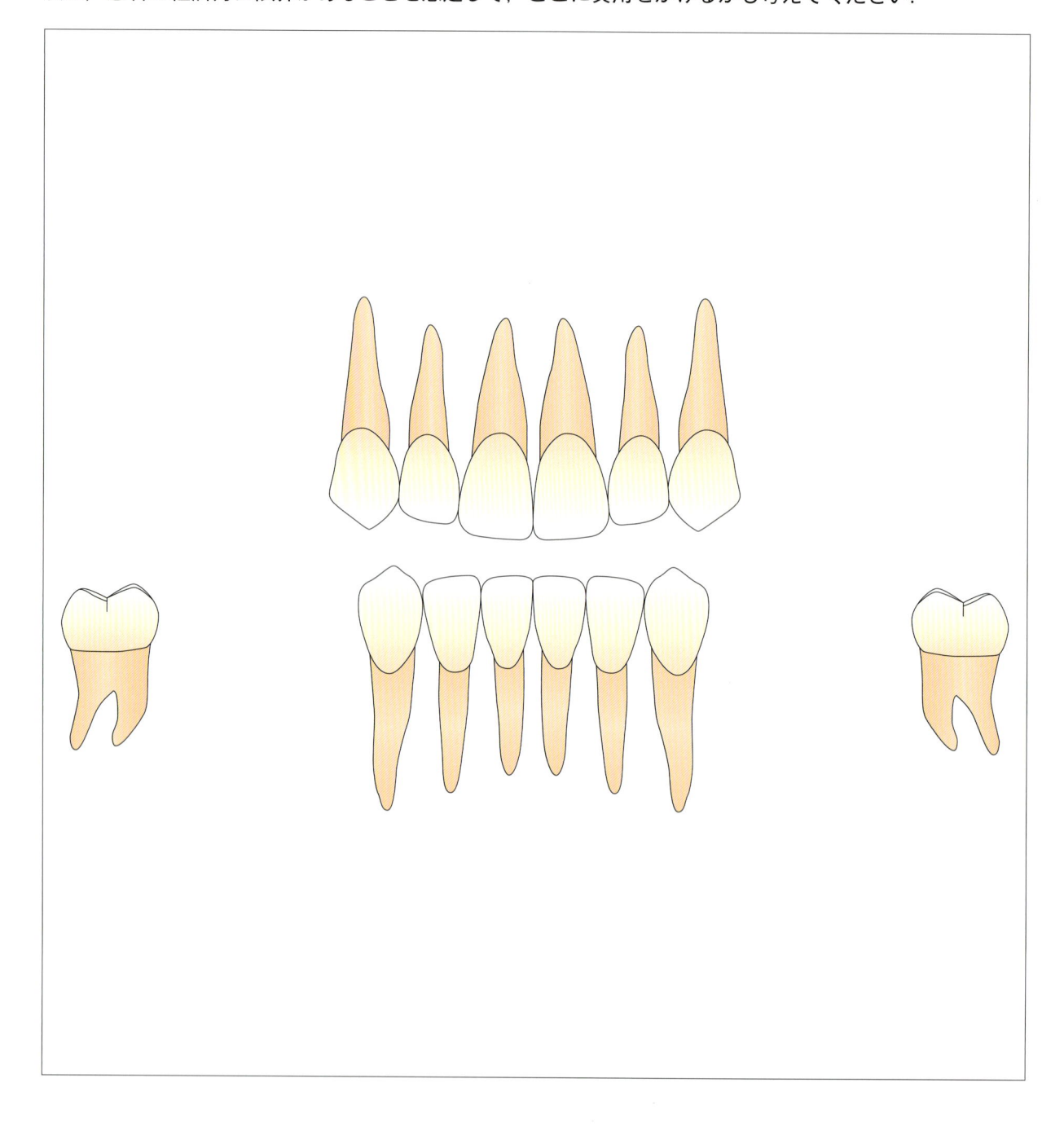

Part3 欠損の拡大を防ぐために

Chapter7 咬合崩壊に陥らせないためのインプラントの適用原則

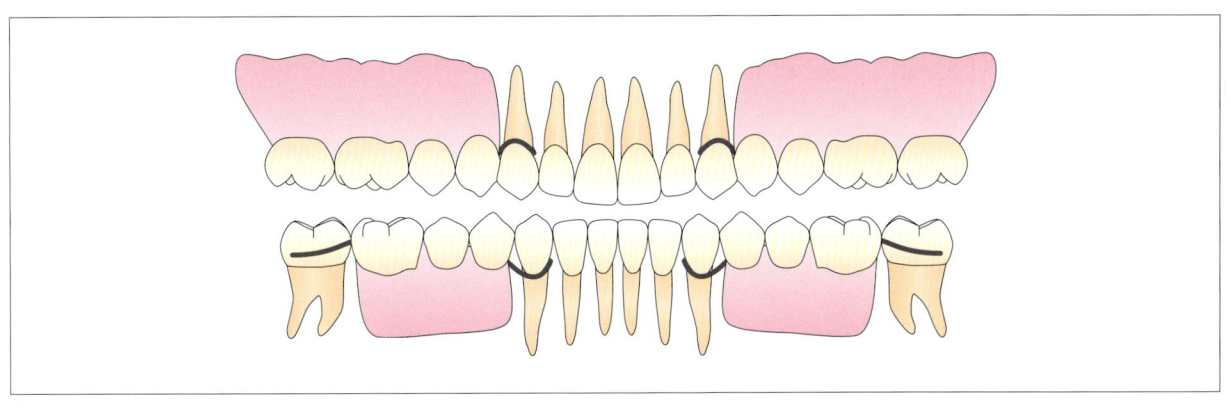

①上下顎義歯

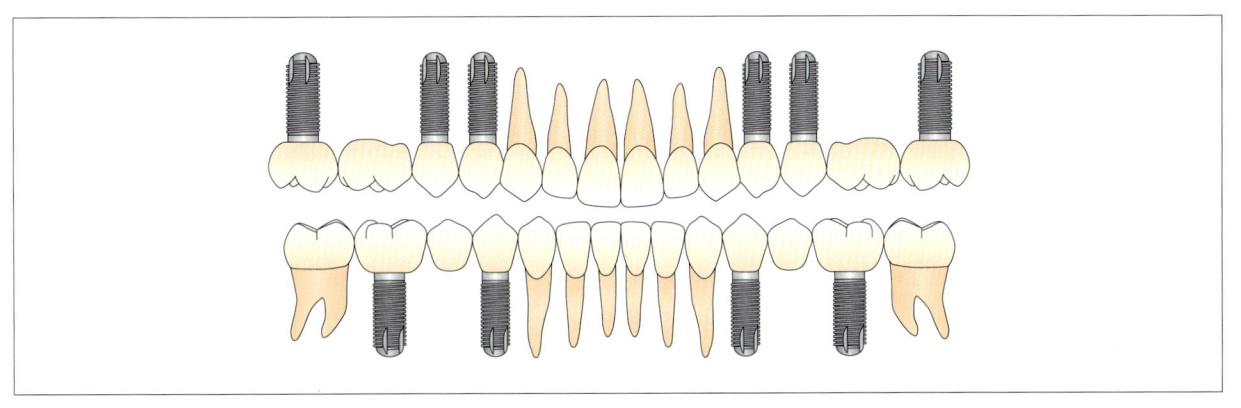

②上下顎インプラント（固定性補綴）

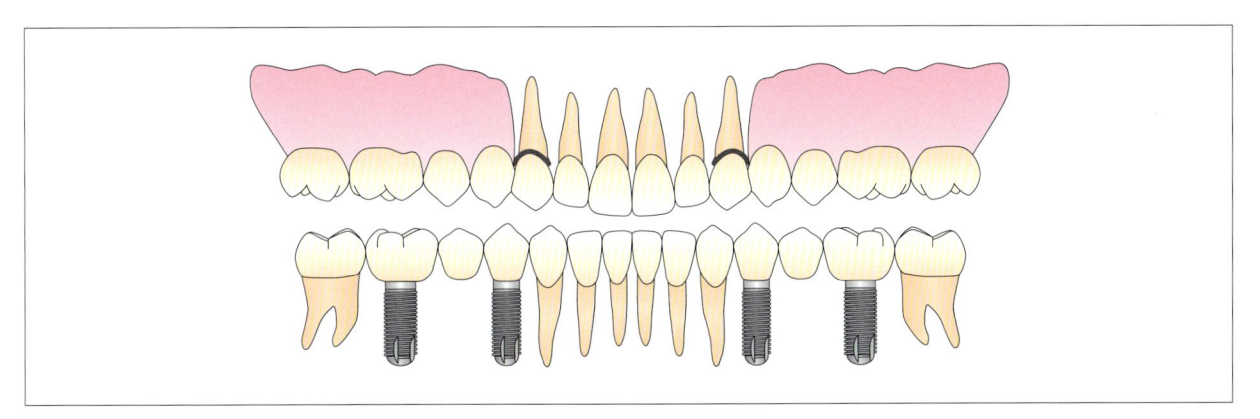

③上顎義歯，下顎インプラント（固定性補綴）

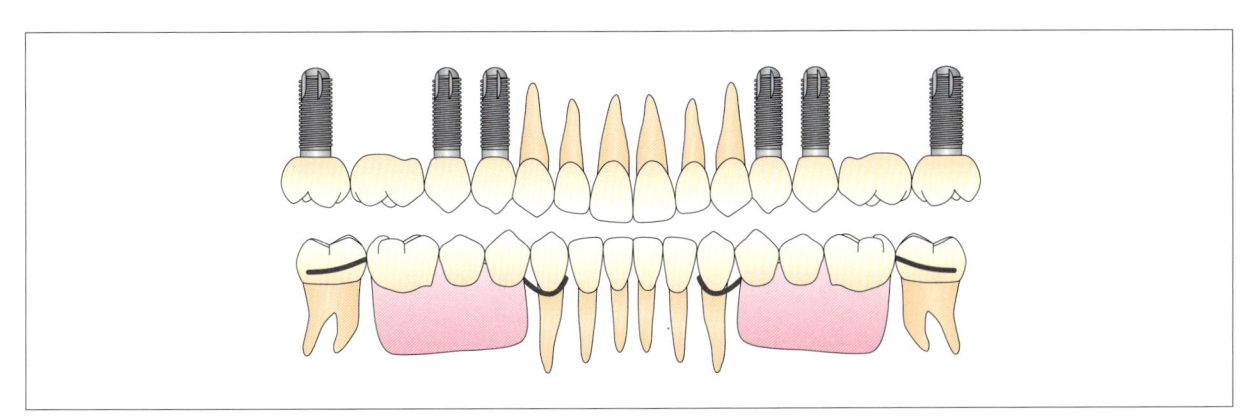

④上顎インプラント（固定性補綴），下顎義歯

87

欠損パターンから欠損補綴を考える

P.86の提示症例を欠損歯列として評価すると，以下のとおりである．この評価にもとづいて，欠損補綴の方法を考えることになる．

> **咬合支持レベル**：残存歯数14，咬合支持数6 →「咬合欠陥」グループ
> **上下顎の歯数差**：2 → 差は小さい
> **歯列内配置**：上顎左右側遊離端欠損，下顎中間欠損
> **パターン**：カマーの分類6（図7-1）
> （カマーの分類6とすると，一見，8の上顎無歯顎の終末像に近いように思えるが，症例の特徴をつかんで拡大解釈すると46の上下顎前歯部残存とみなすことができ，「許容できるパターン」と考えられる）

この症例で，欠損補綴により守るべきものは次の2点であり，これを遵守できる方法を考えることが必要となる．

・上顎前歯部
・7|7（中間欠損として存続させるため）

①上下顎義歯

基本的に許容できる方法である．下顎は中間欠損のため受圧条件は良好で，下顎歯列の長期的な安定は望める．一方，上顎は遊離端欠損で支台歯にはジグリング力がかかるため，やや不安が残る．支台装置の設計に配慮が必要となる．

上顎前歯部にすでに変化（フレミタス，動揺度の増加，位置の不正，舌側ポケットの拡大など）が起こっている場合は，上顎前歯部の悪化のリスクが高まるため，前歯部の補綴にさらなる工夫が必要となる．

②上下顎インプラント（固定性補綴）

上下顎の失われた咬合支持をインプラントによって獲得するシンプルな方法である．しかし，実際の臨床では，上顎臼歯部の骨量不足への対応やそれに伴う外科的リスクの増加，費用の増

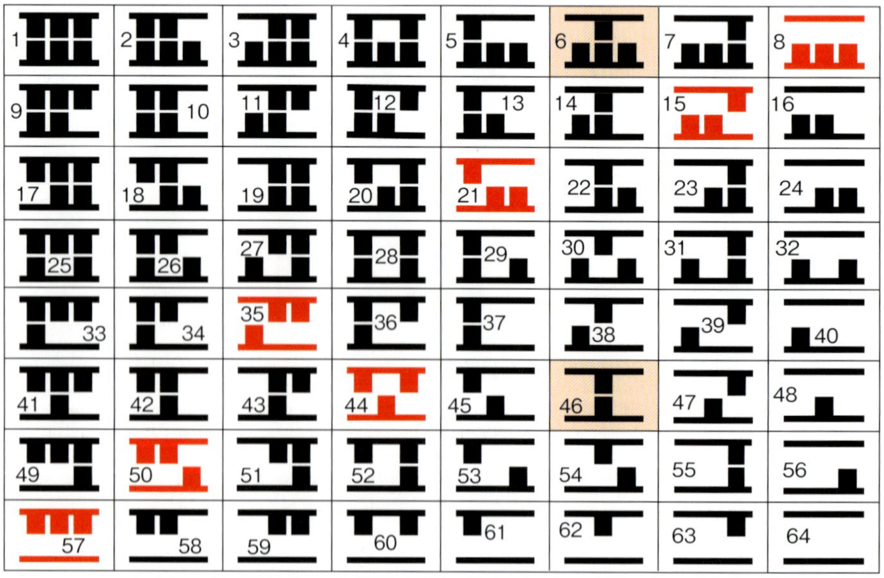

図7-1 提示症例のカマーの分類
歯式から考えると6であるが，拡大解釈して上下顎前歯部残存の46とみなすことも可能

加，7|7への力の負担など，難しい局面を有する場合もある．

この方法を選択する場合は，欠損歯列のリスクと欠損補綴を行ううえでのリスクを勘案しなければならない．残存歯の長期的な安定が見込めるとともに，インプラント埋入のリスクが小さい場合はよい選択となる．

③上顎義歯，下顎インプラント（固定性補綴）

これまでよく行われてきた一般的な方法であり，インプラントの経過も安定している．しかし，下顎の加圧因子が増すことで上顎前歯部への負担は増加する一方であり，上顎前歯部の喪失リスクが高まる．「下顎優先の補綴」という従来の考え方の延長線上にあるが，上顎前歯部を守ることを欠損補綴の第一の目的とすると，この選択肢は得策ではない．

カマーの分類8（上顎無歯顎）の終末像に近づけないためには，6よりも46のほうがリスクは小さい．インプラントの適用によってリスクを高めることは回避すべきであり，「許容できるパターン」の概念からすると，下顎のみへのインプラントの適用は第一選択とすべきでない．

④上顎インプラント（固定性補綴），下顎義歯

費用対効果，補綴の目的から考えると最良の選択肢といえる．下顎は中間欠損であり，受圧条件に恵まれているため義歯を適用しても長期的な安定が見込める．また，上顎臼歯部へのインプラントの適用は，上顎前歯部へのジグリング力が解放され，上顎前歯部の保全につながる．過大な力が崩壊原因の場合には，7|7の保全をはかるために，上顎へのインプラント適用は咬筋走行部の近心，具体的には6|6もしくは5|5までとすることも有益である．ただし，その場合は，剪断力が下顎義歯の7|7近心部にかかるため，義歯設計上の配慮は必要となる．

この選択も，実際には上顎臼歯部の骨量がインプラントによる欠損補綴のリスクに影響を与える．骨量が不足している場合は術者の技術レベルと患者固有のリスクを勘案して適用を決めることとなる．

図7-2は，P.86の提示症例と類似した欠損パターンのものである．他院で，下顎にインプラントによる固定性補綴，上顎に一次固定と義歯の装着を行ったところ，補綴後2年経過時に，習慣性咀嚼側である43|が歯根破折を起こしてしまった．下顎のインプラントは成功基準を満たしているが，上顎への加圧因子を無用に強化したため，さらなる崩壊を誘発してしまったと考えられる．

また，「上顎残存歯を守るため」と称して，残存歯を一次固定することが効果的であると考えられているようであるが，動揺歯を固定することによってセメントの溶解脱離を引き起こしやすく，長期的な経過が悪くなることは多くの症例からわかってきている．

この組み合わせの補綴方法は，前述したように欠損歯列を考えるうえでは回避したい設計であるが，現在でも多くの歯科医療機関で疑問を抱かずに行われているようである．患者は補綴時に支出できる費用に限りがあり，その費用を下顎に当てることを歯科医師から推奨されたということであったが，上顎臼歯部の欠損に費用をかけるほうが得策であったことは前述の説明で理解できると思う．

対応としてはやむを得ず，「上減の歯列」のリスクを可及的に軽減し，上顎前歯部の長期的な保存とさらなる咬合崩壊の抑制を目的として，残存歯の二次固定によるA型義歯を装着した．

欠損パターンによっては，**インプラントを「足す」ことによって，新たにリスクの高い欠損パターンに変えてしまう場合がある**ため，インプラントの特徴を理解し，適用原則を誤らないように注意しなければならない．

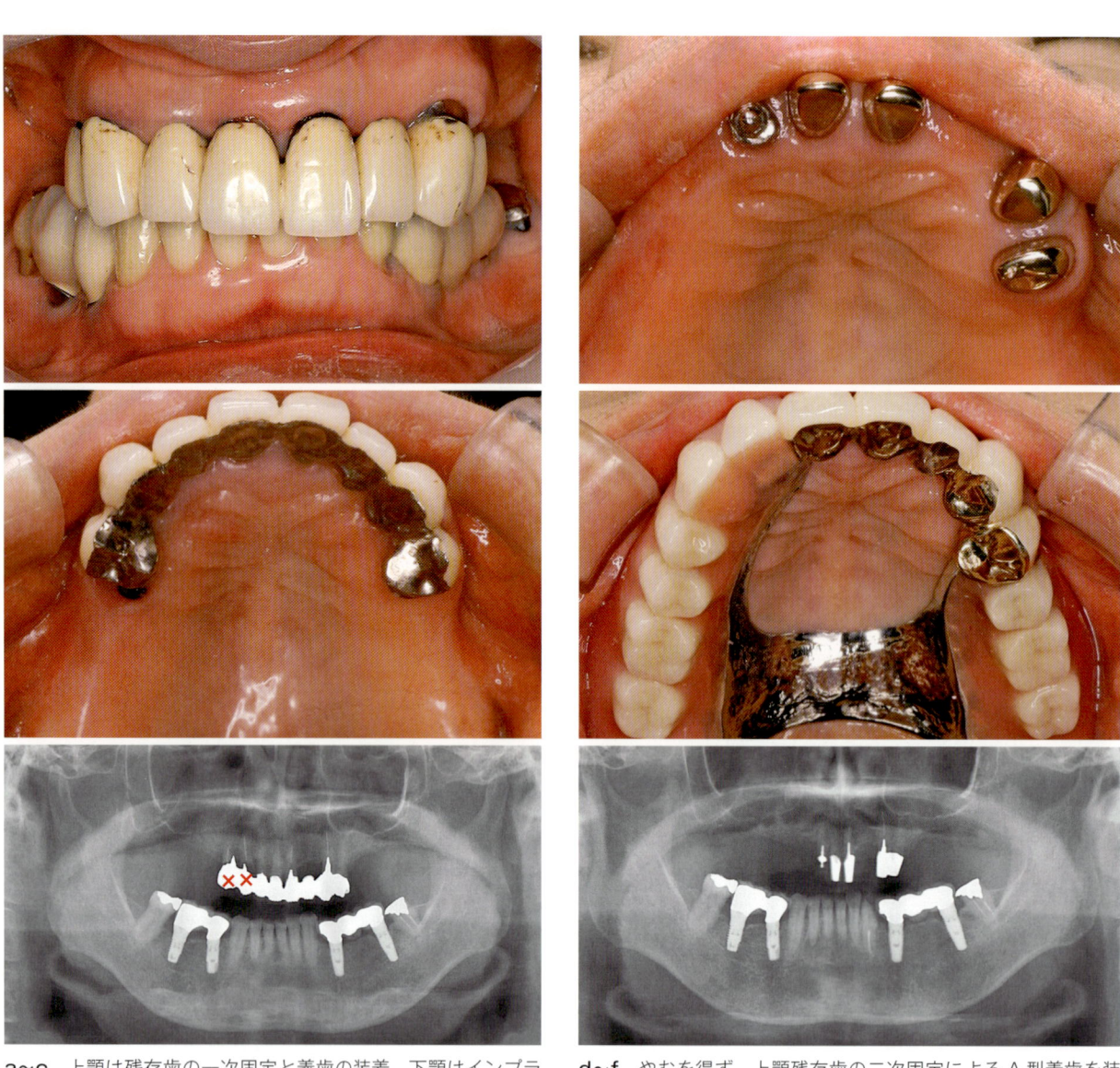

a〜c. 上顎は残存歯の一次固定と義歯の装着，下顎はインプラントによる固定性補綴が行われていた．その結果，補綴後2年で習慣性咀嚼側である 43| が歯根破折を起こした

d〜f. やむを得ず，上顎残存歯の二次固定によるA型義歯を装着した

図7-2 上顎左右側遊離端欠損，下顎中間欠損のパターンの一例

上下顎欠損へのインプラントの適用原則

インプラントの埋入のしやすさと長期性から，つい下顎にのみインプラントを適用して固定性補綴としがちである．しかし，上下顎に欠損がある条件下では，下顎のみへのインプラントの適用は基本的に上下顎の力学的バランスを崩し，かえって欠損歯列として厳しい条件に陥れることになりかねない．場合によっては擬似的に「上減の歯列」をつくることにもなる（図7-3, 4）．

一方，アレルギー性上顎洞炎の既往がある場合や，著しい骨吸収により骨量が絶対的に不足している場合は，上顎臼歯部へのインプラントの適用自体が大きなリスクとなる．骨造成という負担の大きな処置を患者が許容できたとしても，長期的な安定という点で不安要素が残る．

したがって，補綴的要素だけで治療方針を決定することはできないものの，第一に考えなければならないことは，**上顎が下顎に負けないようにインプラントを配置すること**であり，さまざまな理由で上顎に十分な支持をつくれない場合には，**下顎を強くしすぎないこと**が重要である．

咬合欠陥へのインプラントの適用

「許容できるパターン」を目指すために，①前後的・左右的すれ違いに近づけないこと，②上下顎の歯数差を抑えることを目的とする．

■咬合欠陥へのインプラントの適用の要件

① 第一順位：上顎前歯部を守る．
条件の厳しい歯や，すでに前歯部を欠損している場合は，インプラントを埋入して前歯部に強固な「壁」をつくる（確実なアンテリアガイダンスの獲得）．

② 第二順位：臼歯部の咬合支持を獲得する（加圧因子を強くしすぎない）．

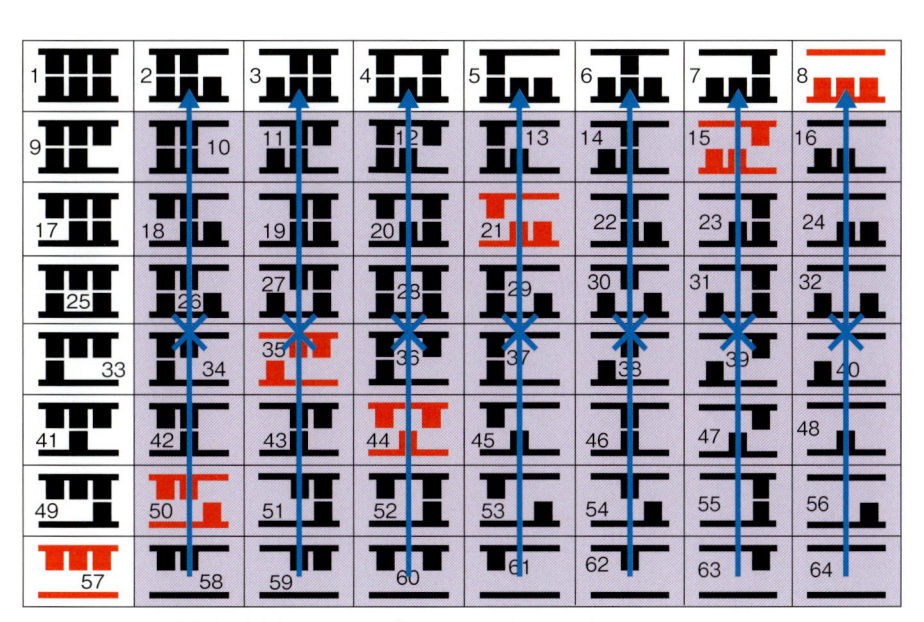

図7-3　上下顎欠損症例へのインプラントの適用原則
インプラントの埋入のしやすさと長期性を考えて，つい下顎にのみインプラントを適用しがちであるが，下顎にのみインプラントを適用すると上下顎の力学的バランスを崩し，かえって欠損歯列として厳しい条件に陥れることになる．下顎のみを強固にしすぎることは避けるべきである

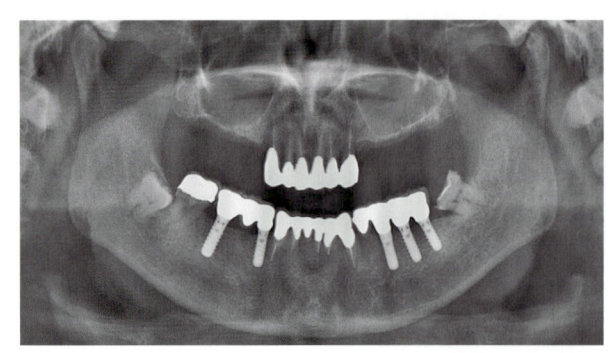

a. 2007.3.（初診時，64歳）下顎にのみインプラント補綴が行われており，上顎前歯部のリスクが高まっていた

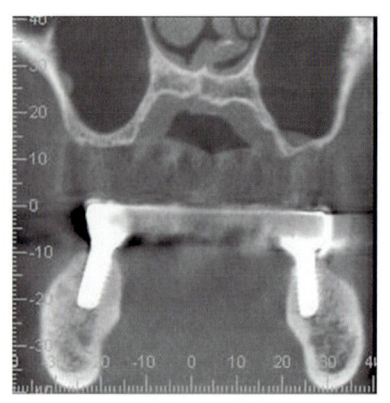

b. 上顎大臼歯部は骨高が乏しく，かつアレルギー性上顎洞炎のため通常はインプラントを埋入できないが，上顎前歯部が守れなくなったため，やむを得ず上顎洞に影響のない範囲でインプラントを埋入することにした

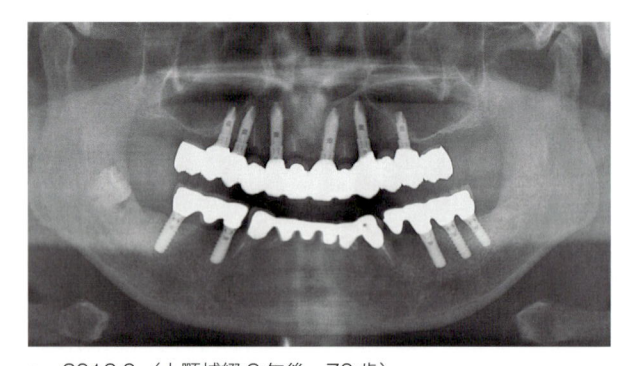

c. 2013.6.（上顎補綴2年後，70歳）

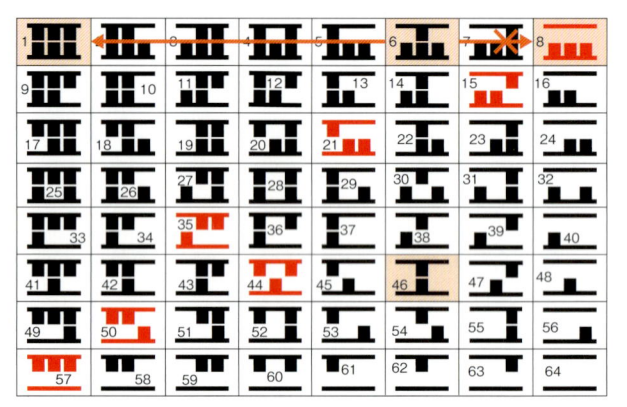

d. カマーの分類．拡大解釈すると46でほぼ安定群であったものを，下顎にのみインプラントを埋入することで6にしてしまった．その結果，終末像である8になってしまったため，やむを得ずインプラントを上顎に埋入して1に戻したが，本来であれば46のまま経過させるほうがよい

図7-4　インプラントを適用すべきではなかった一例
アレルギー性上顎洞炎であり，上顎臼歯部に対してインプラントを適用できない．そのため，下顎にのみインプラントを埋入して下顎を強くしすぎると，最も守りたい上顎前歯部のリスクを高めることになる

　咬合欠陥の症例に対してインプラントを適用する場合，補綴的終末像を避け，上下顎の歯数差を抑えるためには，上顎前歯部を守ること，臼歯部の咬合支持を獲得することが求められるが，さまざまな要素から治療に制約がかかる場合は，補綴設計としてはまず「上顎優先」の適用をすべきである（**図7-5, 6**）．上顎の補綴後でも下顎にはインプラントを適用しやすいため，上顎を力学的に安定した条件に整えてから，経過をみて判断していけばよい．

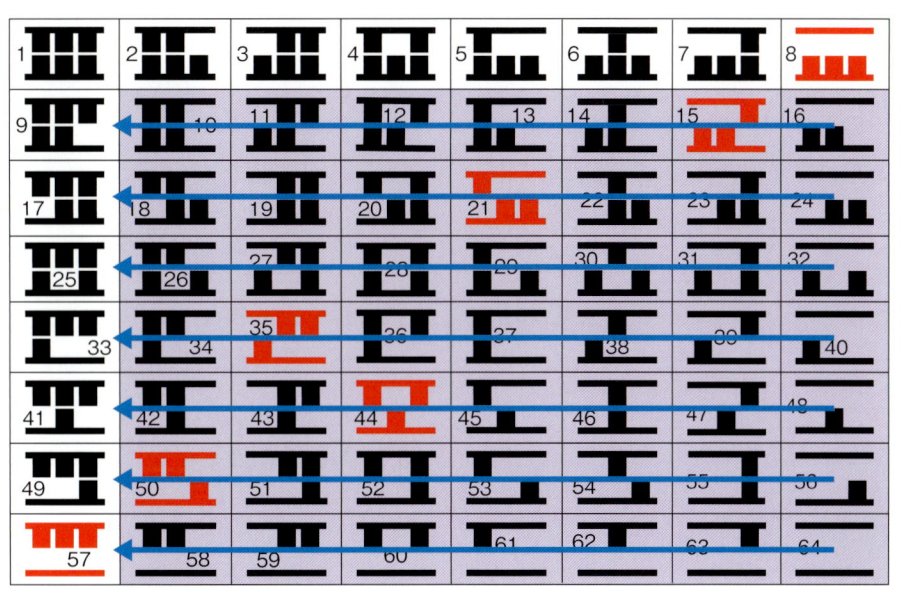

Part3 欠損の拡大を防ぐために

図7-5　上顎優先の適用
上下顎欠損においてさまざまな理由で治療を片顎しかできない場合には，まず，上顎を優先した適用をすべきである

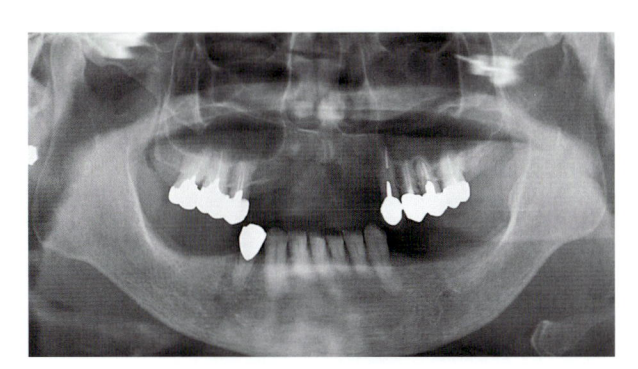

a. 2008.5.（初診時，64歳）　義歯を装着して約15年が経過している．主訴は「人前に安心して出られるようになりたい」ということで，治療費は200万円が限界であった

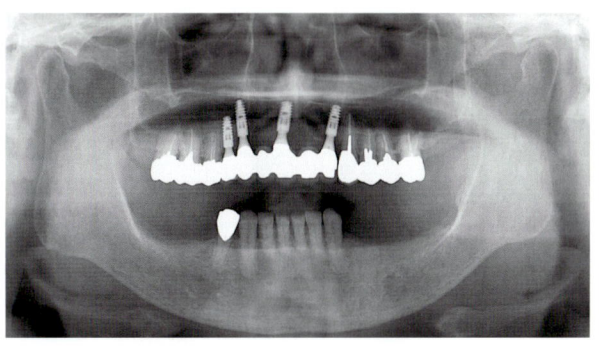

b. 2013.10.（補綴5年後，69歳）　下顎は必要に応じてインプラントを適用する予定とした

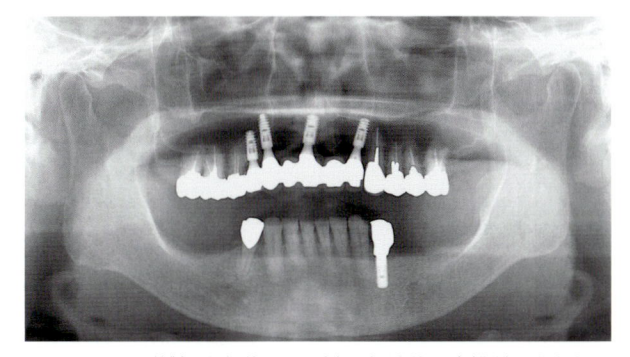

c. 2014.3.（補綴6年後，70歳）　経済的に余裕ができたとのことで ⌞4 に1本追加埋入した．今後はできれば 6⌋⌞6 にインプラントを埋入し，義歯のサポートに役立てたい．理想的には上下顎にインプラントを適用し，前後的すれ違いの悪条件を改善したいが，まずは上顎前歯部に確実なアンテリアガイダンスを獲得し，その後に下顎の受圧条件の改善を行うとよい

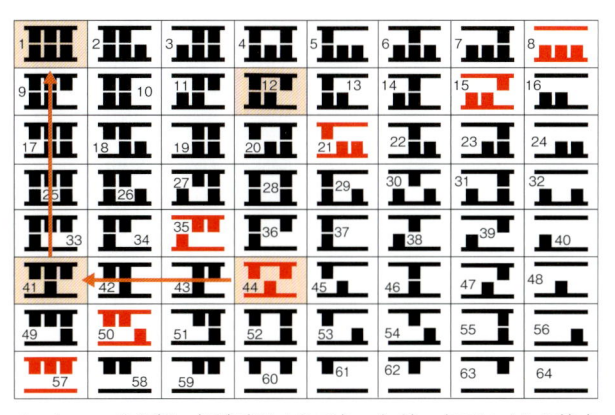

d. カマーの分類．初診時は12であったが，すでに44の終末像であったと考える．上顎にインプラントを埋入し，まずは41にした．制約がなく，患者の状況が許せば，さらに1を目指す

図7-6　治療費に制約があり，上顎優先の治療を行った一例

Chapter7　咬合崩壊に陥らせないためのインプラントの適用原則

93

残存歯の考え方

上下顎欠損での基本原則は，すべての咬合支持を安定した条件にすることである（図7-7）．ただし，インプラントを固定性補綴の支台歯として利用し，かつ安定した状態で時間を推移させるためには，インプラントの長期的な安定をはかれる条件が整っていることはもちろん，残存歯の長期的な保存も見込める条件であることが同時に求められる（図7-8）．

しかし，現在の大半の多数歯欠損症例では，残存歯がすでに失活歯となっており，かつ歯質が劣化していることも多く，また，歯周病により支持が悪化していることも日常的である．したがって，咬合支持と機能の長期的な安定をはかるためには，残存歯の抜歯に踏み込まざるを得ない場合もある．

本来，残存歯の保護を目的として適用してきたインプラントであるが，症例によっては考え方を大きく転換しなければならない（図7-9）．

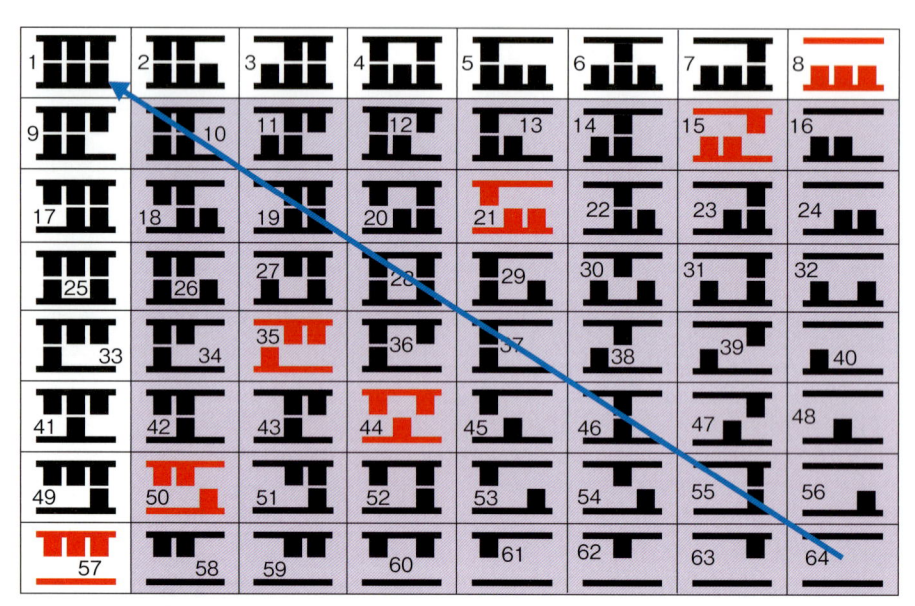

図7-7 上下顎欠損の基本原則
上下顎欠損での基本原則は，すべての咬合支持を獲得し，上下顎のバランスを維持することである

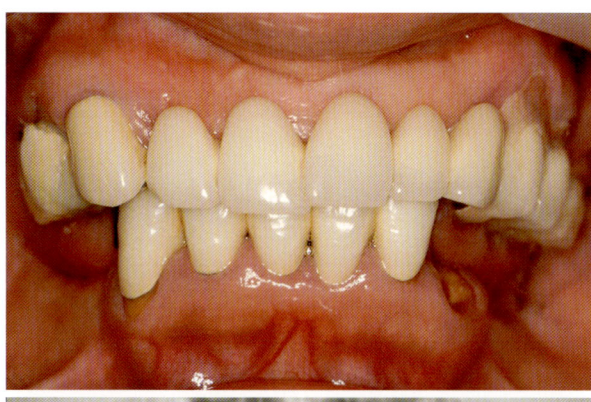

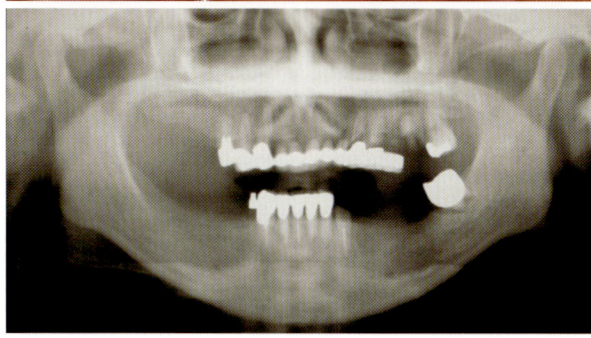

Part3 欠損の拡大を防ぐために

a,b. 1998.10.（初診時, 46歳） 主に齲蝕で歯を喪失しており, 前後的すれ違い様に欠損が拡大していた

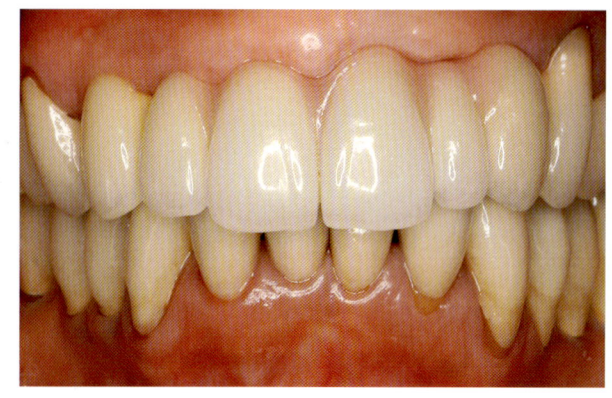

c. 2010.2.（補綴12年後, 58歳）

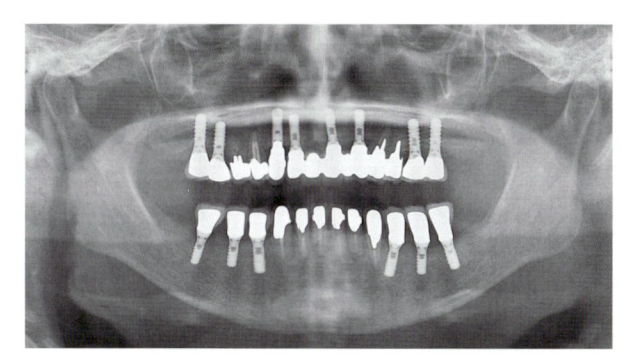

d. 2013.1.（補綴15年後, 61歳） 患者は女性であるが, 女性の死亡時最頻値年齢まではあと約30年ある. 残存歯の継続は難しく, かつインプラントも適用後45年間機能するかは全くわからないが, 15年経過時点では安定している

e. カマーの分類. インプラントの適用により1に戻し, その後, 経過は安定している

図7-8 上下顎欠損にインプラントを適用して咬合支持を安定させた一例
前後的すれ違いに対してインプラントを上下顎に適用し, すべての咬合支持を安定させた

Chapter7 咬合崩壊に陥らせないためのインプラントの適用原則

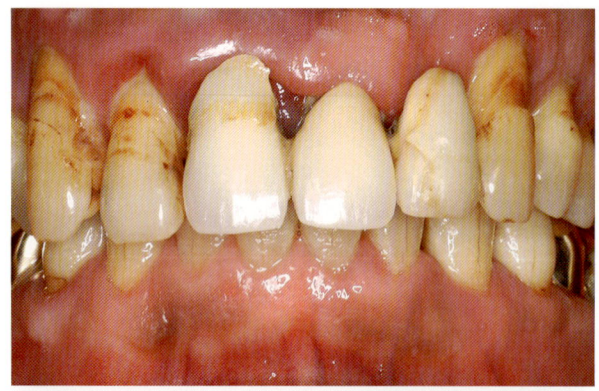

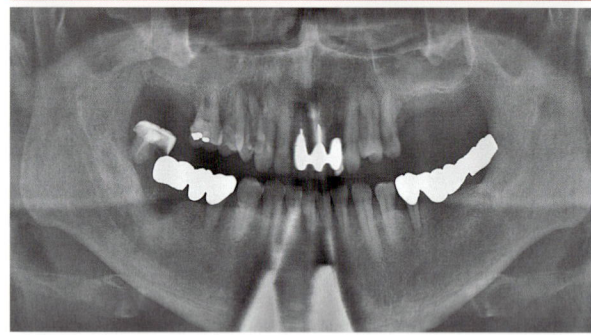

a,b. 2005.5.（初診時，56歳） 慢性成人性歯周炎で多数歯を喪失していた

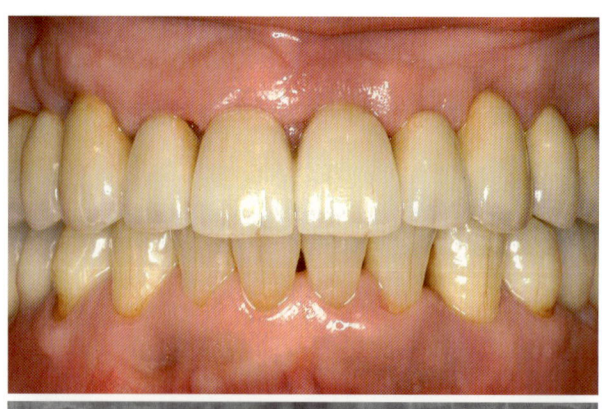

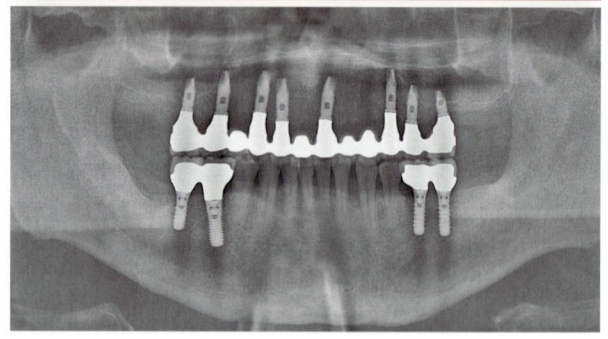

c,d. 2006.3.（補綴後，57歳） リスクの高い残存歯は抜歯し，残存歯は安定している生活歯のみとした

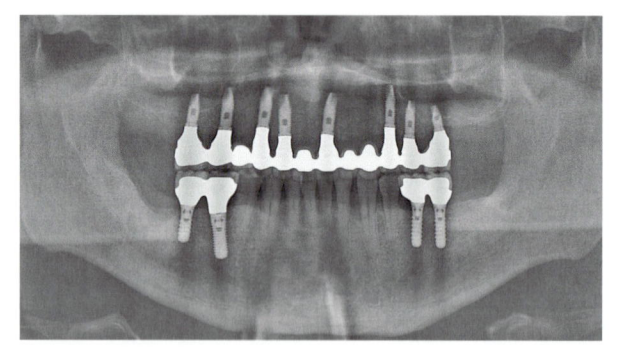

e. 2013.3.（補綴7年後，64歳） 今後，20〜30年間，この状態が続くかどうかが問われる

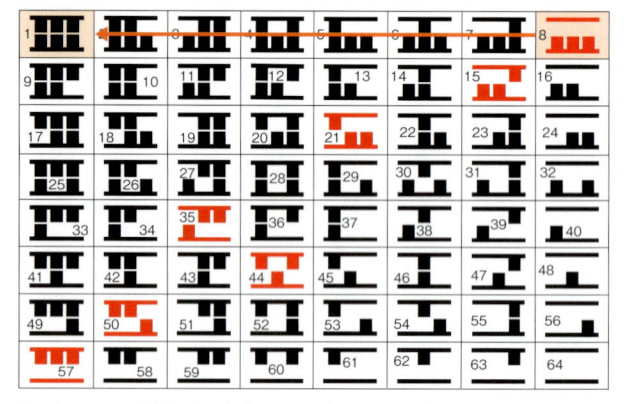

f. カマーの分類．初診時は1であったが，保存不能な歯を抜くと終末像の8になってしまった．インプラントの適用により1に戻し，その後，経過は安定している

図7-9　上下顎欠損にインプラントを適用するにあたり残存歯を抜歯した一例
リスクの高い残存歯は抜歯し，上下顎にインプラントを適用して新たな咬合支持を獲得した

上顎欠損へのインプラントの適用原則

　上顎欠損へのインプラント補綴では，①上顎前歯部の維持，安定をはかることと，②「上減の歯列」に陥らせないことが目的となる（図7-10）．

　上顎の歯は，外側方に開かれる方向に力がかかる．特に，臼歯部が欠損して前歯部のみが残存すると，直接支台装置がかかる前歯部は義歯を介して遠心に，さらに下顎の歯の突き上げにより外側方にジグリング力がかかるようになり，その結果，喪失リスクが高くなる．したがって，上顎欠損症例においては，欠損歯数が少ない段階から，**上顎の欠損を拡大させないように咬合支持の補強を意識すべき**である（図7-11）．

　「上減の歯列」へのインプラントの適用は，比較的早期であれば，臼歯部の咬合支持の強化によって上顎前歯部の維持，安定をはかれる可能性が高い（図7-12）．しかし，後手に回ると，インプラントを適用しても予後は厳しくなり，特に義歯との併用は下顎と異なって効果が出にくい（図7-13, 14）．

　また，歯列自体が有するリスクも高まり，残存歯の状態が厳しくなってきた場合には，1歯単位では考えなくてもよい判断を迫られることもある．特に，上顎洞の影響により臼歯部への埋入が厳しい場合には，リスクのある残存歯を抜歯し，インプラントの支持条件を含めて力学的安定を得なければならない場合も出てくる．

　上顎臼歯部に対するインプラントの適用ではさまざまな工夫ができるようになっているものの，圧倒的に骨量が不足している症例においてはインプラントによる介入のリスクが大きいため，適用には注意を要する．

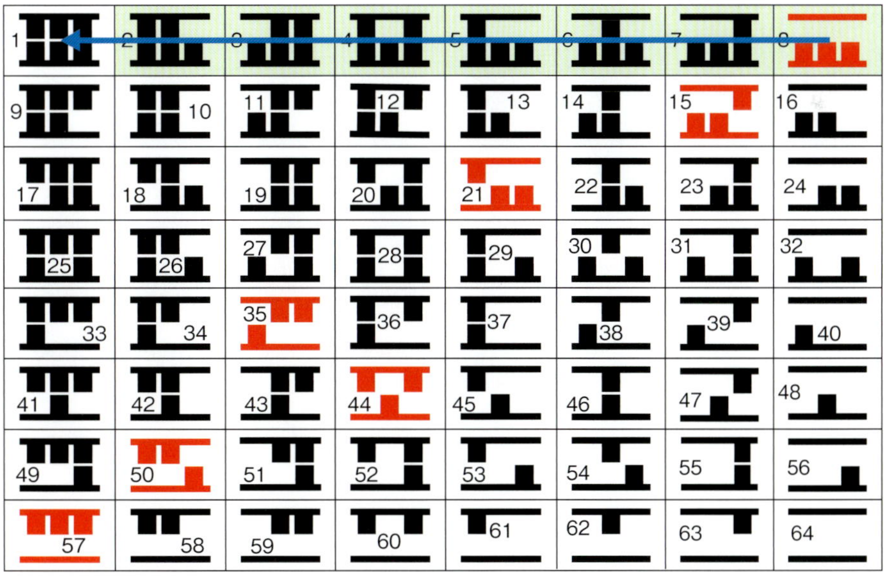

図7-10　上顎欠損症例へのインプラントの適用原則（カマーの分類2〜8）
上顎前歯部の維持，安定をはかり，「上減の歯列」に陥らせないことが目的となる．上顎の歯は外側方に開かれる方向にジグリング力がかかりやすいため，上顎の欠損を拡大させないように欠損歯数が少ない段階から咬合支持の補強を意識すべきである

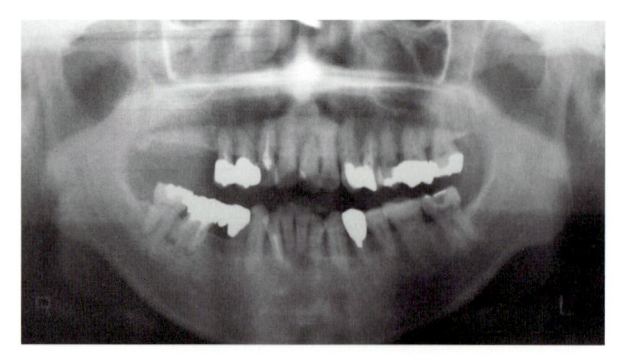

a. 1991.3.（初診時，54歳）　2｜は保存不能であったため抜歯した

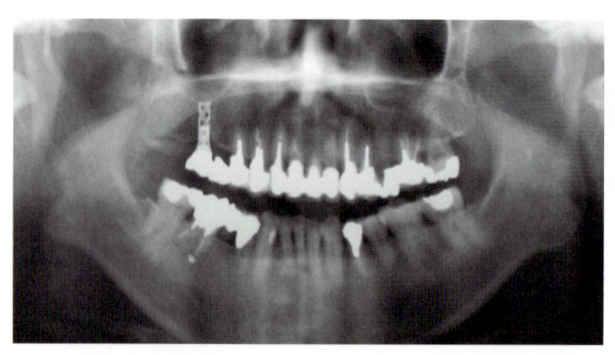

b. 1991.10.（補綴後）　｜7 にインプラントを埋入し，歯冠外アタッチメントを介して 5｜と連結した

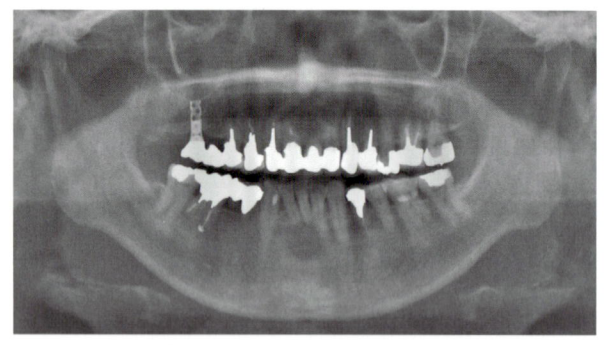

c. 2004.2.（補綴13年後，67歳）　経過は安定している

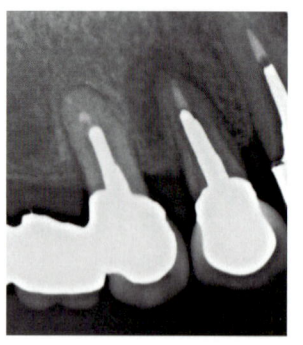

d,e. 偏心運動の誘導歯が，左右側それぞれ18年後，19年後に歯根破折した

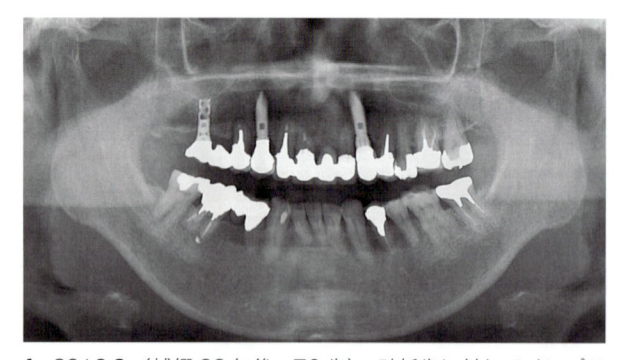

f. 2013.8.（補綴22年後，76歳）　破折歯に対してインプラント補綴を行ったが，上顎前歯部は安定している．22年間で2歯喪失しているが，10年間の平均喪失歯数（1.4歯）と比べると補綴の効果はあったと考える

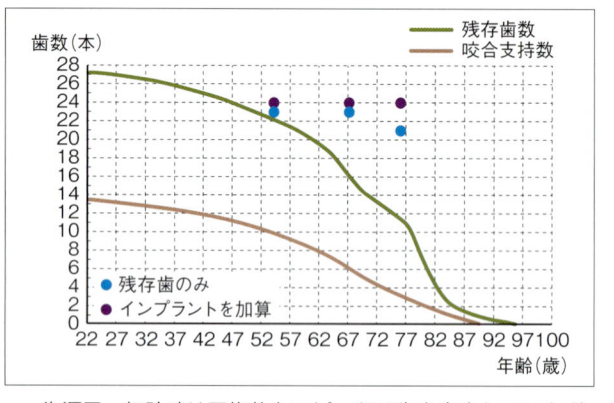

g. 生涯図．初診時は平均的なスピードで歯を喪失していたが，インプラントの適用により，その後は喪失スピードを著しく減弱させることができた

図 7-11　上顎右側大臼歯欠損にインプラントを適用した一例

■力学的観点と骨の条件による上下顎の違い
① 下顎は主に歯軸方向に力がかかるが，上顎は外側方に開くような側方力がかかる．
② 下顎はハンマーのように力をかけ，上顎は力を受け止める「受け皿」となる．
③ 下顎は緻密骨が中心であるが，上顎はほとんど緻密骨がなく，海綿骨が主体となる．

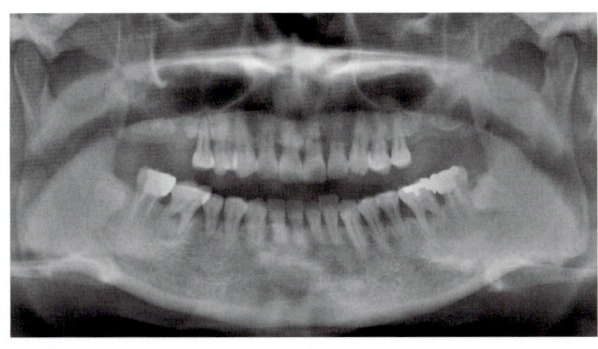

a. 2004.4.（初診時，53歳） |1 と 5| は保存不能であったため抜歯した

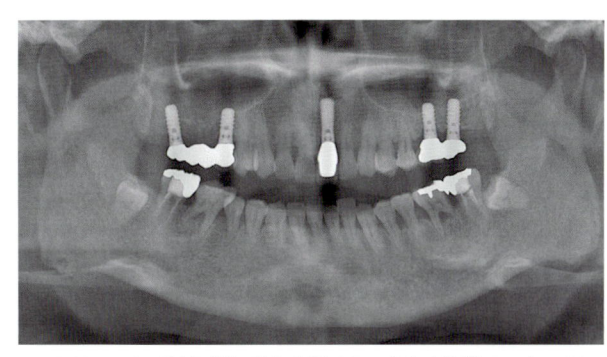

b. 2004.12.（補綴後）残存歯数 22，咬合支持数 8，上下顎の歯数差 6 であり，「上減の歯列」の条件に当てはまるが，インプラントを擬似的に歯として数えると，歯数 27，咬合支持数 13，上下顎の歯数差 1 となり，欠損歯列の条件が改善する

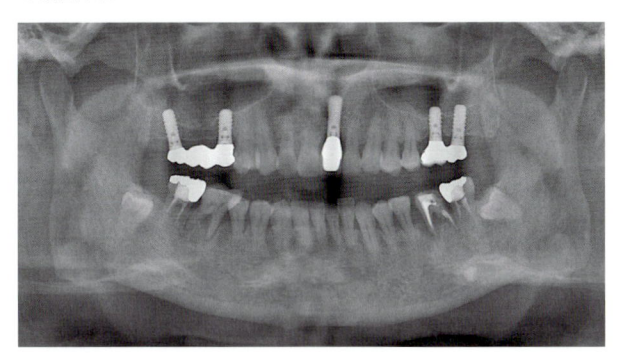

c. 2012.1.（補綴 7 年後，61歳） 補綴前に動揺があった上顎前歯部は安定しており，インプラント適用による効果が確認できる．ただし，6|6 は歯周病が進行しており，対応が必要となっている

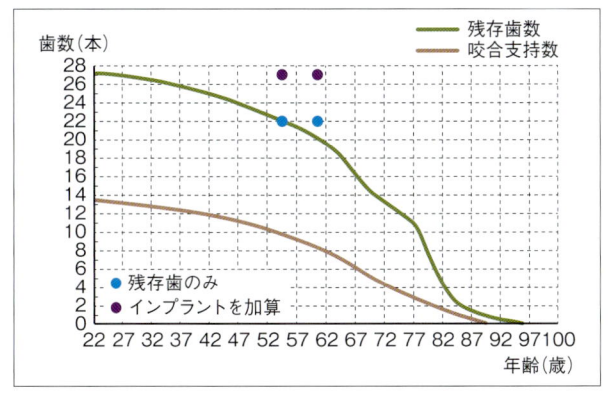

d. 生涯図．インプラントの適用により，歯の喪失スピードを減弱させている

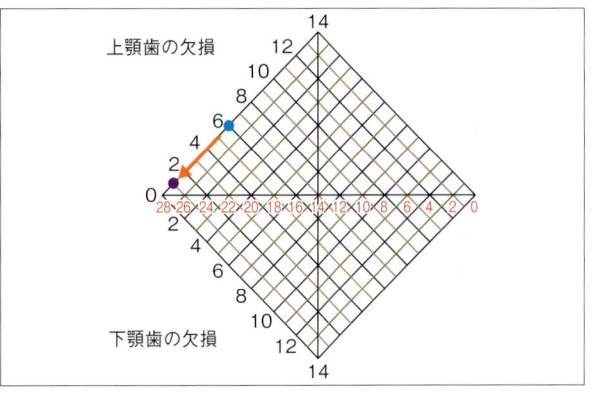

e. 欠損ダイヤ．インプラントの適用により上下顎の歯数差をなくしている

図 7-12 「上減の歯列」にインプラントを適用した一例（ペリオタイプ）

　欠損の拡大パターンと上下顎の違いから，支持条件の悪い上顎は優先して補綴すべきであり，後手に回らないようにしなければならない．上下顎で力学的にバランスのとれる設計もしくは上顎が下顎に負けないように支持条件を整えることが肝要となる[1]．

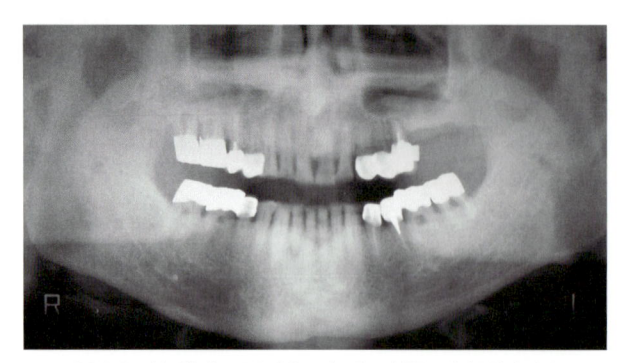

a. 1993.6.（初診時，53歳）主訴は上顎臼歯部が噛めないことであった．H型義歯で対応した

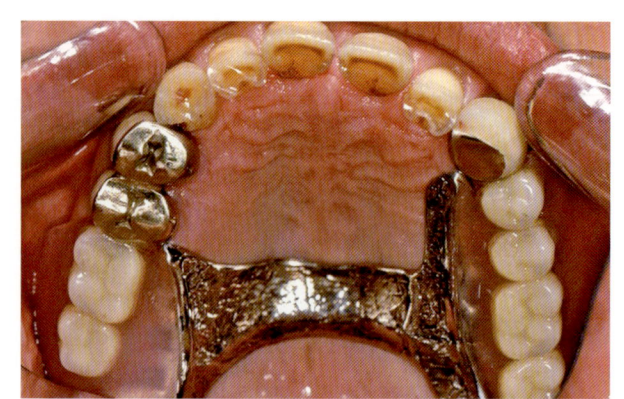

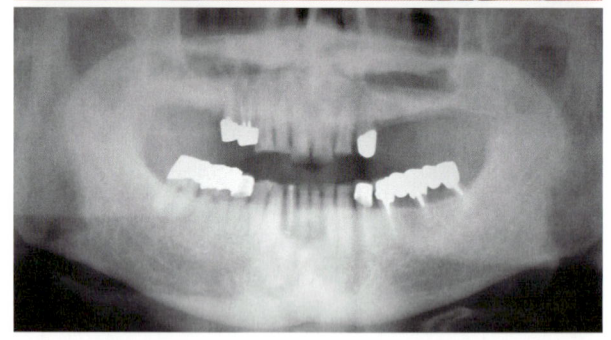

b, c. 1995.8.（補綴2年後，56歳）残存歯数22，咬合支持数8，上下顎の歯数差6で，「上減の歯列」の条件に合致するとともに，厳しいクレンチングがあった

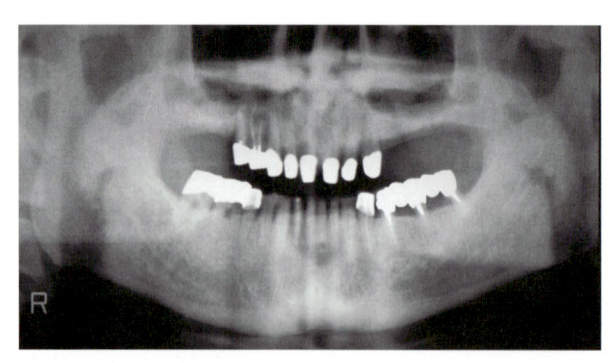

d. 1999.4.（補綴6年後，60歳）補綴4年後に前歯部の二次固定によるA型義歯とした

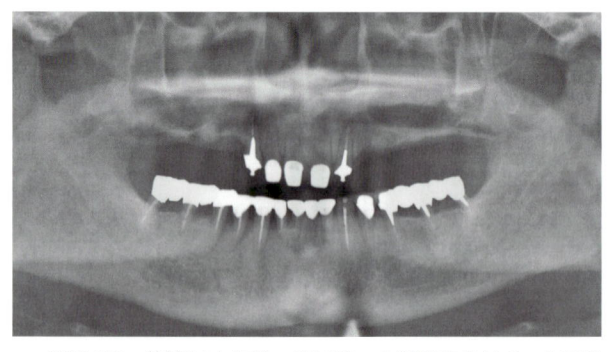

e. 2004.7.（補綴11年後，65歳）上顎残存歯は5，上下顎の歯数差は8となる

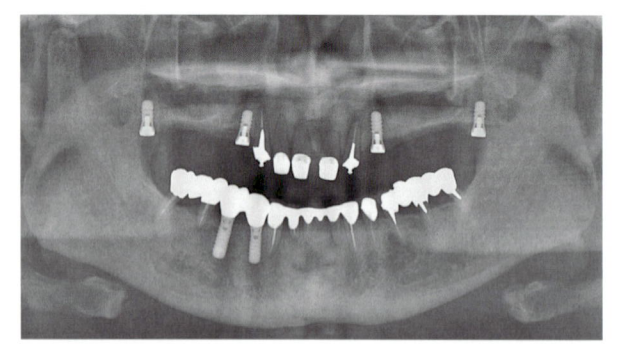

f. 2006.8.（補綴13年後，68歳）歯列内配置を改善するためにインプラントを4本埋入した．下顎も2本抜歯となり，インプラントを埋入した

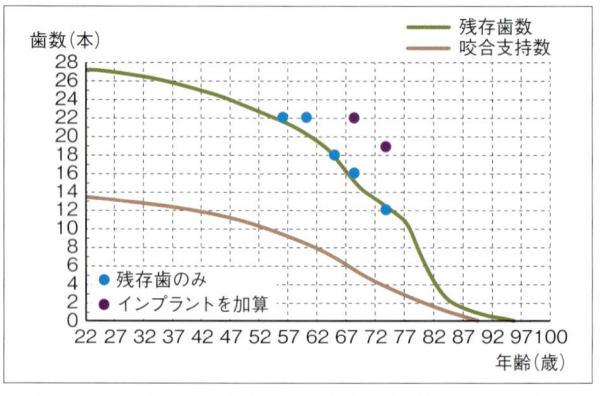

g. 生涯図．74歳までにさらに歯を喪失した．「上減の歯列」では，後手に回ると次々に歯を喪失してしまう

図 7-13 「上減の歯列」で後手に回った一例（部分床義歯で対応）

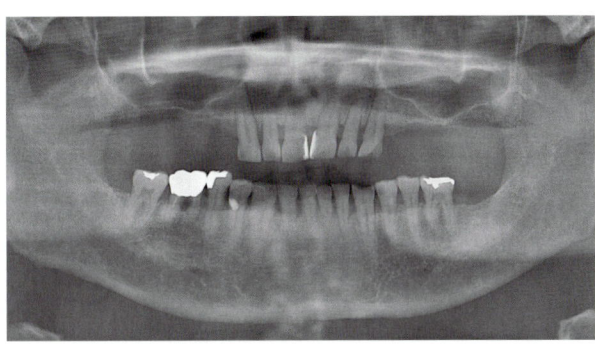

a. 2007.10.（初診時，61歳）上顎臼歯部の欠損補綴を目的として紹介により来院したが，治療には至らなかった

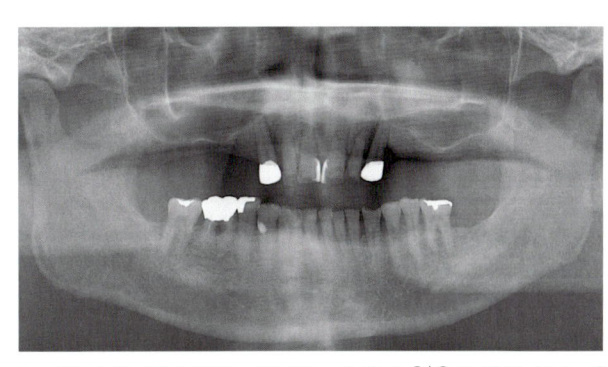

b. 2011.7.（再来院時，65歳）他院で 3|3 を補綴（シンギュラムレスト）し，小臼歯までの義歯が装着されていた．上顎前歯部に過大な力がかからないような工夫がなされていたが，残念ながら 3|3 の歯周組織は著しく破壊していた．残存歯数 19，咬合支持数 6，上下顎の歯数差 7 で，「上減の歯列」の条件を超えていた

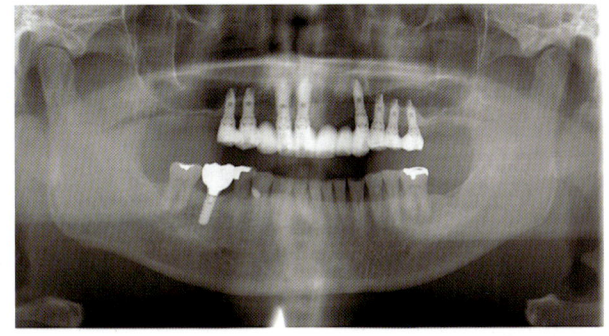

c. 2014.1（インプラント補綴2年後，69歳）アレルギー性鼻炎で上顎洞への積極的な介入を許容しなかったため，右側は短縮歯列とし，習慣性咀嚼側の左側のみ |6 までの回復を行った

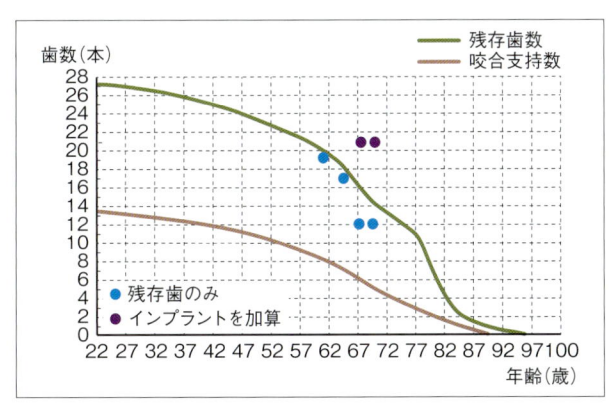

d. 生涯図．歯の喪失が進んでいる

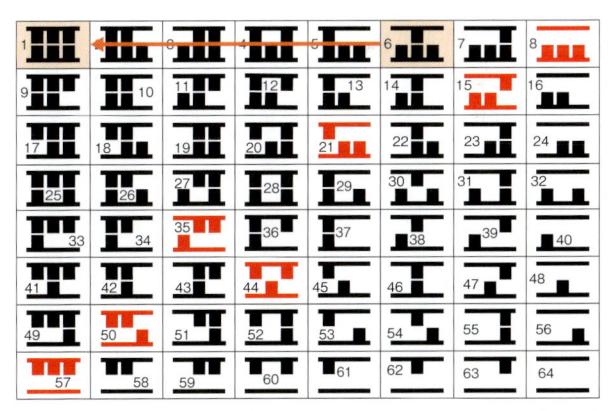

e. カマーの分類．インプラントの適用により1に戻し，経過が安定している

図 7-14 上減の歯列で後手に回った一例（インプラントで対応）

下顎欠損へのインプラントの適用原則

「下顎優先」の補綴は従来の方法から培われてきた基本原則であり，**上顎前歯部の安定が損なわれ始めた場合は，インプラントの適用により強固な咬合支持を獲得し，下顎遊離端欠損に噛み込む上顎の歯（加圧因子）を積極的に咬合支持歯に改変すべきである**（図7-15）．

インプラント補綴後の経過観察の結果，下顎骨へ適用したインプラントは長期間経過が安定していること，そして臼歯部の強固な咬合支持を獲得できることで補綴後に上顎前歯部を含めて抜歯数を抑えられることが確認されている[2]．

また，患者にとっても，インプラントによる固定性補綴はリンガルバーから解放され，感覚的にもインプラントの恩恵を実感できるため，下顎臼歯部への適用がインプラントの典型的な使い方であると考えられている（図7-16）．

しかし，対合歯となる上顎臼歯部が長期的に咬合圧に耐えにくい条件下（歯質の劣化，失活歯の破折のリスク，歯周組織の不良など）では，インプラントの対合となる残存歯が問題を起こしやすくなることも観察されている（図7-17）．また，下顎がインプラント，上顎が天然歯という組み合わせは，上顎がインプラント，下顎が天然歯という組み合わせよりも対合歯の抜歯比率が高いことが観察されており，下顎遊離端欠損に適用する場合には対合の残存歯の条件も加味して補綴の方法を選択すべきである[3]．

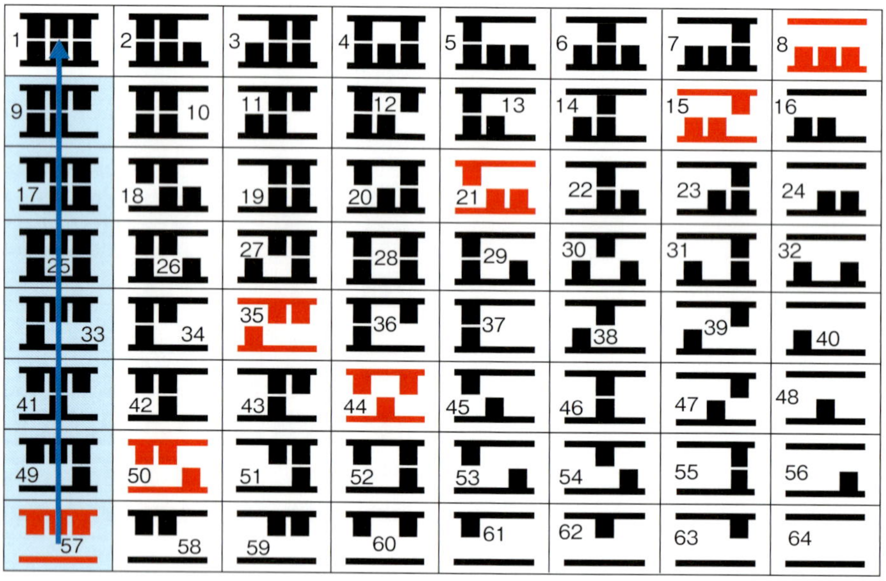

図7-15　下顎欠損症例へのインプラントの適用原則
上顎前歯部の安定が損なわれ始めたら，下顎遊離端欠損に噛み込む加圧因子を積極的に咬合支持歯に改変すべきである．ただし，上顎臼歯部が長期的に咬合圧に耐えにくい条件下では，義歯との併用によって受圧条件の改善のみにとどめることも有効である

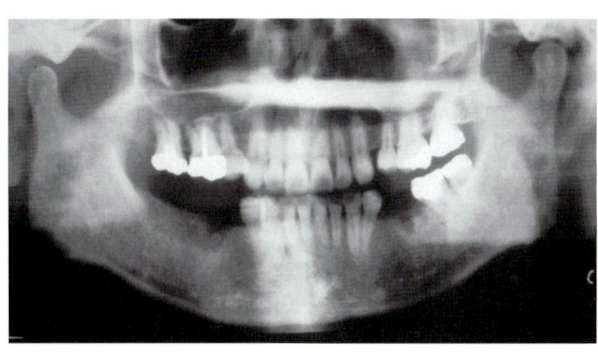

Part3 欠損の拡大を防ぐために

a. 1985.4.（初診時，38歳）

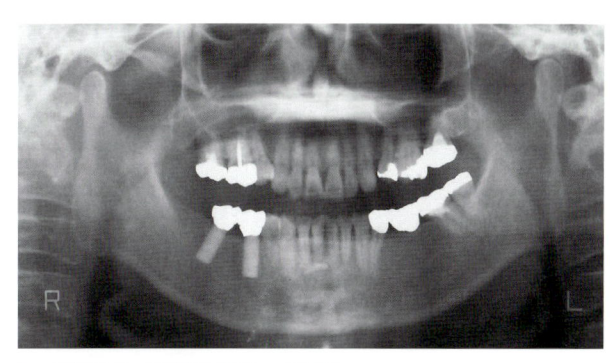

b. 1990.8.（補綴5年後，43歳）

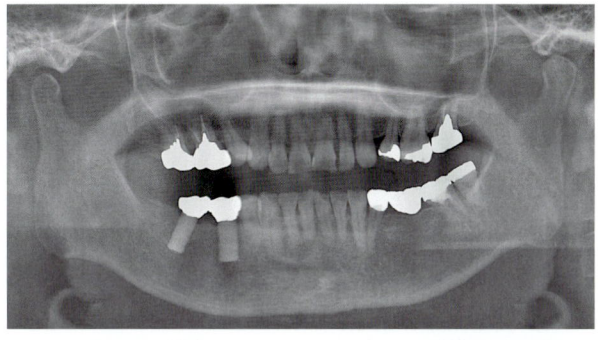

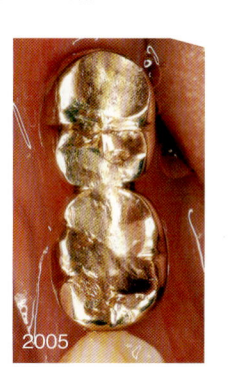

c〜e. 2005.5.（補綴20年後，58歳） 上部構造の白金加金の摩耗が著しい

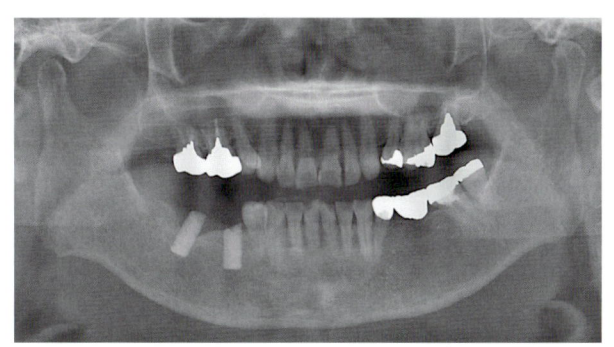

f. 2010.8.（補綴25年後，63歳） インプラントが破折した．アパタイト単体のインプラントだったため強度が不足したと考えられる

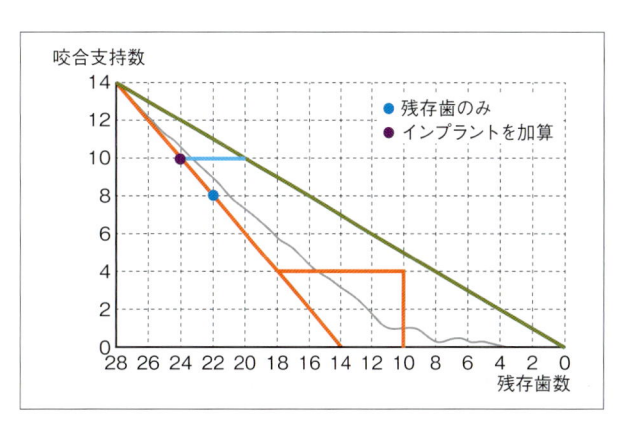

g. 咬合三角．インプラントの適用後は変化がない

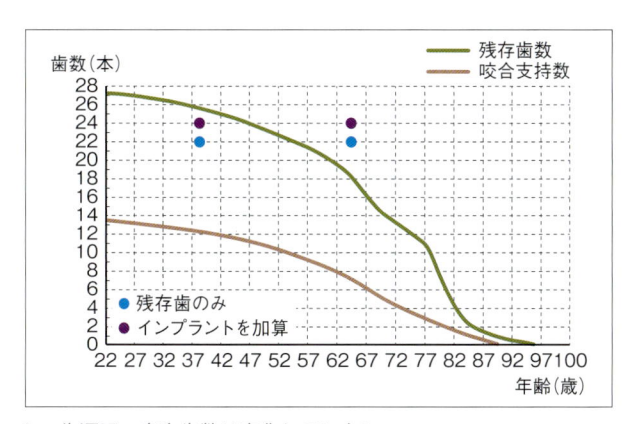

h. 生涯図．喪失歯数は変化していない

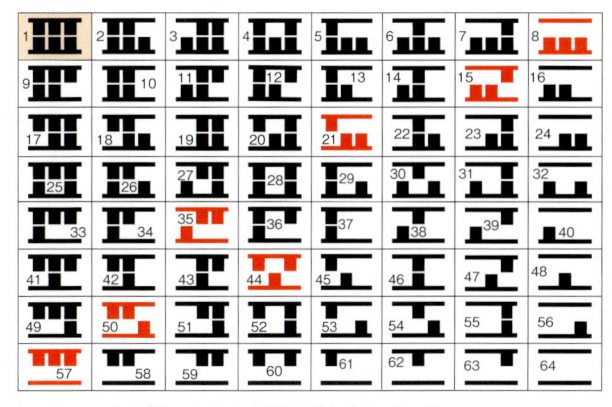

i. カマーの分類．1のまま経過が安定している

図 7-16　下顎片側遊離端欠損にインプラントを適用した一例

Chapter7 咬合崩壊に陥らせないためのインプラントの適用原則

103

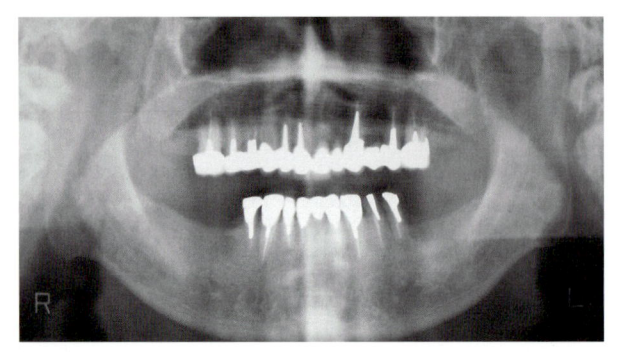

a. 1998.1.（初診時，58歳）　上顎残存歯は大半が失活歯であり，抜髄後20年以上が経過しているとのことであった

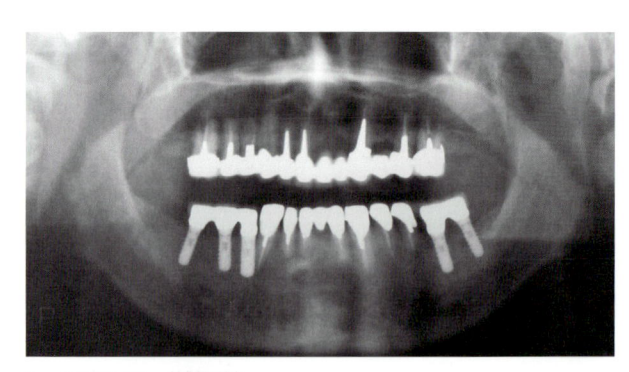

b. 1998.10.（補綴後）

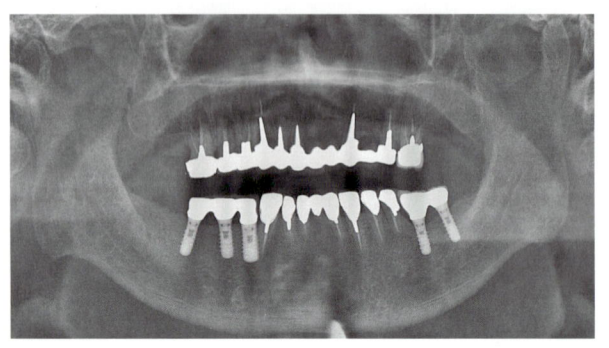

c. 2008.5.（補綴10年後，68歳）　上顎右側臼歯部の根尖病変の拡大および歯根破折が起こり，治療が必要となった

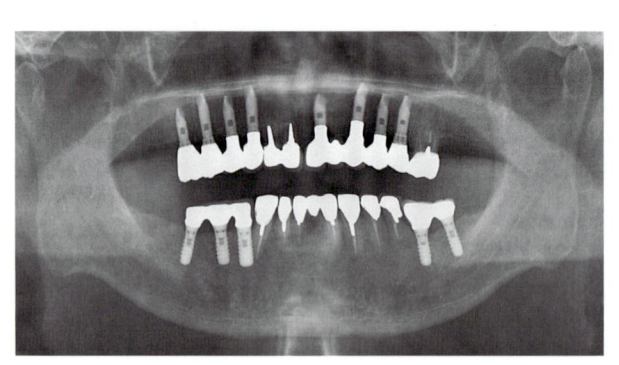

d. 2012.10.（補綴14年後，72歳）　上顎も大半がインプラントとなってしまった．患者の強い希望により保存した歯も，さらなる介入が必要となるのは必然である

e. カマーの分類．インプラントの適用により1に戻したが，対合歯の条件が悪かったため，3に変化した

図7-17　上顎対合歯の喪失を来たした一例
インプラント補綴により大きな力が対合歯にかかるため，条件の厳しい歯を保存すると再治療が必要となってしまう

104

また，インプラントを固定性補綴として適用するだけでなく，受圧条件の改善を目的として後方領域に少ない本数のインプラントを埋入し，義歯の回転沈下を抑制するとともに，加圧因子を強くしすぎないようにする使用法も有益である（図7-18）．特に，潜在的なリスクを有する残存歯の保存を患者が希望する場合，補綴後に短期間で抜歯となり再治療を余儀なくされるため，義歯との併用は固定性補綴と比較して患者負担が少なく，対応しやすい（図7-19）．

下顎にインプラントを埋入する際の注意点として，解剖学的なリスクを考慮する必要がある．術前にCTによる三次元的画像診断を行うほか，埋入深度，方向などに細心の注意を払わなければならない．

力を受け止める条件によって経過に差はあるものの，解剖学的にリスクが高い場合には，ショートインプラントの適用，埋入角度の工夫などによって外科的リスクを減らす対応を行うとともに，インプラントにかかる力の負担を軽減するために，力点を下げ支持だけを期待して義歯と併用するなどの補綴的配慮も必要となる．

■下顎にインプラントを埋入する際の注意点
① 緻密骨が主体の下顎は，骨質が硬すぎると骨治癒が順当に達成できない場合がある．特に，硬化性骨炎や過大な力がかかっていた骨では，骨形成に苦慮するほど硬い骨質であることも多い．インプラント窩形成後の出血がきわめて少なく，骨壊死や骨火傷などが起こりやすいうえ，骨結合が得られないことすらある．
② 解剖学的特徴，すなわち下歯槽神経の走行と顎下腺による陥凹により，埋入時に神経損傷や舌側への穿孔に伴う血管損傷など，致命的な医療ミスが起きやすい．

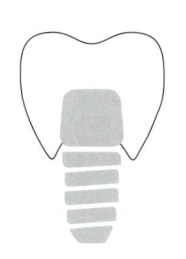

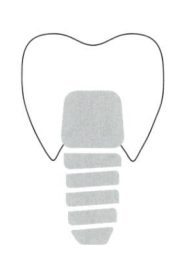

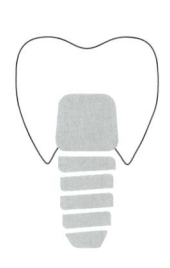

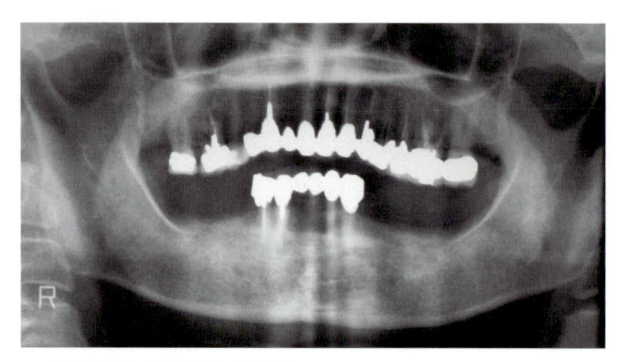

a. 2000.3.（初診時，58歳）

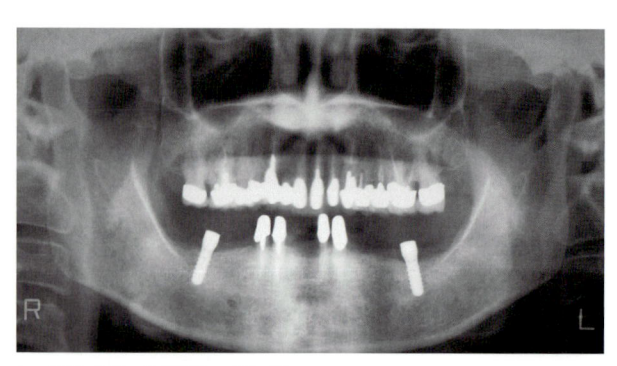

b. 2001.3.（補綴後，59歳）

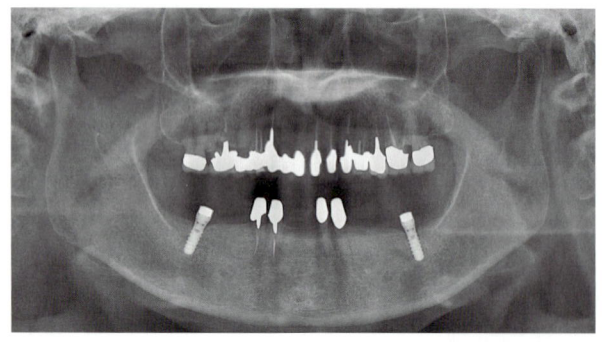

c. 2012.3.（補綴11年後，70歳）上顎前歯部は安定し，臼歯部失活歯の歯根破折による抜歯もない

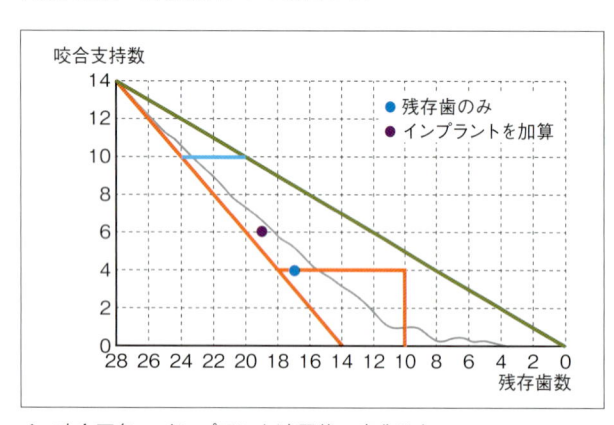

d. 咬合三角．インプラント適用後，変化はない

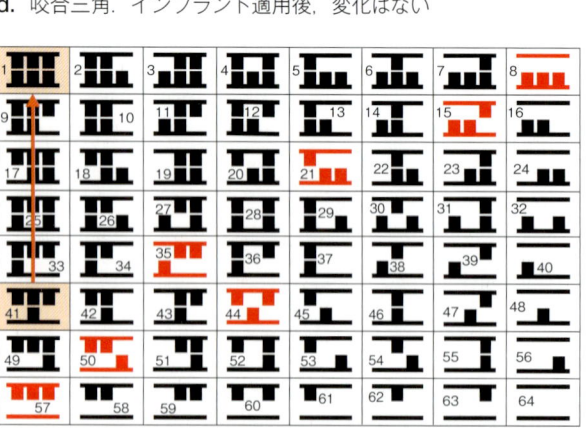

e. 生涯図．歯の喪失はない

f. カマーの分類．インプラントの適用により1に戻し，その後，経過は安定している

図7-18　下顎両側遊離端欠損に義歯のサポートを目的として適用した一例（安定例）

106

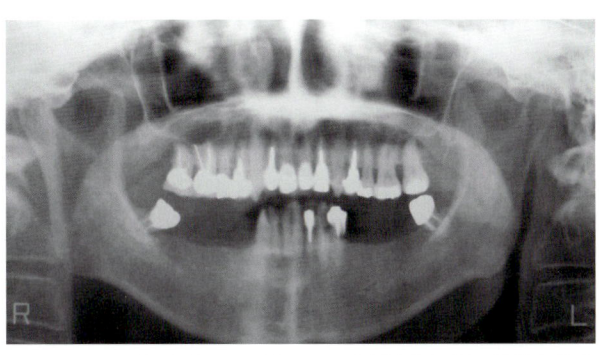

Part3 欠損の拡大を防ぐために

a. 1993.9.（初診時，67歳）下顎両側中間欠損に義歯を装着して約10年後

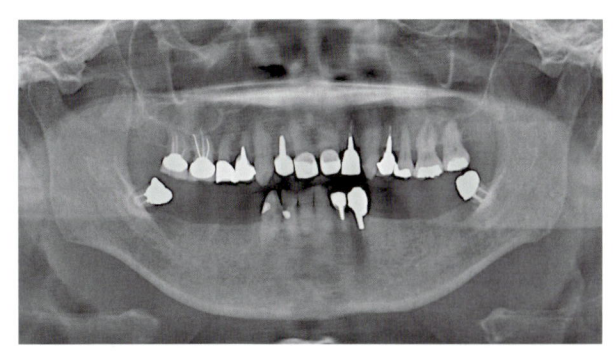

b. 2003.8.（義歯装着20年後，77歳）8|8の支台歯がややダメージを受けてきている

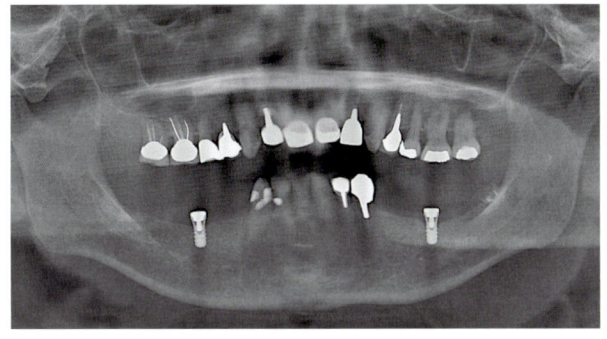

c. 2007.6.（義歯装着24年後，81歳）8|8が抜歯となり，臼歯部にインプラントを埋入した

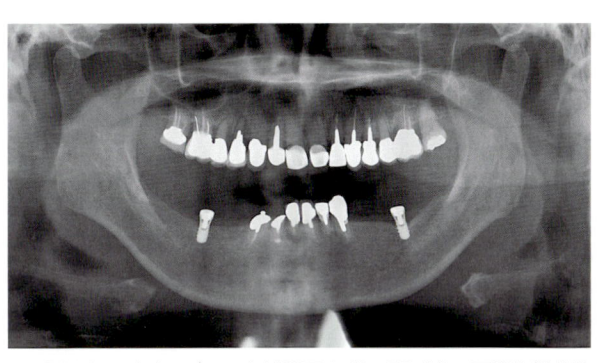

d. 2014.1.（インプラント補綴7年後，88歳）下顎右側前歯部の齲蝕により治療が必要となったが，義歯の修理で対応できた

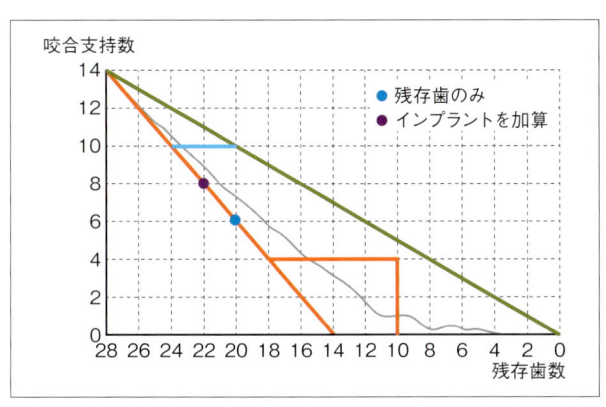

e. 咬合三角．インプラント適用後は変化がない

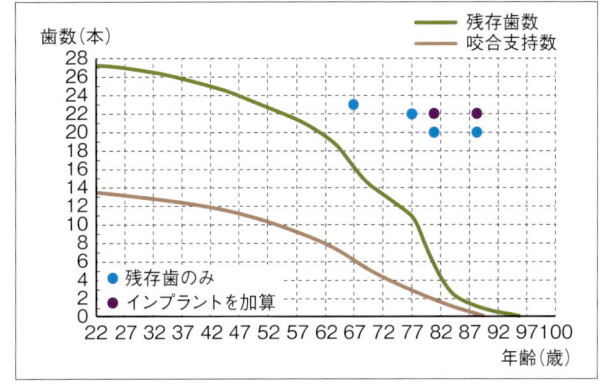

f. 生涯図．歯の喪失はほとんどない

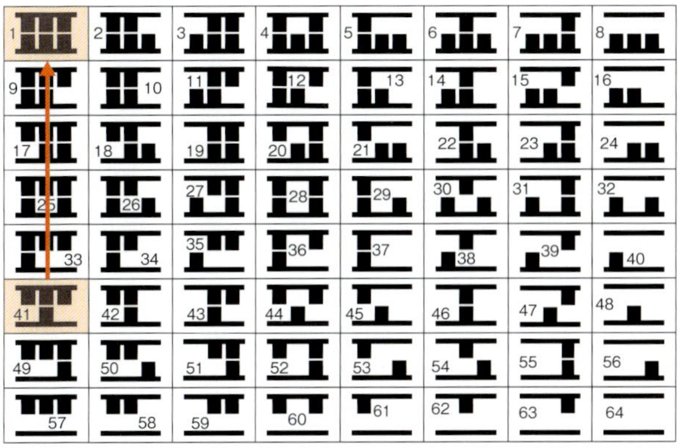

g. カマーの分類．インプラントの適用により1に戻し，その後，経過が安定している

図 7-19　下顎両側遊離端欠損症例に義歯のサポートを目的として適用した一例

Chapter7　咬合崩壊に陥らせないためのインプラントの適用原則

107

Part4
超高齢社会に対応したインプラント補綴

Chapter8　上下顎無歯顎へのインプラントの適用原則
Chapter9　超高齢者へのインプラント補綴

　欠損が拡大し，上下顎無歯顎に代表される咬合消失に陥った場合，補綴の目的は咀嚼機能の回復が主となるが，常に上下顎の力学的バランスを考え，下顎を強くしすぎないようにインプラントを適用する必要がある．
　また，約6,000名の日本人の高齢者を観察した結果によると，男性の約70％，女性の約90％は70歳代から徐々に自立度が下がって終焉を迎える．歯科医療従事者の究極の目標は，咀嚼機能の回復によって健康寿命の延伸をはかることであり，インプラント補綴後は生活習慣の改善に取り組むことも求められる．
　介護が必要となった場合，インプラントは残存歯と比較して口腔清掃が悪化しても口腔内で存続しやすいことから，全身状況の変化に応じて上部構造の改変を行えるような準備をしておくことも必要となる．

Chapter 8 上下顎無歯顎へのインプラントの適用原則

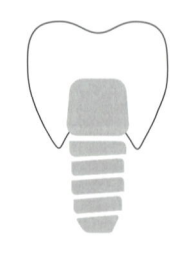

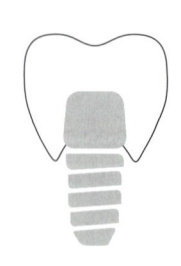

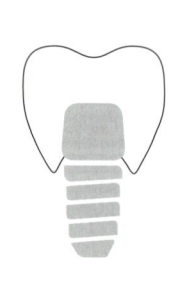

上下顎無歯顎へのインプラントの適用原則

　咬合支持数が4以下で，かつ残存歯数が10歯未満の咬合消失症例や無歯顎症例に対する補綴の目的は，機能回復の一点に集約される．このステージの患者の大半は高齢者であるため，「終の治療」と位置づけて対応することが必要不可欠であり，補綴後に再治療が必要となった際にも可及的に小さな対応で済むようにしておかなければならない．

　補綴治療によって長期にわたるQOLを維持するためには，①**上下顎の力学的バランスを維持すること**，②**片顎のみが強くなりすぎる補綴を行わないこと**が重要となる．上下顎無歯顎に対してインプラントを適用する際にも，この原則を遵守する必要がある．

　過去の経験から上顎前歯部を早期に喪失し，下顎前歯部のみが残存した結果として生じるコンビネーションシンドローム※は，QOLを阻害しやすい難症例となり得る．したがって，**インプラントの適用によって擬似的にコンビネーションシンドロームをつくらないような配慮が必要となる**（図8-1）．

インプラントオーバーデンチャーの原則

　上下顎無歯顎症例の場合，特に条件の悪い下顎が難症例となることが多く，オッセオインテグレーションタイプのインプラントが適用されだした初期から，下顎にインプラントを埋入してボーンアンカードブリッジやオーバーデンチャーを製作することが多く行われてきた．この方法はたしかに，患者の主訴の改善に非常に役立ってきたが，寿命が著しく伸びてきた現在，比較的年齢の若い時期にこのような適用の仕方をすると，上顎顎堤の吸収を惹起し，長期にわたりQOLを維持することが難しい場合も出てきてしまう（図8-2）．

　患者の希望もあるとは思うが，**上下顎無歯顎症例の場合は下顎に2本のインプラントを埋入してインプラントオーバーデンチャーにすること**が，上下顎の力学的バランスを損ないにくく，機能回復に貢献できることが明確になっている．

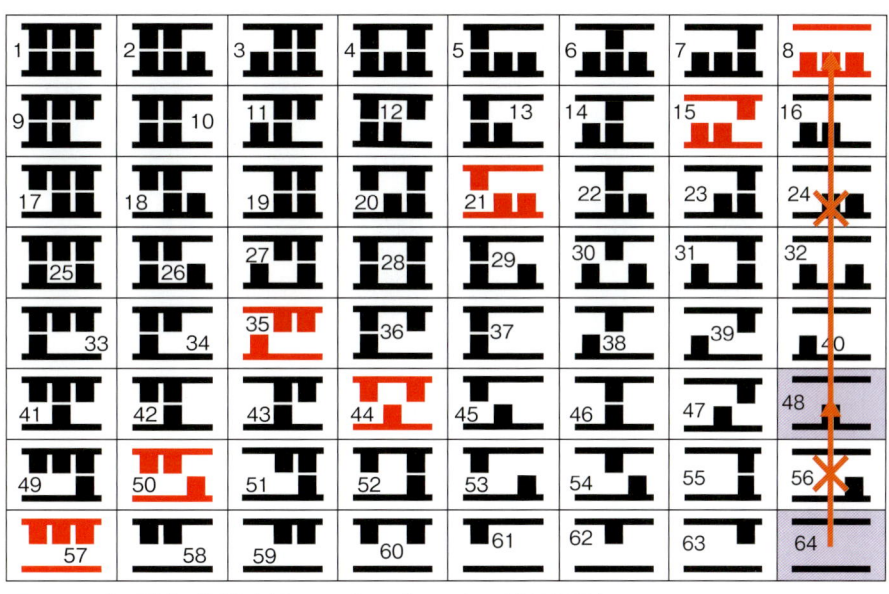

図 8-1　上下顎無歯顎症例へのインプラントの適用原則
患者の年齢により適用を考慮するが，下顎のみが強固な咬合支持域をつくらないようにする．下顎のみにボーンアンカードブリッジを装着した場合，擬似的にカマーの分類の 8 に相当させて終末像としてしまう．また，48 は擬似的にコンビネーションシンドロームとなる

Key Word　コンビネーションシンドローム

　下顎前歯部のみに天然歯が残存し，下顎臼歯部は欠損，上顎は無歯顎という組み合わせで，Kelly が 30 年以上も前に提唱し，注意を促した概念[1]．

　症状としては，上顎前歯部の顎堤吸収，口蓋部軟組織の乳頭状過形成，上顎結節の下方成長，下顎前歯部の挺出，下顎臼歯部の顎堤吸収が報告されており，きわめて難症例となる．

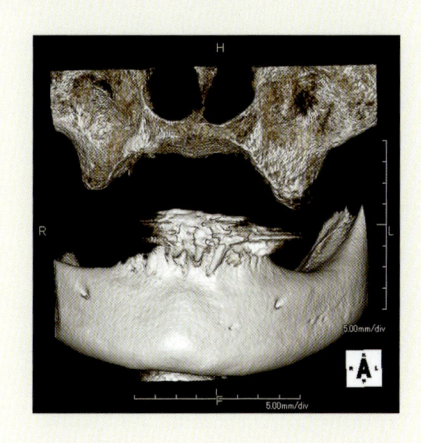

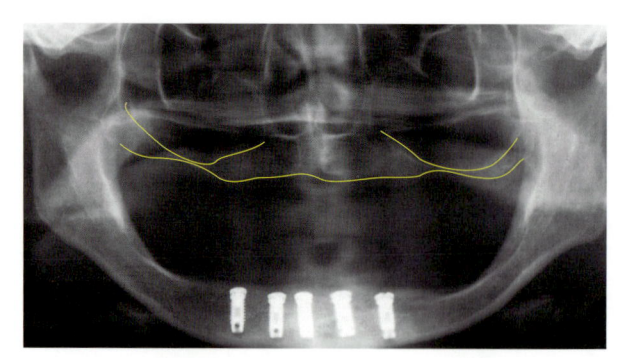

a. 1985.2.（補綴後）

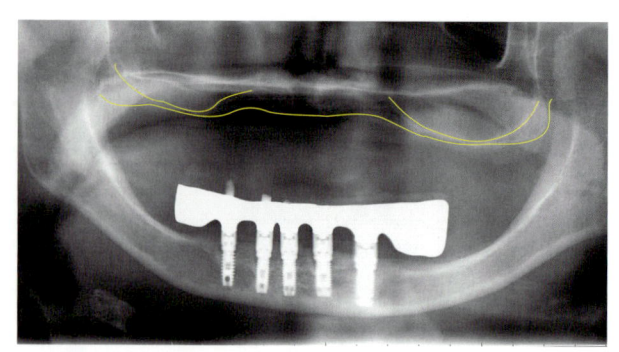

b. 2004.10.（補綴19年後）上顎前歯部の顎堤吸収が進行し，患者は上顎義歯の問題を抱え込んでしまった

c. カマーの分類．インプラントの適用により，疑似的に8の終末像としてしまった

図8-2　上下顎無歯顎で下顎を強くしすぎた一例

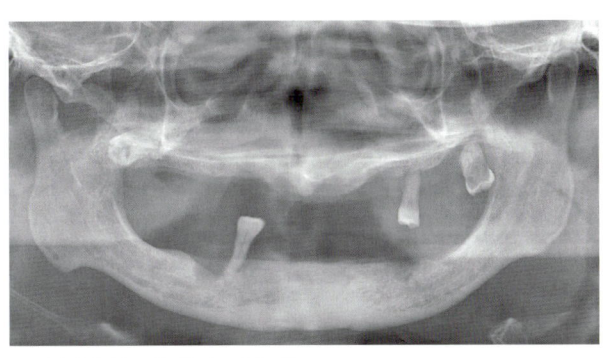

a. 2004.11.（初診時，66歳）

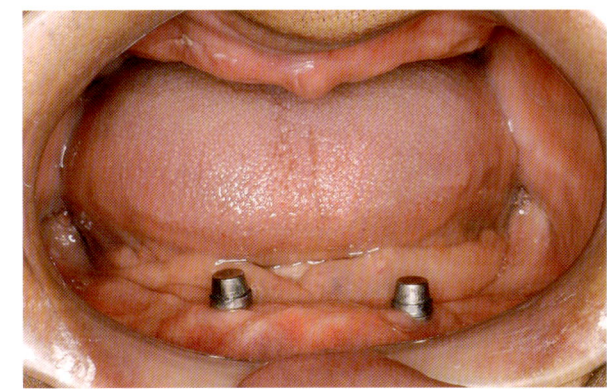

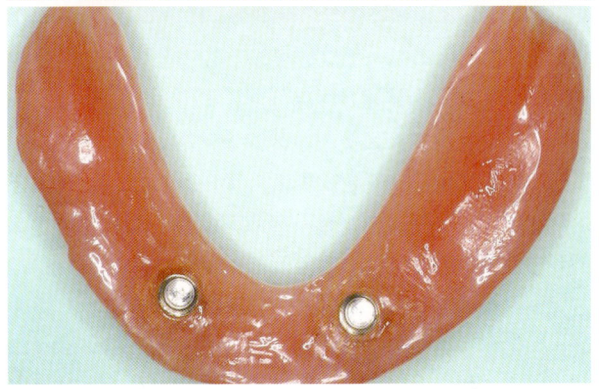

b,c. 2006.10.（補綴1年後，68歳）

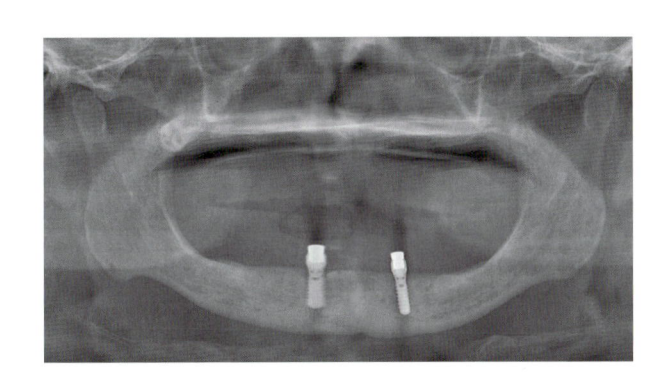

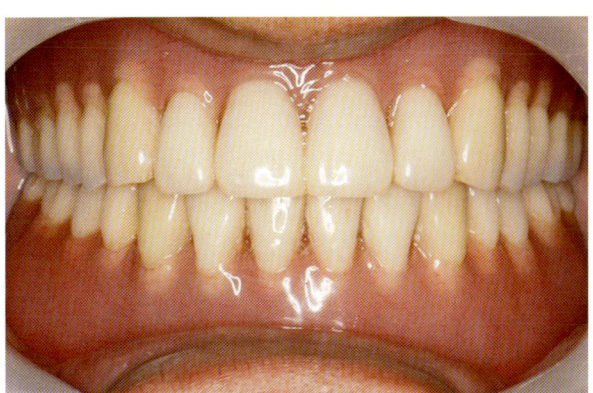

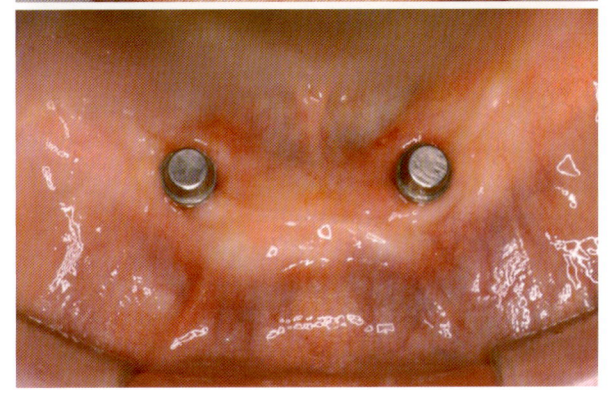

d～f. 2014.4.（補綴9年後，76歳） 現在でも咀嚼機能は維持されている

図8-3　下顎にインプラントオーバーデンチャーを適用した一例
下顎に2本のインプラントを埋入した

COLUMN 文献から考察する「生涯歯科治療費」の考え方

> Cost-effectiveness of mandibular two-implant overdentures and conventional dentures in the edentulous elderly（高齢者無歯顎患者における，2本のインプラントで支持されるオーバーデンチャーとコンベンショナルな総義歯のコストパフォーマンスの比較）
> Heydecke et al. Journal of Dental Research. 2005；84：794-799.

　2002年にカナダのモントレーで開催されたシンポジウムでの「下顎無歯顎への治療の第一選択は，可撤性の床義歯ではなく，2本のインプラント支持によるオーバーデンチャーである」というMcGillコンセンサスステートメント[1]は，われわれに大きなインパクトを与えた．さらに，2009年に発表されたYorkコンセンサスステートメント[2]ではその有意性に言及し，インプラント支持によるオーバーデンチャーは機能性，患者満足度，経済性，治療時間に関して総合的に優れていると結論づけた．そのYorkコンセンサスステートメントの経済性に関する根拠として引用されたのが冒頭の論文である．

　本論文は，2本のインプラントで支持されるオーバーデンチャーとコンベンショナルな総義歯に30人ずつの患者を割り付けたRCT（無作為化比較試験）で，臨床研究としての価値すなわちエビデンスの価値は高い．論文では経済性と効果の両方向から2つの補綴方法を比較し，総合してコストパフォーマンス（費用有効性）を評価している．

【方法】
・経済性の評価（CAN$ カナダドル≒95円）：補綴後1年間にかかる直接経費（人件費，設備費，材料費，薬剤費，技工料，エックス線診査費）に加え，間接経費（通院費，通院時間相当経費，諸経費）を網羅的に集計した．さらに，1年以降の調整費，修理費，メインテナンス費については，それぞれの補綴方法における信頼できるデータが少なかったため，デルファイ法（選出されたエキスパートへのアンケート結果）によって経年的にかかる経費と処置の頻度を算出した．なお，死亡するまでインプラントの脱落はないものとし，補綴時の患者年齢に応じた平均余命から，1年以降の総経費を算出した．
・治療効果：OHIP-20（歯科保健関連QOL指標）を用いて，補綴後の患者QOLを機能的な問題，痛み，不快感，身体的困りごと，心理的困りごと，社会的困りごと，ハンディキャップの7領域で評価した．
・費用有効性：コスト／治療効果，すなわちOHIP1ポイントあたりの費用により，治療効果を上げるためにいくら必要かを算出した．

【結果（表1）】
・経済性の評価：補綴後1年間のコストは，インプラントオーバーデンチャーがCAN$3,650であるのに対し，総義歯はCAN$2,057，1年以降は経年的にインプラントオーバーデンチャーがCAN$395，総義歯がCAN$273であった．
・治療効果：1年以降，インプラントオーバーデンチャーは，「社会的困りごと」以外のすべてのOHIP領域で総義歯より良好な結果を示した．
・費用有効性：インプラントオーバーデンチャーは総義歯に比べて次のような結果となった．
　①補綴後1年間は，33％のQOL向上が認められ，CAN$1,593の追加コストが必要であった．
　②補綴1年以降は，34％のQOL向上が認められ，CAN$122/年の追加コストが必要であった．
　③補綴から死亡時までは，33％のQOL向上が認められ，CAN$226/年の追加コストが必要であった．

表1 インプラントオーバーデンチャーと総義歯のコストとOHIP値

	生涯コスト	生涯OHIP値	コスト／年	OHIP値／年
インプラントオーバーデンチャー	CAN$8,852	443	CAN$625	31
総義歯	CAN$5,646	666	CAN$399	47

（※OHIP値は，値が小さいほどQOLが高いことを示す）

　本研究は，McGill大学（カナダ）から発表されたものであり，表2に示す処置単価の明らかな相違から，経済性の評価をそのままわが国へ引用できるものではない．また，総メインテナンス費の計算に使用された処置の頻度は報告した文献が少ないことから，選出されたエキスパートへのアンケート結果を使用しており，実態と異なる可能性がある．実際，限られた報告ではあるが，インプラントオーバーデンチャーに関してのメインテナンス頻度を報告した1つの論文から得られた2年目以降の総メインテナンス費は，CAN$187と総義歯より少なくなることが示されている．したがって，費用の多寡を論じるためには，今後，長期間の臨床研究から導かれる，妥当な総メインテナンス費の算出が必要であるとともに，各国の社会保険制度を鑑みた補正が必要となる．

　しかしながら，インプラント埋入とアタッチメントを備えるインプラントオーバーデンチャーの初期経費（補綴後1年間の経費）は総義歯より高額となることは疑いのないところであり，生涯にかかるコストも自ずと高額になることは避けられない．重要なことは，その高額となる分に応えるだけのQOLの向上や機能性の向上が得られるかということである．本研究では，機能性については評価できていないものの，インプラントオーバーデンチャーは総義歯より33％のQOL向上を認めた．

　よって，生涯歯科治療費の考え方についても，単に費用の多寡のみに左右されるのではなく，選択した治療法によって得られる効果の大小を同時に，そして定量的に鑑みることが重要である．それにより患者，術者は客観的治療法の選択が可能となる．

表2 処置ごとのメインテナンス費用（CAN$）

	インプラントオーバーデンチャー			総義歯		
	処置単価	頻度／年	費用／年	処置単価	頻度／年	費用／年
一般診査	37	1.06	39.27	24	0.85	20.44
リライン	172	0.22	37.47	157	0.30	46.83
床調整	30	0.53	16.03	31	0.84	26.04
咬合調整	30	0.33	9.85	31	0.34	10.44
改床	115	0.19	21.67	101	0.20	20.29
人工歯置換	90	0.17	14.91	91	0.15	14.09
再製作	1,433	0.12	167.18	896	0.15	134.40
アタッチメント調整	32	0.57	18.20	―	―	―
アタッチメント交換	184	0.25	45.29	―	―	―
ボールアタッチメント調整	10	0.43	4.31	―	―	―
ボールアタッチメント交換	104	0.13	13.44	―	―	―
周囲軟組織掻爬	8	0.93	7.47	―	―	―
2年目以降の総メインテナンス費	395.11			272.55		

澤瀬　隆（長崎大学大学院医歯薬学総合研究科口腔インプラント学）

参考文献
1) The McGill consensus statement on overdentures. European Journal of Prosthodontics and Restorative Dentistry. 2002；10：95-96.
2) Thomason JM, Feine J, Exley C, Moynihan P, Muller F, Naert I, et al. Mandibular two implant-supported overdentures as the first choice standard of care for edentulous patients -the York Consensus Statement. British Dental Journal. 2009；207：185-186.

Chapter 9 超高齢者へのインプラント補綴

高齢者におけるインプラント適用の是非

現在，高齢者へのインプラントの適用は2つの視点から問題視されている．

ひとつは，治療時に高齢であり，全身的に疾病を有している状況下での外科処置を中心としたリスクであり，もうひとつは，インプラントを適用した患者の高齢化である．

前者については，①全身疾患から生じるリスクを把握してから適応の是非を判断することと，②治療時のリスク管理を行うことによって問題を回避しやすい．しかし，後者については，治療時に健康であった患者が加齢，老化および疾病に罹患することによって生じるリスク，そして介護が必要となった際の口腔清掃の困難さから生じるリスクがあり，これらはすべての患者に起こり得る（図9-1）．

図9-2は，武田歯科医院でインプラント治療を行い，高齢および疾病を理由としてメインテナンスに応じることができなくなった患者の残存歯とインプラントの併発症の発現状況である．来院不可能になった患者のもとをたずねて簡単な診査（残存歯とインプラントが機能しているか否か）を行ったところ，メインテナンスが行えなくなった患者群において，インプラントは3.5％，残存歯では約40％が機能していなかった．

一般的には高度な清掃が必要なインプラントのほうが予後が悪いと考えられてきたが，実際には残存歯のほうが歯周病，齲蝕による抜歯および根面齲蝕による歯根破折など，非機能の状態になっていたものが多かった．

臨床現場でも，終末期の高齢者のインプラントは継続的に機能している一方，残存歯には問題が次々と起こっているという実感がある．介護に至った高齢者に対しては，口腔清掃の目的は誤嚥性肺炎の抑制にあり，根面齲蝕の予防のためのブラッシングは無理となる．また，残存歯の歯周炎およびインプラント周囲炎の発症回避は二の次となるが，特別な清掃がなされていなくてもインプラントでは感染に伴う強い炎症による骨吸収が起こりにくい（図9-3）．

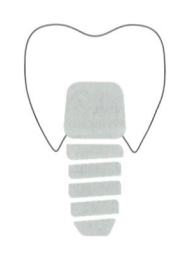

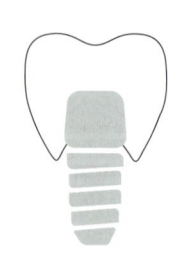

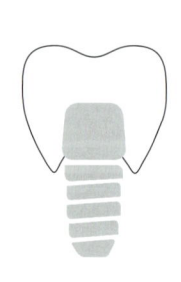

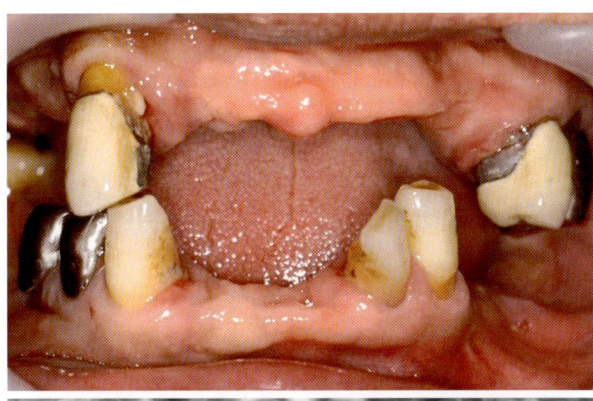

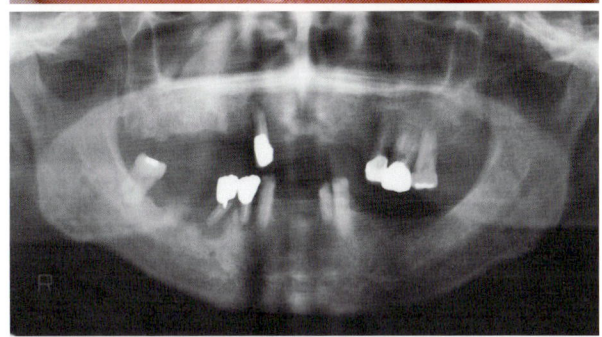

Part4 超高齢社会に対応したインプラント補綴

Chapter9 超高齢者へのインプラント補綴

a,b. 2001.3.（初診時，78歳）高血圧症の患者で，残存歯の抜歯を避けたいという要望が強く，保存不能な歯のみ抜歯した

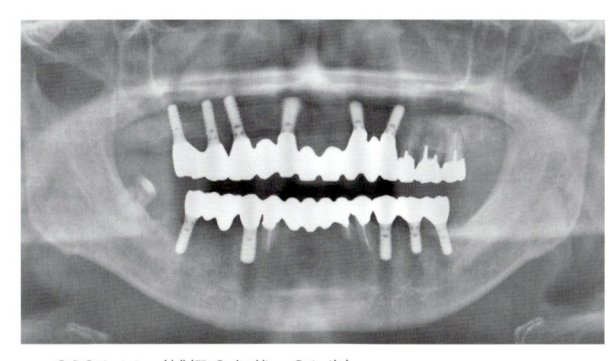

c. 2004.11.（補綴2年後，81歳）

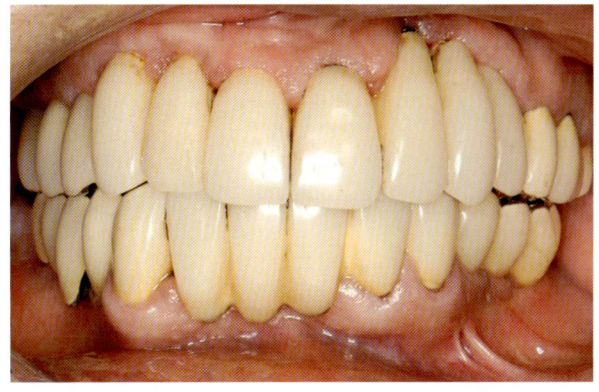

d. 2006.4.（補綴4年後，83歳）このころまでは患者は自立しており，セルフケアも十分に行えていた

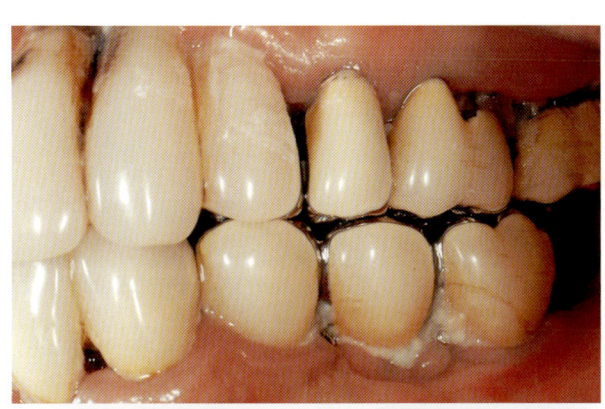

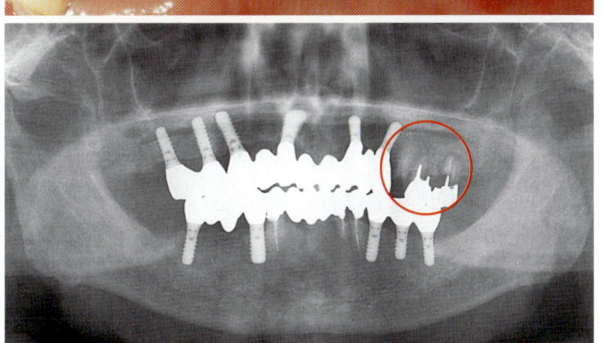

e,f. 2012.7.（補綴10年後，89歳）心筋梗塞を患い，入院を機にセルフケアができなくなった．上顎左側臼歯部の残存歯は深い齲蝕を起こしたが，インプラント周囲骨は安定していた

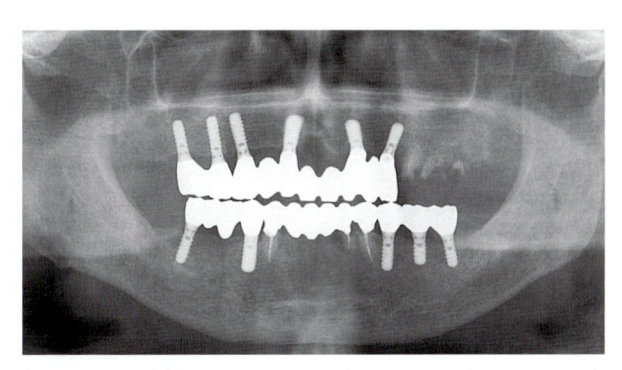

g. 2013.5.（補綴11年後，90歳）上顎に6本，下顎に5本のインプラントを埋入したが，治療時に残存歯を抜歯してインプラントの配置を変えておけば，問題は生じなかった

図9-1 高齢者にインプラントを適用した一例

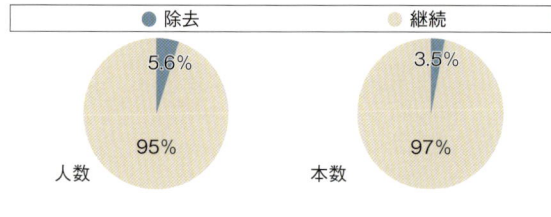

a. インプラントの結果．機能していなかったのはわずか3.5%のみであった

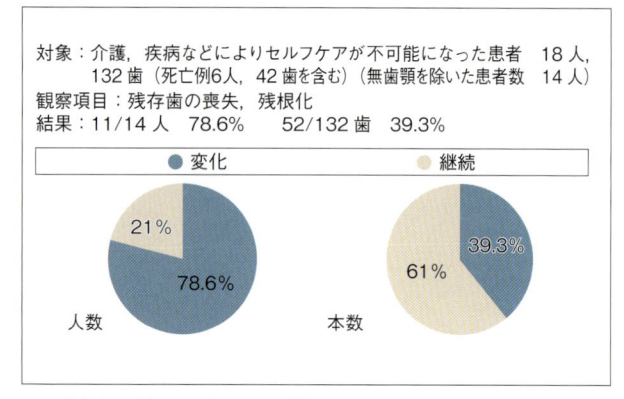

b. 残存歯の結果．約40%が機能していなかった

図9-2 メインテナンスに応じることができなくなった患者のインプラントと残存歯の併発症（武田歯科医院，2012年）

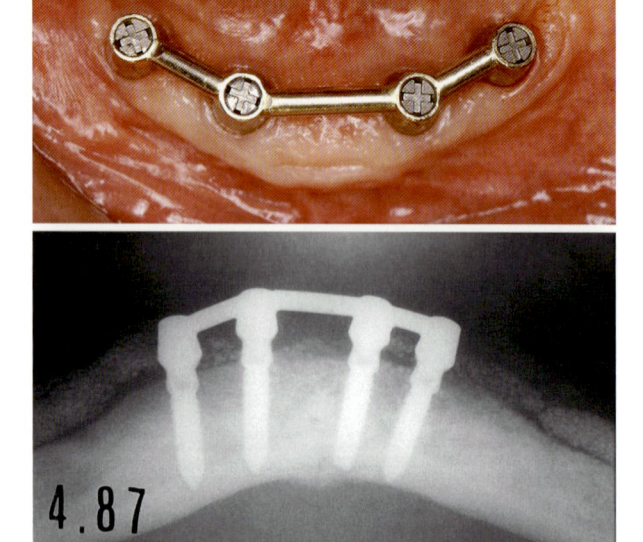

a,b. 1987.4. 72歳のときにインプラントオーバーデンチャーを下顎に装着した

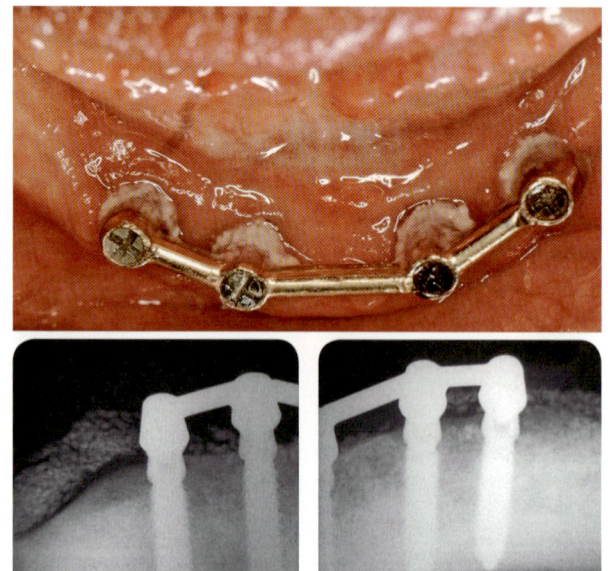

c〜e. 2000.8.（補綴14年後，86歳）終末期においてはインプラント周囲の歯石の沈着が著しく，粘膜には排膿を伴う炎症があったが，87歳で亡くなるまで機能していた

図9-3 高齢者へのインプラント適用例（上下顎無歯顎症例）

高齢者における補綴の目的

高齢者における補綴の目的は，特に健康年齢の延伸にあるが，その点からもインプラントの効果的な使用が必要となる．

秋山による約6,000名の調査では，男性の7割，女性の9割は70歳代から徐々に日常生活動作に援助が必要となり，最終的には介護が必要となると報告されている[1]（図9-4）．特に女性は，もっぱら骨や筋力の衰えによる運動機能の低下により，自立度が徐々に落ちていくといわれており，その背景に低栄養がある．したがって，ただ単に噛めるかどうかではなく，栄養バランスのよい食事をとる口腔内環境にすること，そして，**生活習慣を改善する努力をサポートして積極的に全身状態を改善していく**ことが，高齢者における歯科治療の目的となる（図9-5）．

「終の治療」を意識した対応

健康寿命の延伸をはかる一方で，終末期を迎える際の準備もしておく必要がある（図9-6）．

認知症の罹患者は増加する一方であり，認知症と診断された場合には認知障害のみならず，進行とともに運動性機能障害を引き起こすことは避けられない[2]．最終的には残存歯がないほうがよいとも考えられており，認知症と診断された場合には，できるならば通院可能な時期に「終の治療」を行うべきであろう[3]．通常の生活ができる時期には残存歯の保存とインプラントの適用による機能の維持を目指すが，運動性咀嚼障害を起こすことが必至な場合は考え方を180°転換し，必要に応じて抜歯やインプラント上部構造の改変を行い，粘膜もしくは骨レベルの人工物に変えておくことが推奨される[4]．口腔内だけでなく全身状態の変化に応じて，固定性から可撤性に変えることも有効である（図9-7）．

術者に必要なことは，状況に応じて上部構造を改変できる用意をあらかじめしておくことであり，可能であればベッドサイドで簡便に上部構造を外せるようにしておいたほうがよい．歯科診療所であれば，アクセスホールに補塡してある硬質レジンを切削できるためスクリュー固定でもよいが，ベッドサイドでは難しい．

オーバーデンチャー以外では，摩擦抵抗を利用した固定法（AGC3ユニットブリッジなど）が望ましいと考える（図9-8）．

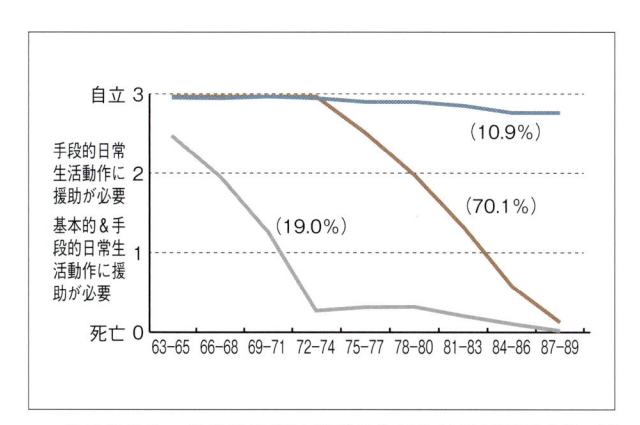

a. 男性の場合．男性の2割は高齢社会における早死であり，7割は70歳代半ばから徐々に生活の援助が必要となる

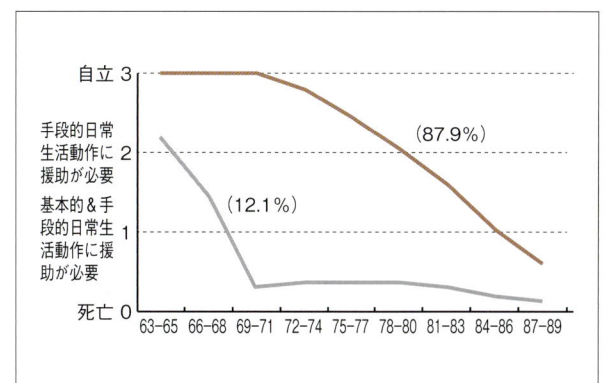

b. 女性の場合．女性の9割は70歳代から徐々に日常生活動作に援助が必要となる．女性はもっぱら骨や筋力の衰えによる運動機能の低下により，自立度が徐々に落ちていく

図9-4　加齢に伴う生活の変化（秋山弘子による6,000名の調査から）
（秋山弘子．長寿時代の科学と社会の構想．科学．2010；80(1)．より）

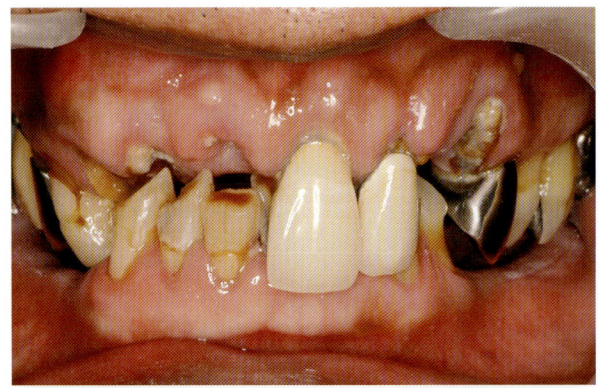

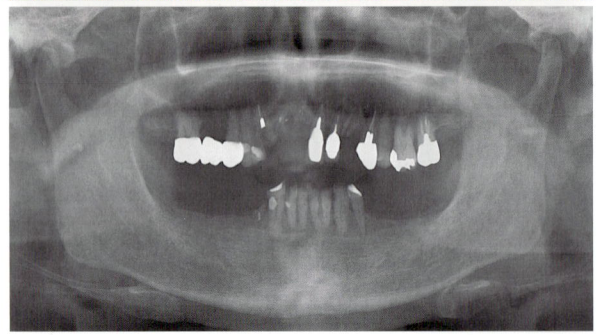

a,b. 2009.10.（初診時，70歳） 前後的すれ違い咬合で食事はほとんど丸飲みになっていた．BMI は 16 であった

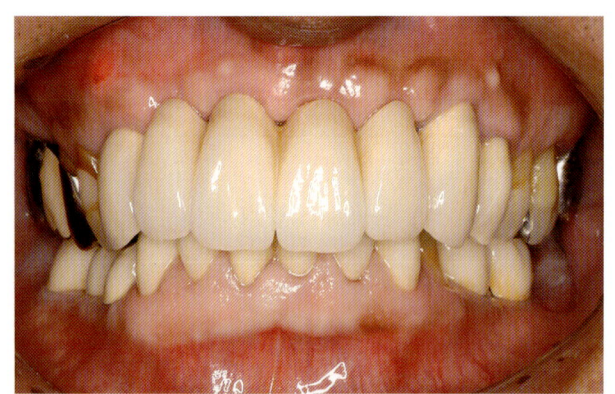

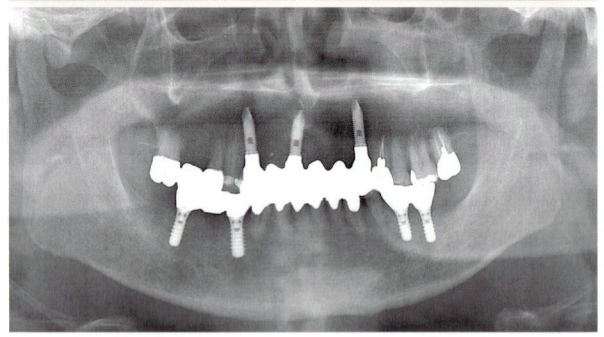

c,d. 2010.5.（補綴後，71歳） 低栄養のため可及的早期に咀嚼機能の回復を行った

生活習慣指導
⬇

	2010.10.8.	2011.3.7.	2012.5.30.	2014.4.14.	
体重	50.6 Kg	52.3 Kg	53.3 Kg	54.8 Kg	＋ 4.2 Kg
骨格筋量	22.6 Kg	22.9 Kg	24.1 Kg	28.8 Kg	＋ 6.2 Kg
体脂肪量	9.0 Kg	10.1 Kg	9.5 Kg	1.9 Kg	－ 7.1 Kg
BMI	17.9%	19.4%	18.9%	19.6%	＋ 1.7%

e． InBody 検査（インピーダンス法）による検査結果．補綴後約 1 年は主に脂肪による体重増加であったが，2011.3. に歯科衛生士による生活習慣指導を行ったところ，その後は骨格筋量が著しく増加し，体脂肪量が減少した

図 9-5　咀嚼障害から低栄養に陥っていた一例

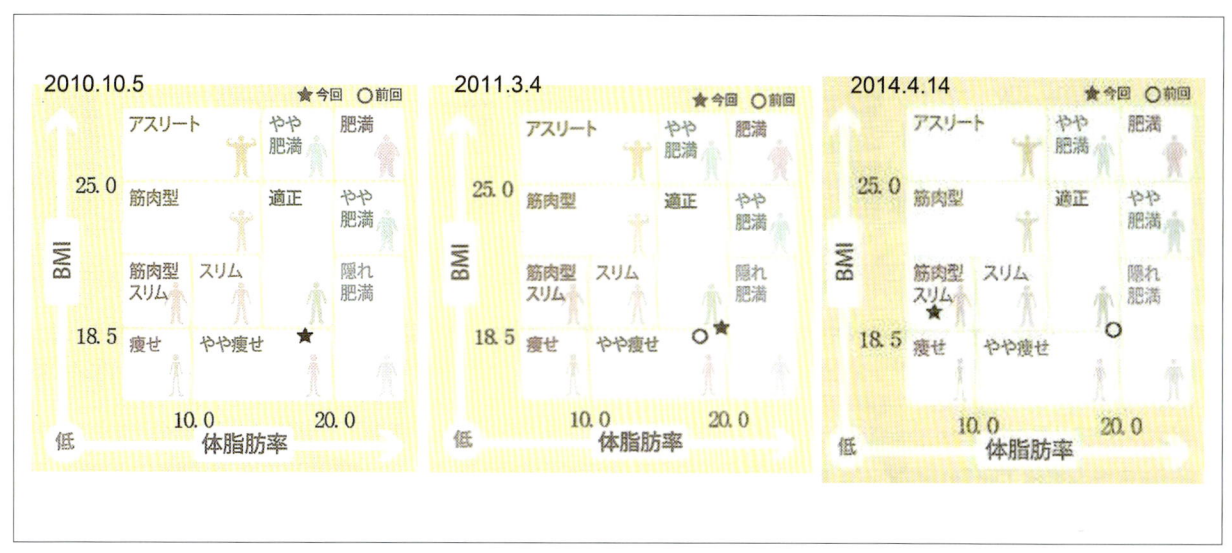

f. 体脂肪率とBMIの相関図．「やや痩せ」から「隠れ肥満」となり，現在は「筋肉型スリム」まで変化した

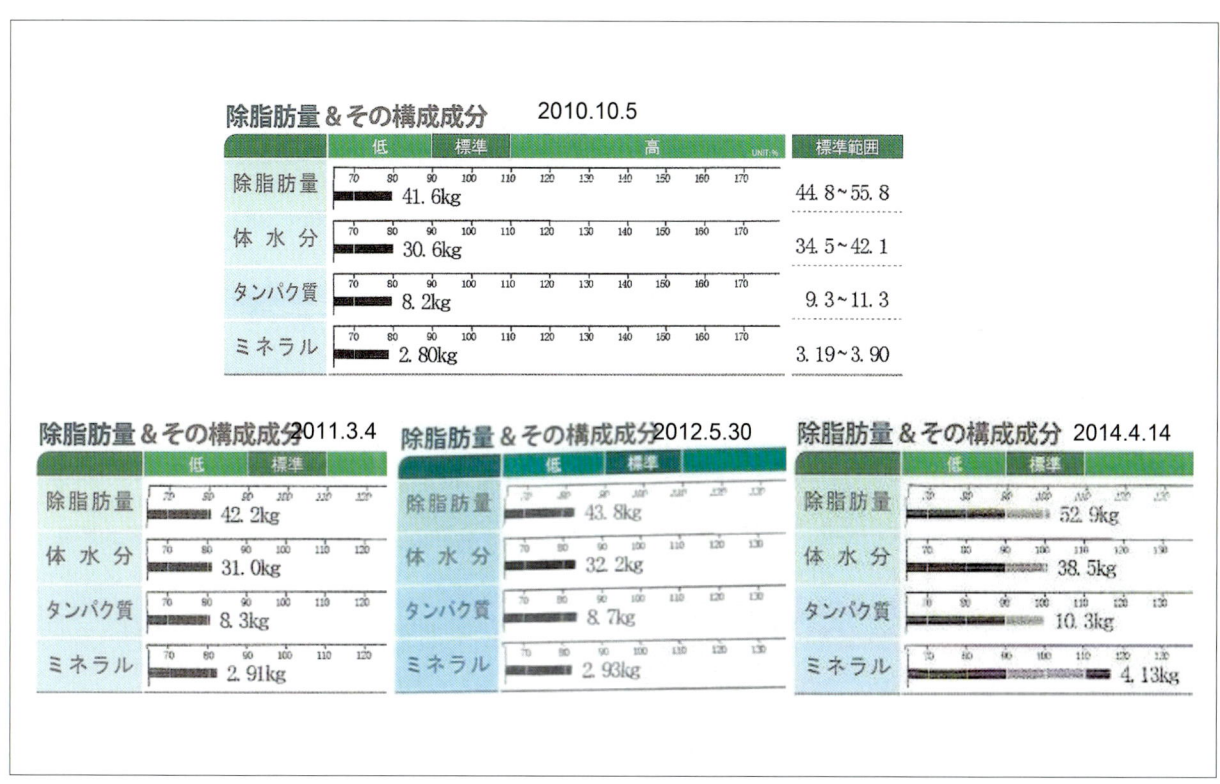

g. 体水分，タンパク質，ミネラルの変化．補綴後約1年までは低かったが，現在では標準の範囲に入った

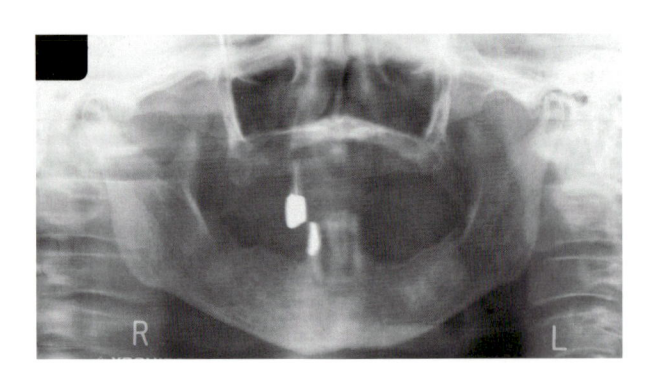

a～c. 2004.11.（補綴後，63歳）義歯が合わなくなったことを主訴に来院した患者で，インプラント補綴を希望した．4|，3|2 は抜歯し，21|3 は保存可能と診断した．下顎は将来，21|3 が抜歯となった場合にボーンアンカードブリッジへの変更も可能な設計とし，左右に3本ずつ6本のインプラントを埋入し，バーアタッチメントを利用したオーバーデンチャーとした．上顎も4本のインプラントを埋入し，下顎と同様，バーアタッチメントを利用したオーバーデンチャーとした．補綴後の定期的なメインテナンスでは，バーのプラークコントロールと，残存歯との調和をはかるための咬合調整を行ったが，補綴7年後，配偶者を亡くしたこともあってメインテナンスが途絶えた

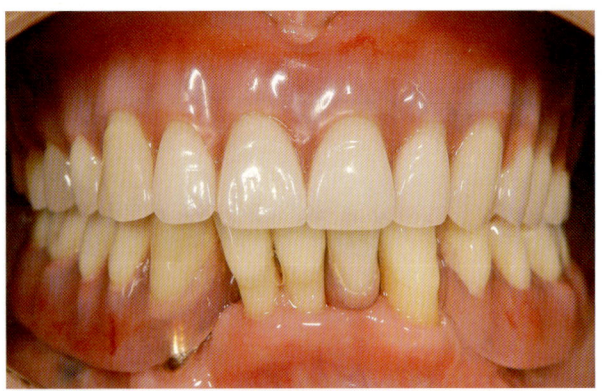

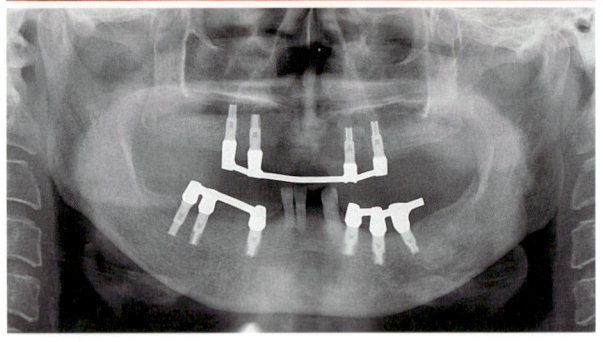

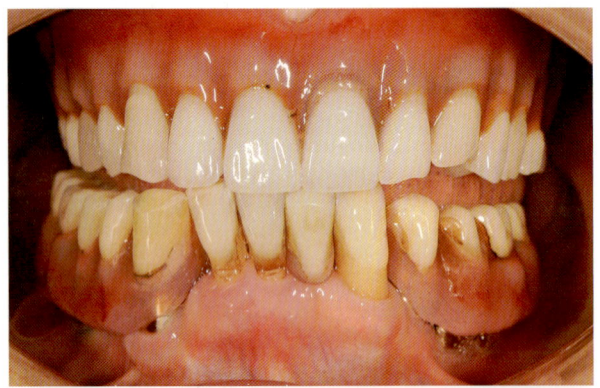

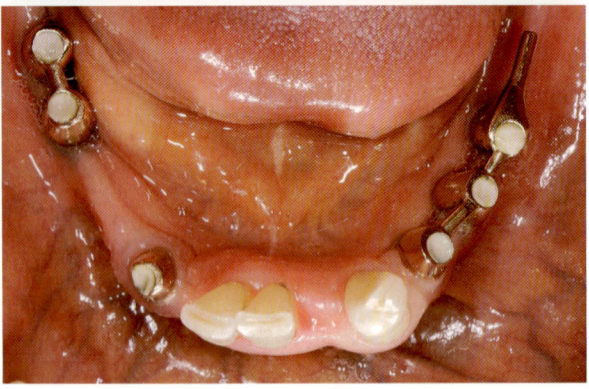

d, e. 2013.8.（補綴9年後，73歳）咬み合わせが悪くなって来院した．下顎右側のバーの破損および下顎義歯の摩耗と維持力の低下がひどくなっていた

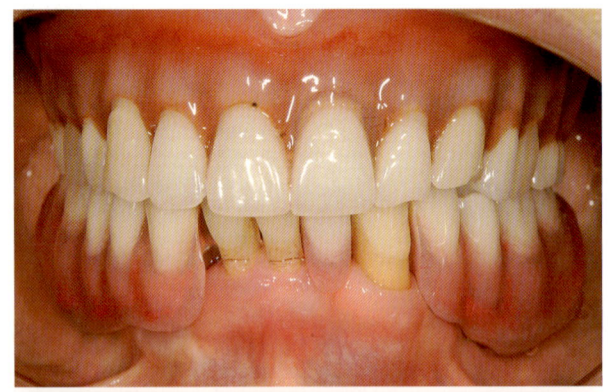

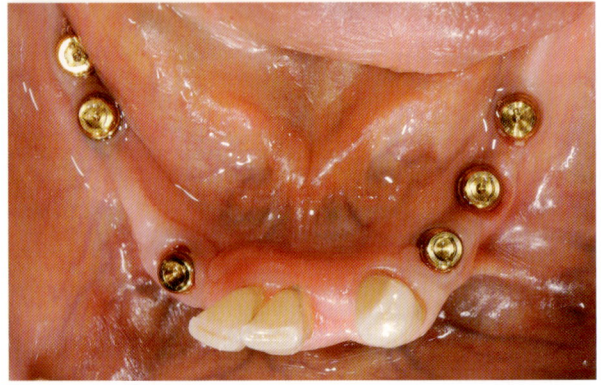

f, g. バーのプラークコントロールが難しくなってきたため，管理が行いやすいロケーターシステムに変更して下顎義歯を再製作した

図 9-6 バーアタッチメントからロケーターシステムに変更した一例（田中秀樹氏のご厚意による）

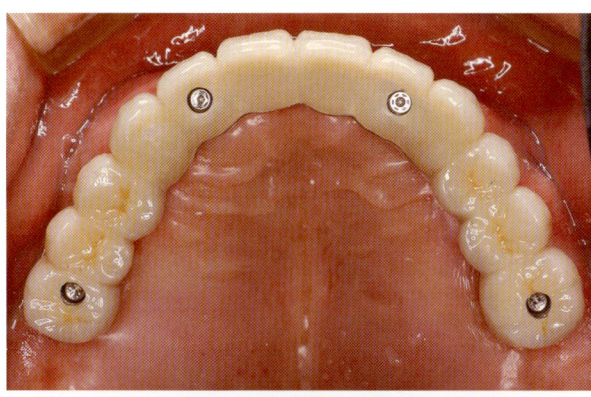

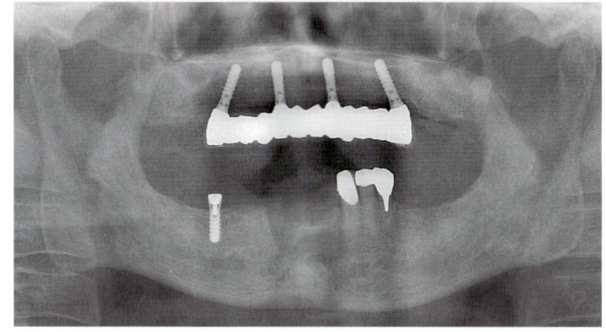

Part4 超高齢社会に対応したインプラント補綴

a,b. 2005.11.（補綴後，68歳） 上顎はボーンアンカードブリッジを装着してある

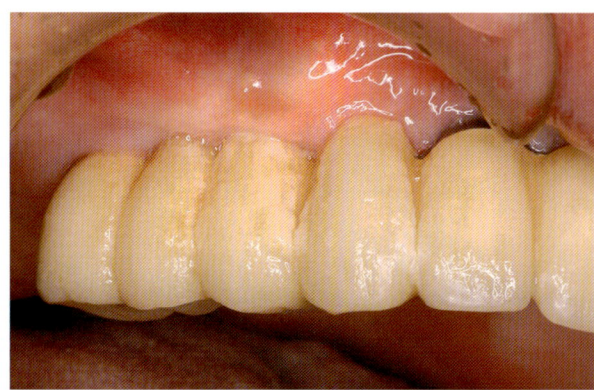

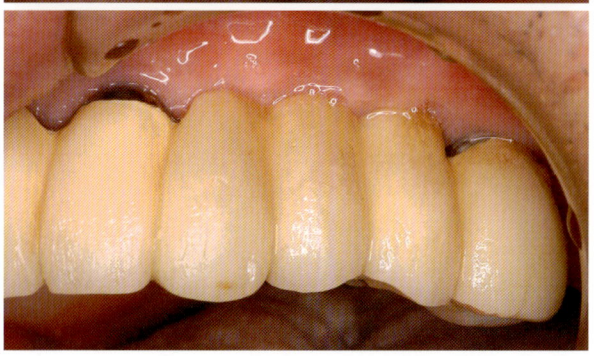

c,d. 2010.6.（補綴5年後，73歳） 脳梗塞で利き腕が使えなくなりセルフケアができなくなった．また，配偶者を亡くして一人暮らしになったため，患者本人が上部構造の改変を希望した

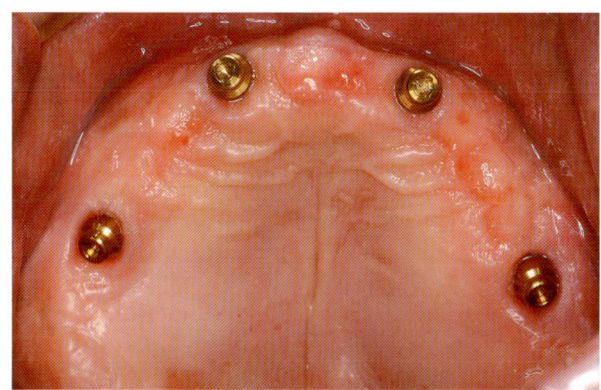

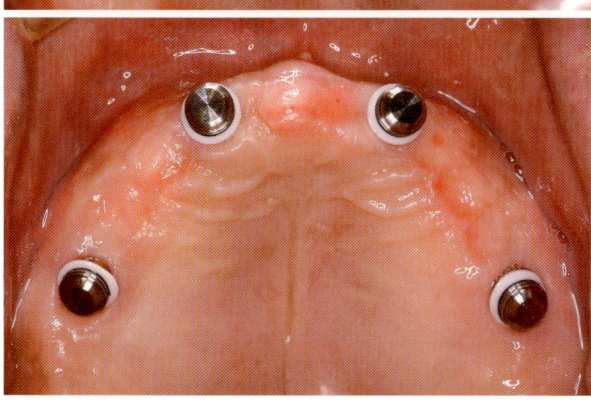

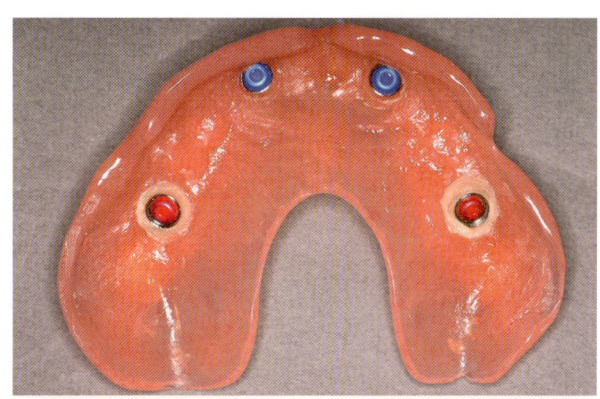

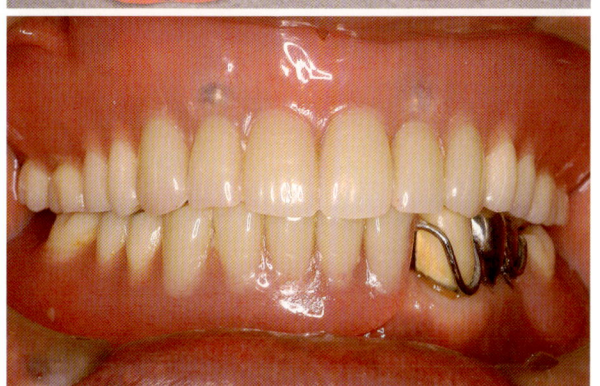

e〜h. ロケーターシステムを用いたインプラントオーバーデンチャーにした

図 9-7　固定性補綴から可撤性補綴に変えた一例
（大阪府・小柳圭司氏のご厚意による）

Chapter9 超高齢者へのインプラント補綴

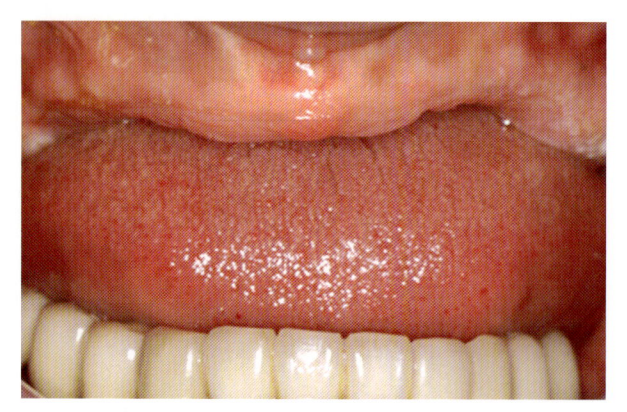

a. 2004.5.（初診時，73歳）

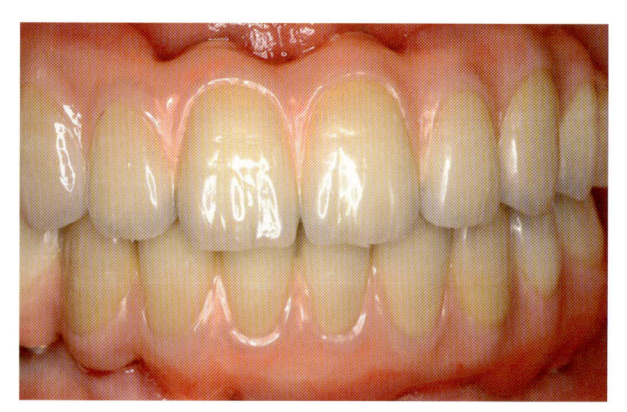

b. 2004.10.（補綴後，73歳）

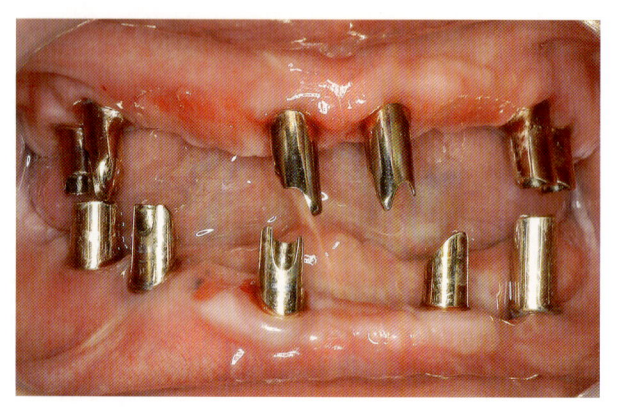

c. 内冠はテーパー2°とし，外冠は電鋳システムのAGCで製作した

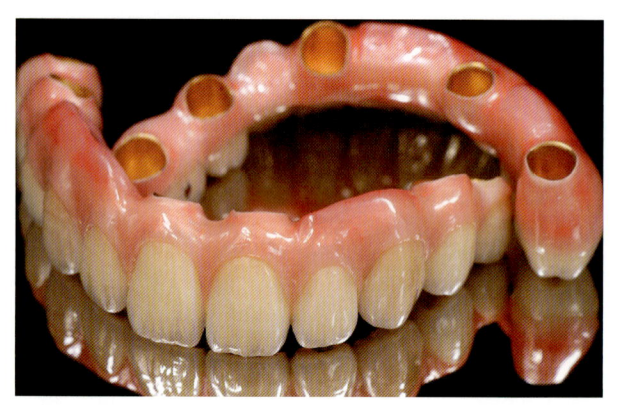

d. AGC3ユニットブリッジの構造．リムーバーを用いてベッドサイドでも外すことができる

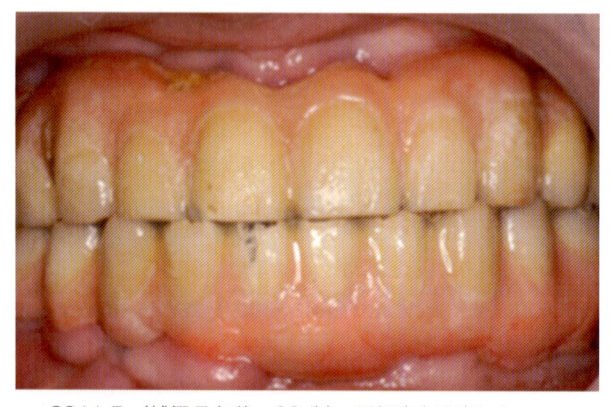

e. 2011.5.（補綴7年後，80歳）認知症を発症した

> **図 9-8** 摩擦抵抗を利用した固定法（AGC3ユニットブリッジ）の一例

Part5
顎口腔系の加齢変化と修復材料の経年変化

Chapter10 　顎口腔系の加齢変化と補綴治療
Chapter11 　補綴修復材料の経年変化
Chapter12 　変化する生体と修復物の狭間でどう対処するか

「ライフステージを考慮したインプラント補綴」を実践するためには，患者のライフステージのなかで何が変化するのかを知る必要がある．

患者側の要因としては，生体としての加齢変化に加え，生活様式の変化や要望などの心理的な変化が考えられる．また，補綴装置自体も耐久性に関わるため，破折や破損，摩耗などの経年的な変化を把握しておく必要がある．

しかもこれらは画一的ではなく，患者によって変化の速度や補綴装置の耐久性が異なることから，患者・術者ともに安心できるインプラント補綴を行うためには，総合的な診断のうえで，上部構造の材料選択も含めた長期的な治療計画が求められる．

Chapter 10 顎口腔系の加齢変化と補綴治療

補綴治療に求められるもの

　補綴治療の意義は，歯や歯質の喪失に伴い損なわれる咀嚼・発音機能の回復と審美性の回復を行うことにある．しかも，それらの回復は一時的なものに終わるのではなく，永続性が求められる[1]．また，補綴治療はリハビリテーション医学の一分野とも考えられ，その成功はQOL（生活の質）の維持・向上に大きく貢献する（図10-1）．したがって，われわれは補綴治療の正当性を評価するにあたり，無意識のうちにどれだけ「もつ」のかを意識している．

　たとえば，補綴装置に関する臨床成績の報告においても，装着したばかりのケースが含まれる「累積生存率」よりも，Pjetursson[2]のシステマティックレビューに示されるような「少なくとも5年以上の経過を追ったうえでの生存率」や，Simonisら[3]の「10～16年の長期フォローアップ調査」などのように，より長い経過報告の結果に強く惹かれ，真実を求めている．

　さらに，リハビリテーションであるがゆえに，「患者満足度」もその是非の大きな指標となる．たとえ術者が理想的な機能回復と審美性の付与を行ったとしても，患者が不満を示せば，その補綴治療は成功とはいえない．Zarb & Albrektssonが提唱したインプラントの成功基準（表10-1）の1つにも，「患者と術者がともに満足しなければならない」と，患者の満足度が術者よりも先に挙げられている．

　以上のことから，多くの補綴治療の評価には，咀嚼・発音機能などの客観的機能評価とともに，VAS法やOHIPを用いた患者の主観的評価が取り入れられている[4]．そしてさらに，これらの永続性，すなわち耐久性が求められるが，「耐久性」といっても一般の機械部品の耐久性とは大きく異なる点がある．それは生体が加齢変化を伴うということである．

　補綴装置が適用される顎口腔系もさまざまな加齢変化を示すことから，その変化のなかで，補綴装置にも生体と協調する経年変化を求めるのか，もしくは確固たる不変性を求めるのかは現在まで明らかになっておらず，さまざまな補綴装置や補綴修復材料が臨床で試行錯誤されて用いられている．

顎口腔系の加齢変化

　一般的に「加齢」（aging）とは，受精卵から死に至るまでの時間経過のことを指すが，狭義には，身体の成熟期以降の退行性変化を指し，「老化」と同義で用いられることが多い．ここでも，成長期の若年者を除いた，時間経過とともに生じる「生体の退行性変化」を加齢変化として考える．

　加齢により高齢者は，神経系，筋骨格系，循環器・呼吸器・消化器系など，全身的に機能低下を招来するとされている．顎口腔系においても，咀嚼筋，口腔周囲筋の筋線維萎縮による筋力や弾性の低下が咀嚼能力の低下を引き起こすことが危惧され，それを肯定するように，天然正常歯列の患者のほうが全部床義歯の患者より

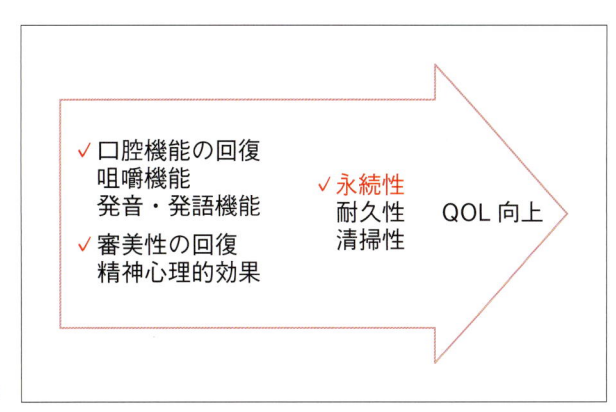

図 10-1　補綴治療に求められるもの

表 10-1　インプラントの成功基準

1.　インプラントによる補綴の機能性，審美性に患者，術者ともに満足である．
2.　インプラントに関わる疼痛，不快感，知覚障害そして感染が全くない．
3.　臨床的に，個々の連結されていないインプラントが全く動揺を示さない．
4.　機能 1 年以降の経年的な垂直性骨吸収が 0.2 mm 以下である．

Towards Optimized Treatment Outcomes for Dental Implant（Zarb & Albrektsson, 1998）より

も有意に高い咬合力をもつこと[5]などのいくつかの報告がなされてきた．しかし，一方で，これらの相違は加齢によるものではなく，残存歯数に影響されるものであることが示されている[6]．

これに対し，唾液腺の変性やさまざまな服用薬による唾液分泌量の減少は明らかで，口腔衛生や義歯の維持安定に負の影響を与えることが示唆されている[7]．その他，加齢による舌や頬の運動性低下が咀嚼時間の延長，咀嚼回数の減少をもたらし，それが唾液分泌量の減少につながるという負の連鎖についても報告されている．

このように，加齢に伴う顎口腔系の変化には多くの報告があるが，ここでは，特に補綴装置の製作や咬合との関連が強い顎関節と歯の加齢変化について，臨床と関連づけながら示す．

顎骨および顎関節の加齢変化

顎関節を構成する骨組織は下顎運動を司ることから，その形態的変化や構造的変化は咬合や咀嚼に深く関わる．

一般的に，顎関節の加齢変化は，下顎頭の前方突出点の平坦化と，それに対向する関節結節の平坦化に特徴づけられる（図 10-2）．

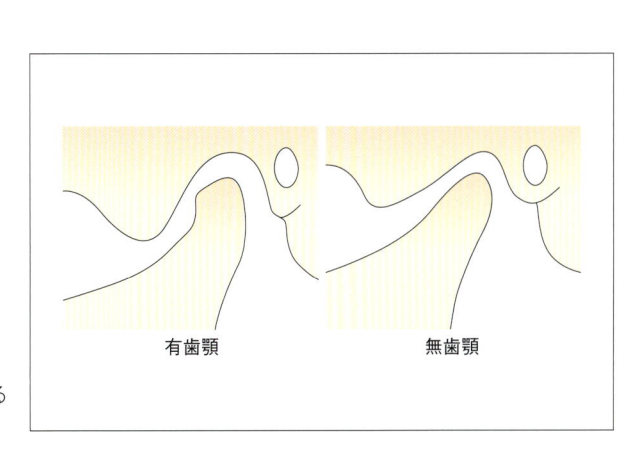

図 10-2　顎関節の加齢変化
歯を喪失すると，下顎頭の前方突出点の平坦化と，それに対向する関節結節の平坦化が生じる

しかし，これは加齢変化というよりも，むしろ歯の喪失による機能変化がもたらした退行性変化と考えられ，歯の喪失後に適切な義歯により咬合の回復がはかられた場合は，顎関節の骨形態変化は少ないとされている[8,9]．

ここで，歯の喪失を加齢変化とみなすかについては注意が必要である．「平成23年度歯科疾患実態調査」では，成人の残存歯数はたしかに経年的に減少しており（図10-3），一見，加齢変化であると考えられがちである．しかし，われわれの理解している歯の喪失原因は，齲蝕，歯周病という細菌感染症と，歯根破折に概ね集約されている．すなわち，いずれもが炎症性の組織破壊もしくは偶発的・医原的な要因による喪失であり，加齢による退行性変化がもたらしたものとはいい難い．顎骨標本でも，加齢による歯槽骨の経年的吸収は約0.06 mm/年とされており[10]，単なる加齢変化により歯が自然に抜け落ちるということはない．したがって，無歯顎の高齢者にみられる顎関節の骨形態変化は，加齢とともに頻度を増すために巨視的・疫学的には加齢変化ととらえられなくはないものの，真の退行性変化によるものではないと考えられる．

顎関節における疑いのない加齢変化は，関節円板の菲薄化・穿孔，弾性の減少ならびに関節包および靱帯の緊縮力の低下であろう．歯の喪失と咬合支持の喪失に伴う関節結節および下顎頭上端の平坦化・扁平化と相まって，下顎頭の可動性が増加し，臨床的には潜在的な顎関節内障の症状を呈することになる[7]．このことは補綴装置にも影響するため，補綴装置製作時には咬合干渉に十分な注意が必要となる．特に，偏心位での離開咬合を基本とする臼歯部のインプラント補綴においては，咬頭頂が低く，咬頭展開角が大きい咬合面形態となることが多い（図10-4）．

歯の加齢変化

歯の加齢変化に歯の喪失を含めるか否かについての見解は前述のとおりであり，高齢者に認められる徴候ではあるものの，厳密には加齢に端を発するものではない．

典型的な歯の加齢変化としては，咬耗，摩耗，楔状欠損などによる形態変化，色調変化と，第二象牙質の形成による歯髄腔狭窄，歯髄細胞成分の減少・線維化，血管分布・血行の減少によるびまん的な歯髄腔の石灰化などの歯髄腔の退行性変化が特徴的である[7]．このうち，補綴装置の製作や咬合に大きく関わるのは，咬耗と摩耗※であろう．

歯の咬耗は生涯にわたって生じ，隣接面接触点の咬耗により歯の前方移動が起こる．また，切歯切縁，犬歯尖頭と臼歯部咬合面は咀嚼やブラキシズムにより咬耗し，咬耗面は平面となり，経年的にその面積は増大する[11]．加齢変化による生理的咬耗は1年間で68 μm程度とされているのに対し，過度のブラキシズムやクレンチングなどのパラファンクションによる病的な咬耗は1年間で300 μmとされ[12]，さらに，病的な咬耗の率は，20歳が3％なのに対して70歳では17％に増加することから，加齢とともに増加する

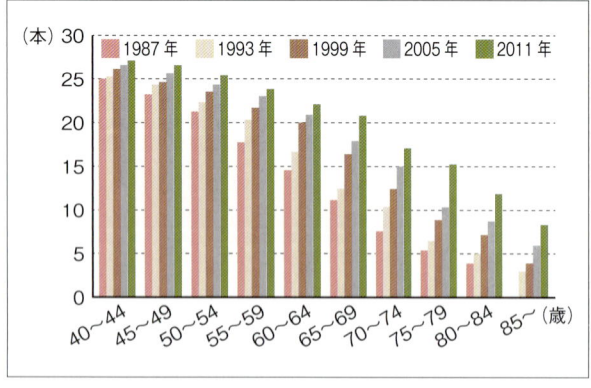

図10-3　1人平均残存歯数の年次推移（「平成23年度歯科疾患実態調査」より）
調査年を追うごとに，各年代の残存歯数は増加しているものの，どの調査年度においても，加齢とともに残存歯数が減少している

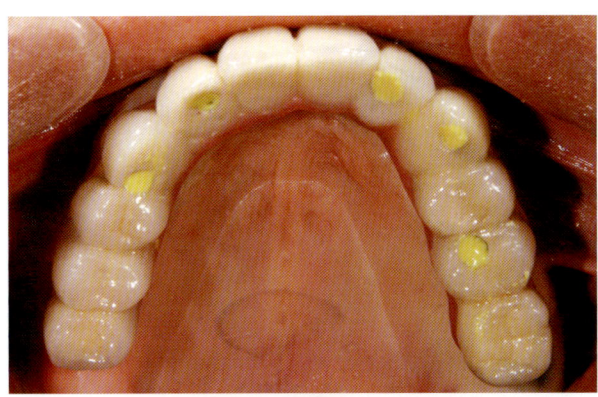

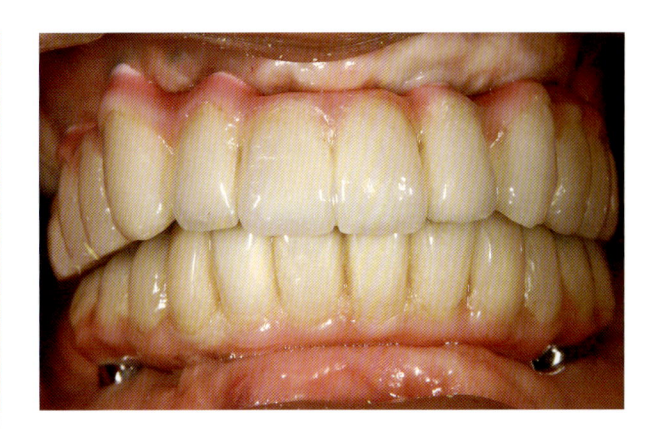

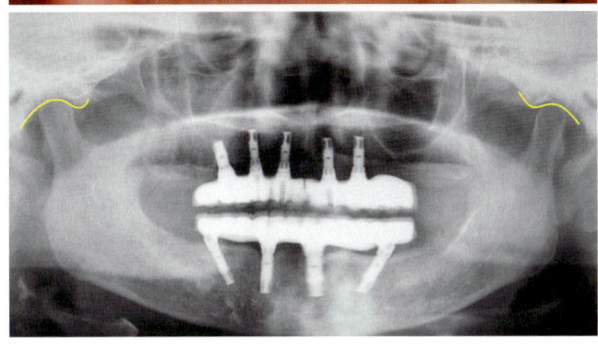

図10-4　顎関節の退行性変化に対して上下顎にインプラント補綴を行った一例
患者は20数年来，上下顎無歯顎で，嘔吐反射のため総義歯をうまく使うことができなかった．上部構造装着後のパノラマエックス線写真からわかるとおり，左右顎関節部には明らかな関節結節の平坦化が認められ，退行性変化と考えられる．上下顎に固定性の上部構造を装着するにあたり，注意深く偏心位の咬合調整を行ったところ，咬頭頂が低く，咬頭展開角が大きい咬合面形態となった

ことが示されている[13]．

通常，咬耗による歯冠長の減少は，歯槽骨を含む歯の挺出により補償されるため，咬合高径の低下をみることは少ないが，インプラント補綴においては，挺出することがないためにその補償は対合歯に委ねられることになり，長期的には咬合平面の乱れを招くことが危惧される．

また，対合歯もインプラント補綴の場合には，挺出による補償が全く見込めないことから，隣在歯もしくは反対側とのディスクレパンシーが招来されることも想定される．さらに，残存歯とインプラント補綴が混在する場合には，上部構造材料の摩耗も加わるため，臨床においては多くの因子について考慮する必要がある．

> **Key Word　摩耗と磨耗**
>
> 　一般的に，「摩耗（wear）」とは，摩擦に伴って生じる固体表面部分の逐次減量のことと定義され，意図して起こしたものを「磨耗」，知らない間に起きたものを「摩耗」と表す．「研磨」などのように削り取ろうとしてやった結果が「磨耗」であり，軸受など本来は減ってはいけないが，寿命が尽きたり，管理が悪くて出た結果が「摩耗」である[14]．したがって，歯や補綴装置の場合は「摩耗」であり，そのなかで，歯の直接接触に起因するものが咬耗とされる．

Chapter 11 補綴修復材料の経年変化

上部構造のトラブル

インプラントの上部構造にはさまざまな補綴装置が使用され，咬合面材料としても金属，ハイブリッドレジンを含む硬質レジン，焼成陶材のほか，近年では2ケイ酸リチウム，ジルコニアといった材料が用いられている．これらについて臨床的な選択基準は明確に示されてなく，患者の嗜好や術者の使いやすさ，個々の考えによって，しかし多くの術者が迷いながら使い分けているのが現状である．

一方で，2012年に厚生労働省の委託事業のひとつとして日本歯科医学会が行った「歯科インプラント治療の実態・課題等について」のアンケート調査によると，自院で行ったインプラント治療でのトラブル経験の内容として最も頻度が高かったのは「上部構造の破折・破損」であり，その他，「咬合不全」「審美障害」「顎関節症」など上部構造と密接に関わるものを含めると，ほぼ8割の術者が上部構造のトラブルを経験していると報告されている（図1-1参照）．つまり，このトラブルの多さこそが，術者が上部構造の材料選択に迷う理由であり，そのため，さまざまな材料が臨床で試行錯誤されて用いられていると考えられる．

インプラント上部構造のトラブルについて，Goodacreら[1]は，前装レジンと前装陶材を合わせた前装材材の破折・破損は36%あったと報告している（表11-1）．また，Pjeturssonら[2]による，少なくとも5年の機能期間を有する症例のシステマティックレビューによると，前装材の破損13.5%を含め，のべ30%程度の上部構造関連のトラブルが報告されている（表11-2）．

表11-1　インプラント上部構造のトラブル

オーバーデンチャーの維持不良	30%
前装レジンの破折・破損	22%
オーバーデンチャーのリライン	19%
オーバーデンチャーのクリップ破折	17%
前装陶材の破折・破損	14%
オーバーデンチャーの破折	12%
対合歯の破折	12%
義歯床の破折	7%
補綴スクリューの緩み	7%
アバットメントスクリューの緩み	6%
補綴スクリューの破折	4%
メタルフレームワークの破折	3%
アバットメントスクリューの破折	2%
インプラントの破折	1%

(Goodacre, et al. Clinical complications with implants and implant prostheses. J prosthet Dent. 2003 ; 90(2) : 121-132. より)

表11-2　5年以上経過したインプラントの結果

インプラントレベルの5年生存率	95.6%（粗面のみだと97.2%）
インプラントレベルの10年生存率	93.1%
上部構造の5年生存率	95.4%（PFMのみ；レジンを除くと96.4%）
上部構造の10年生存率	80.1%（PFMのみ；レジンを除くと93.9%）
全くトラブルのなかった患者	66.4%
5年でのトラブル発生率　前装材の破損	13.5%
インプラント周囲炎および軟組織のトラブル	8.5%
アクセスホール封鎖脱離	5.4%
アバットメントおよびスクリューの緩み	5.3%
セメンティング上部構造の脱離	4.7%

(Pjetursson, et al. A systematic review of the survival and complication rates of implant-supported fixed dental prostheses (FDPs) after a mean observation period of at least 5 years. Clinial Oral Implants Research. 2012；23（6）：22-38. より)

　インプラントがオッセオインテグレーションを達成することが当たり前のこととなり，10年生存率が90％を超えるとの報告がなされ，20年あるいは30年の良好な経過の報告もそう驚かれることがなくなったいま，上部構造のトラブルはインプラント周囲炎と並んで，洋の東西を問わず臨床家の懸案の課題であり，機能する期間が増えれば増えるほど，その頻度は高くなることが容易に想像できる．

　以下，さまざまな上部構造材料の経年変化としての破折，破損，摩耗について，臨床例や実験室レベルでの研究結果をもとに考えてみたい．

金属の摩耗

　鋳造金合金による補綴修復は，われわれが長年行ってきた咬合面再構成法である．天然歯列のなかに金合金の咬合面が存在しても，破折，破損そして摩耗によるトラブルは少なく，臨床実感としても非常に信頼性が高い．

　図11-1に，⑧7⑥5④ブリッジの中間支台歯である6が抜歯となり，765にインプラントを埋入した患者の初診時と補綴10年後の口腔内写真を示す．初診時から下顎骨隆起の存在とともに臼歯部咬合面，前歯部切縁の咬耗が認められ，ブラキシズムの既往があった患者である．

インプラント上部構造に歯冠色修復を希望したが，破損の危険性が高いと判断し，咬合面をタイプ4金合金で被覆する硬質レジン前装の上部構造を製作した．10年後までアバットメント，オクルーザルスクリューの緩みはなく，また，インプラント周囲骨の吸収も認められず，非常に安定した状態を保っている．咬合面においては，残存歯の摩耗が若干認められるとともに，インプラントの金合金咬合面にもなだらかな摩耗が認められ，残存歯と金合金の摩耗が協調していることがうかがえた．咬合平面の乱れや歯の移動もなく，左右側ともに咬合接触を保っており，非常に良好な経過をたどっている．

　金合金の摩耗については実験室レベルの研究においても，エナメル質と同等の摩耗挙動を示すことが示されており，また素材が均質であるため摩耗面に凹凸を生じにくく[3]，「残存歯と協調して摩耗させる」という観点からは最も優れた修復材料といえる．

　一方，金属の最大のデメリットは色調である．補綴治療の意義である「機能と審美性を回復し，永続的に維持する」ということを鑑みると，インプラントは保険診療の制約がなく，天然歯に近い機能回復を行うことは疑いようがないため，患者・術者ともに歯に近似させた「見た目」を願うことは自然の要求であると考えられる．

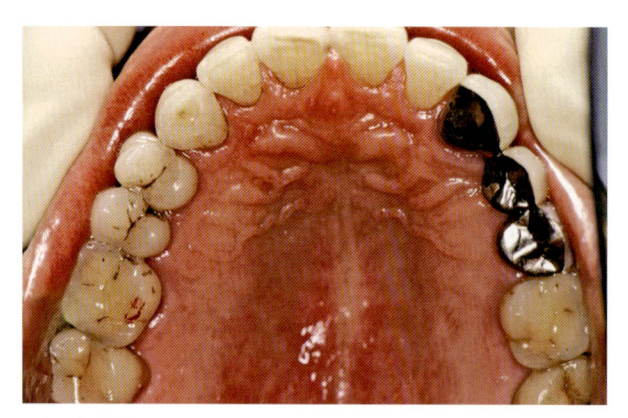

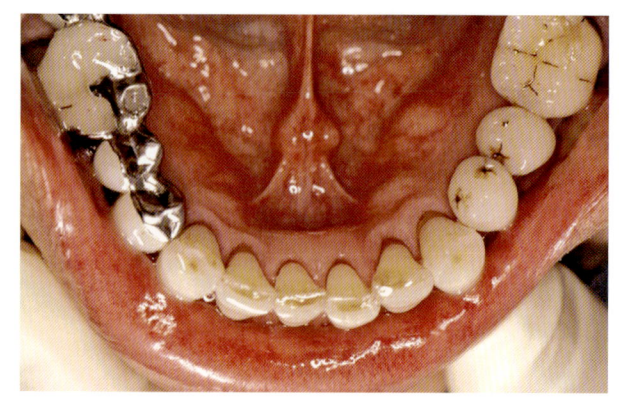

a,b. 初診時

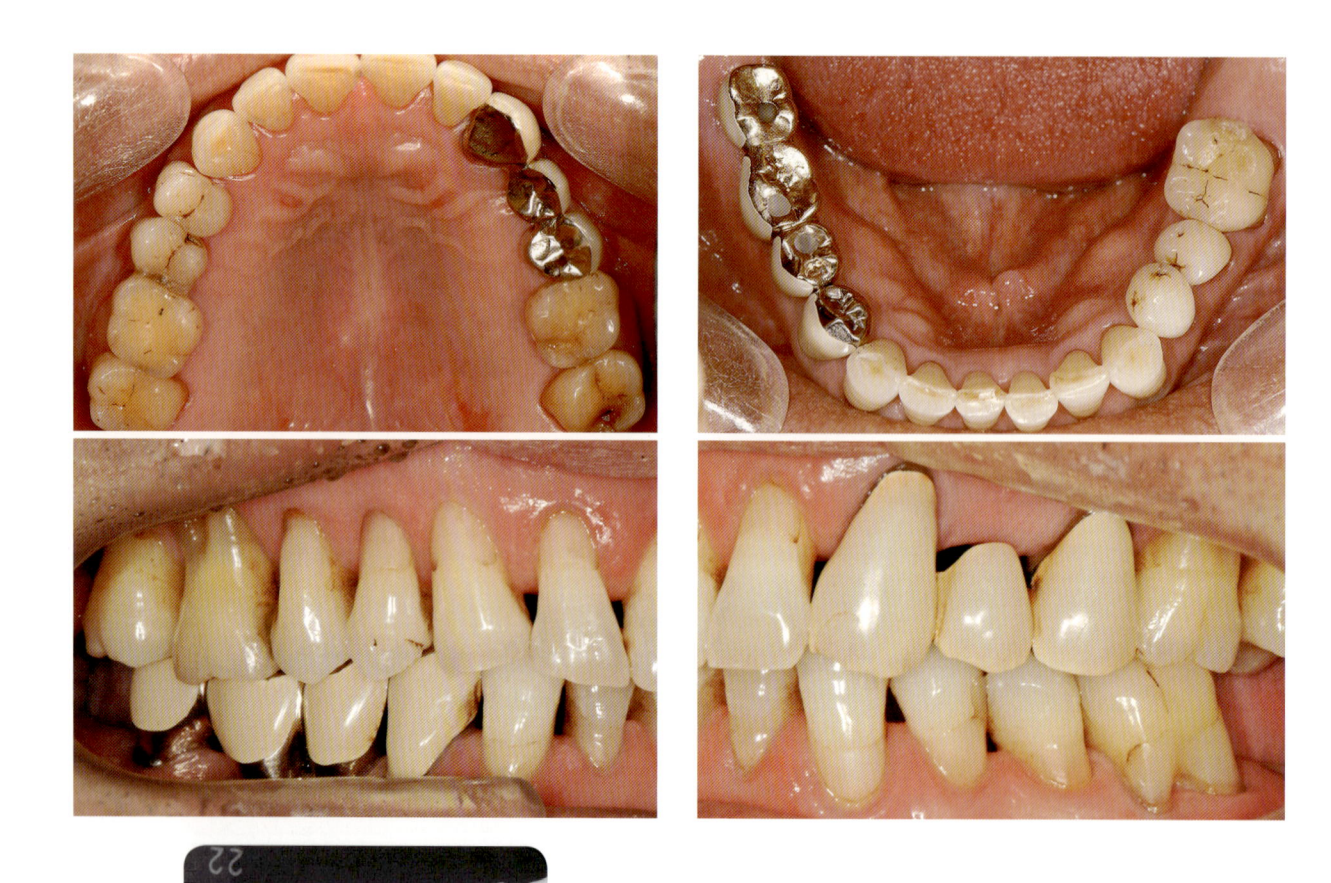

c～g. 補綴 10 年後

図 11-1　咬合面が金合金のインプラント

積層前装材料の破損，摩耗

　金属の最大のデメリットを解消するため，多くの症例で歯冠色修復材料として，硬質レジンや焼成陶材を用いた咬合面の再構成が行われている．しかし，今日，上部構造の前装材の破折・破損が指摘されているのは，Goodacreらや Pjetursson らの報告にも示されているとおり，硬質レジンや焼成陶材といった積層前装材料である．インプラントの上部構造において，その破折や破損が取りざたされるのは，インプラントに荷重のショックアブソーバーとなるべき歯根膜がないことがひとつの要因と思われる．インプラントの被圧変位量は，歯根膜を有する天然歯の1/10ともいわれており，かかる荷重を咬合面材料が受けることになる．

　インプラントの構造的な特徴に加えて，これらの積層前装材料には，元来もち合わせている欠点がある．硬質レジンはフィラーを含有するマトリックスレジンを光重合により硬化させ，また焼成陶材はリューサイトを主成分とする陶材粉末を蒸留水と混和して築盛し焼結させるが，いずれも単体では強度が十分でないため，金属のフレームに前装する形態をとる．そのうえ，個々の歯の色に合わせてレジンペーストや陶材を変え，重ね合わせて重合もしくは焼成させることで複雑な天然歯の色調を再現することが可能となる（そのため「積層前装材料」といわれる）．したがって，意図しない気泡などのアーチファクトを生じる可能性を包含することになる．

　図 11-2 は，装着後1年も満たずに多数の破損が生じた，ハイブリッドレジン前装のインプラント上部構造である．対合の下顎左右側臼歯部にはインプラント補綴がなされており，前歯部は天然歯であった．上顎が総義歯のときには自覚のなかったパラファンクションが，インプラント上部構造の装着とともに露見し，それとともに特に上顎左側に集中して前装材の破損が起こった．修理のために上部構造を撤去し，破断面を実体顕微鏡で観察すると，いくつかの興味深い所見が認められた（図 11-3〜5）．

　また，図 11-6 は，陶材焼付金属冠の上部構造で，装着8年後と装着5年後の咬合面観である．いずれの咬合接触部位も粗糙な表面を呈しており，咬合接触により表面の微少な破損が生じたか，もしくはアブレシブ摩耗によりマトリックスポーセレンが摩耗し，残留したリューサイト結晶が凹凸を形成していると考えられる（図 11-7）．咬合接触がなかった部位は，数年経過しても滑沢さを保っており，両者の境界は明瞭である．

　図 11-2〜7 に示した上部構造破損後の破断面は，積層前装材料の材料学的な限界を示唆するものと思われる．それに加え，製作方法や技工操作に関わるアーチファクトを完全に排除することは困難であり，これらを起始点とする材料の破損の広がりは想像に難くない．さらに，硬質レジン，焼成陶材いずれの材料も，構成成分中にフィラーもしくはリューサイト結晶を最も多く含有する複合材料であり（図 11-8），均質な材料ではない．そのため咬合圧にさらされると，物性の劣るマトリックスレジン，マトリックスポーセレンが先に摩耗もしくは破損する．また，フィラーのシランカップリング剤が加水分解することでフィラーの脱落が起こることも指摘されており，それらの結果として図 11-2〜7 のような粗糙な面を呈するとも考えられる．

　フィラーやリューサイト結晶の露出した粗糙面が放置されると，ひいては対合歯の摩耗を助長することにもなる．図 11-9 は，陶材焼付金属冠である対合歯と11年間咬合接触を営んだ，金合金クラウンの咬合面である．陶材表面の粗糙面とともに，同部の滑走方向に一致して，ヤスリをかけたような線状の傷が認められる．

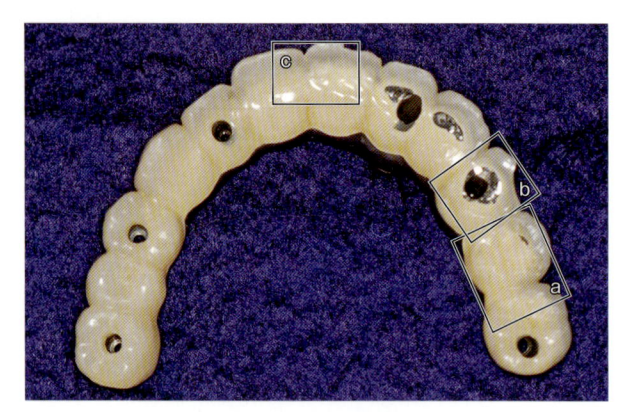

図 11-2　装着 1 年後に多数の破損を生じたハイブリッドレジン前装のインプラント上部構造

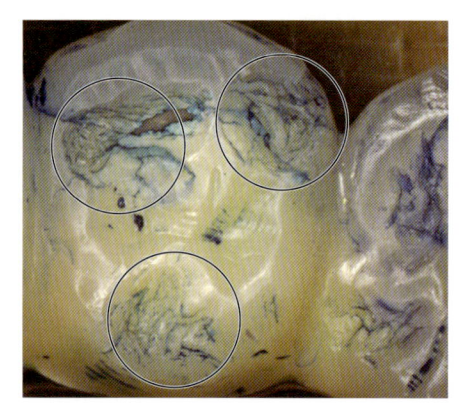

図 11-3　図 11-2 の a 部の拡大
黒丸部は対合歯の咬合接触が認められた部分で，咬合接触によりハイブリッドレジンが砕け，多数のひびが入り，まさに崩壊間近といっても過言ではない（破断面の様子が視認しやすいように青色の顔料を塗布してある）

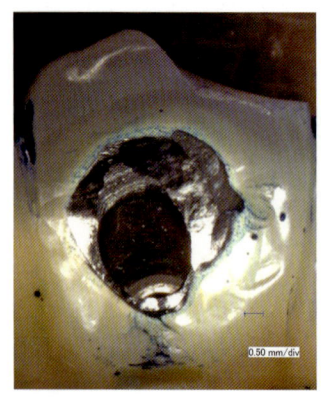

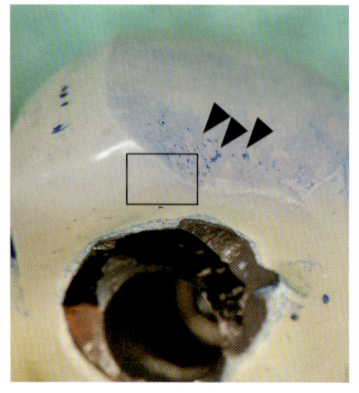

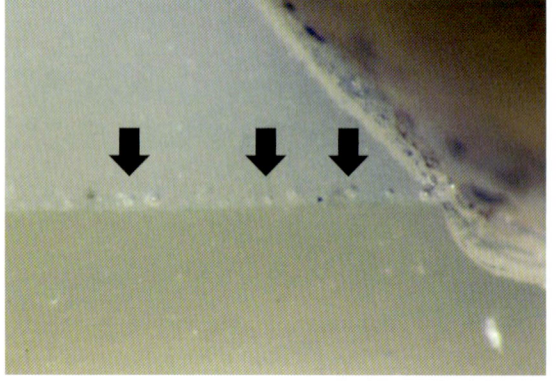

図 11-4　図 11-2 の b 部の拡大
頬側咬頭遠心半が，レジンの色調の異なるところを境にして破損しているが，その破断面には▲で示される多数の気泡が観察される．また，破損はしていないものの象牙質色ペーストとエナメル質色ペーストの界面を拡大すると，矢印で示されるように界面に沿って気泡が認められる．これらの気泡は築盛時に混入したものと思われ，破損の起始点となった可能性がある（破断面の様子が視認しやすいように青色の顔料を塗布してある）

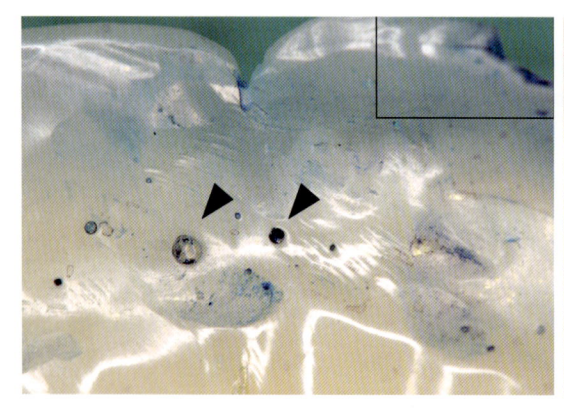

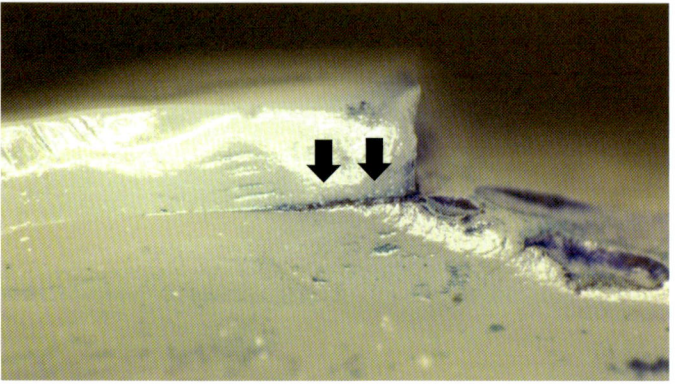

図 11-5　図 11-2 の c 部の拡大
前歯部切縁口蓋側は，対合歯の滑走により摩耗した滑沢な面のなかに▲で示される比較的大きな気泡が認められる．また，切縁の破損した部位には気泡は認めないものの，矢印で示されるように顔料が線状に浸透しているのが認められる．おそらく，いったん未重合層を削合した後に，接着処理をしないまま新たなペーストを築盛したためと考えられ，追加築盛レジン部分が剥離するような破損を生じている（破断面の様子が視認しやすいように青色の顔料を塗布してある）

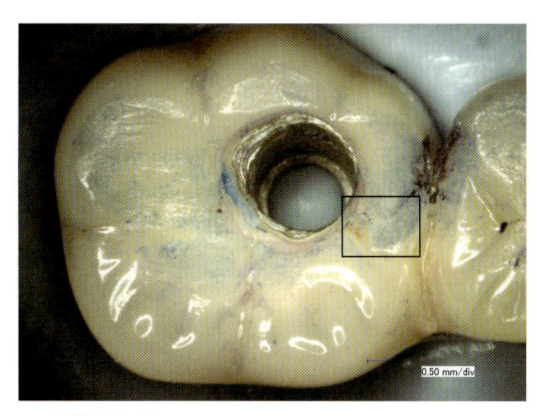

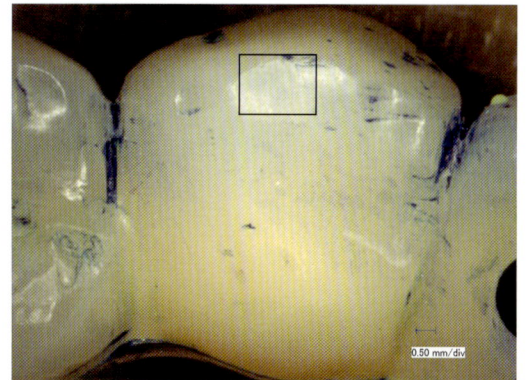

a. 装着8年後　　　　　　　　　　　　　　　b. 装着5年後

図 11-6　陶材焼付金属冠の上部構造

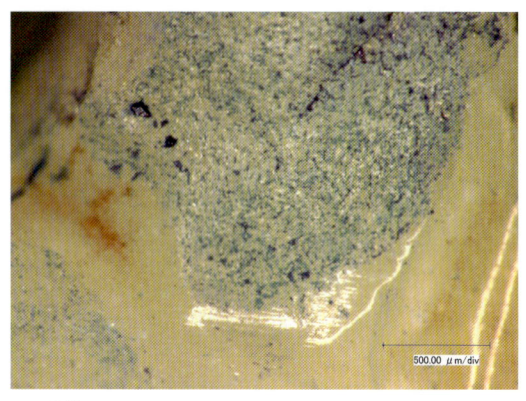

a. 装着8年後　　　　　　　　　　　　　　　b. 装着5年後

図 11-7　図 11-6 の拡大

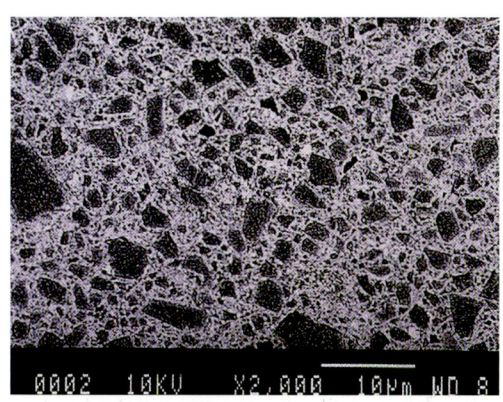

a. 硬質レジンの結晶構造
エステニアのSEM像で、レジンマトリックスが明るい色調で表示され、さまざまな粒径のフィラーが高密度に填入されていることがわかる
(高橋英登、松井信人編：ハイブリッドセラミックス．医歯薬出版、2006；43．より)

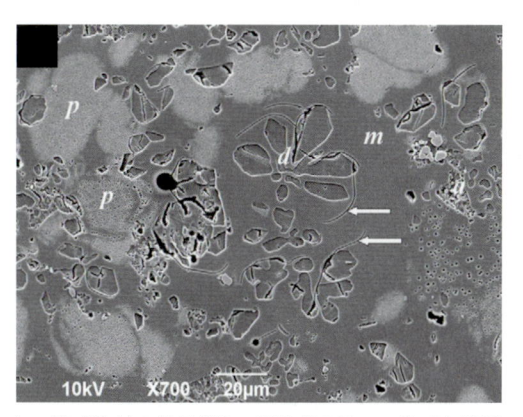

b. 焼成陶材の結晶構造．樹枝状のリューサイト結晶（d），マトリックス（m），マイクロクラック（矢印），気泡などが認められる
(Tang X, et al. Effects of multiple firings on the mechanical properties and microstructure of veneering ceramics for zirconia frameworks. J Dent. 2012；40(5)：372-380．より)

図 11-8　硬質レジンと焼成陶材の結晶構造（SEM像）

a,b. 陶材焼付金属冠装着時　　　　　　　　　　**c,d.** 11年後

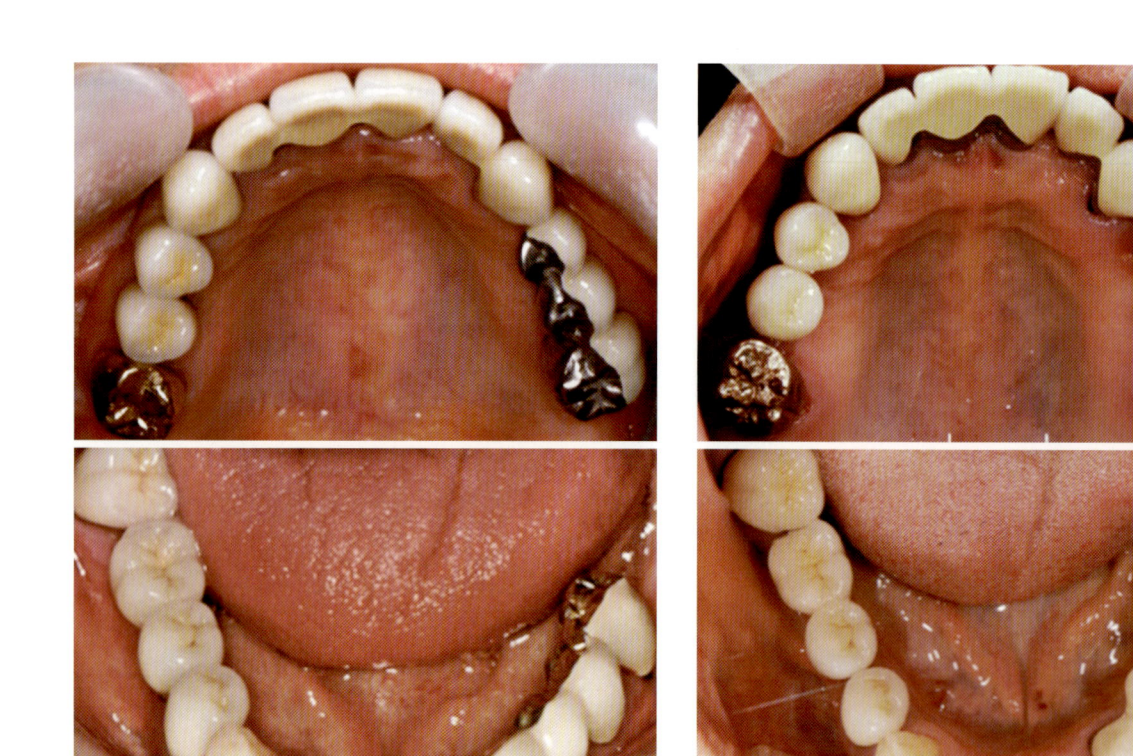

図 11-9　11年間，陶材焼付金属冠である対合歯と咬合した金合金クラウン（武田孝之氏のご厚意による）

　大臼歯の咬合圧に耐えるためには，咬合面の構成材料には500～600 MPaの曲げ強さが求められるとされている[4]．曲げ強さだけでその可否を決定できるわけではないものの，積層前装材料の曲げ強さは100～120 MPaと1/5程度であり，大きく不足していることを認識しなければならない．

　臼歯部咬合面に積層前装材料を使用する際は，このような材料の限界を踏まえたうえで，装着後の十分な管理とメインテナンスが必要であろう．

咬合面材料としてのジルコニア

　積層前装材料の破損が多発したことから，臨床現場で「壊れない白い材料を」との要求が増加し，またそれに応えるような材料開発の進歩ならびにCAD/CAM技術の歯科への導入も相まって，ジルコニアが応用されるようになってきた．昨今では，透光性を高めた「半透明ジルコニア」が市場に登場し，Monolithic Crown（オールジルコニアクラウン，フルカントゥアジルコニア）が臨床に応用されるようになった．これにより，咬合面もすべて曲げ強度1000 MPaに達するジルコニアで構成できることになり，破折や破損のない強度に優れたインプラント上部構造の製作が可能となっている[5]．

　ジルコニアの結晶構造をみると，0.2～1.0 μm程度の微細なジルコニア粒子が緊密に焼結している像が認められる（**図 11-10**）[6]．メーカー公表値では開放気孔率は0％であり，高温で完全焼結されたジルコニアは，焼成陶材（**図 11-8b**）と比較して構造欠陥のない，均質な内部構造をもつといえる．また，ジルコニアは，応力が負荷されると正方晶から単斜晶へと約3～

5％の体積変化を伴う結晶転移が生じる．この相転移による体積膨張により圧縮応力を生じることで，クラックの進展を抑制し，強度・破壊靱性の向上をもたらすことが知られており，ジルコニアの破壊靱性値は6〜10 MPa・m$^{1/2}$と，エナメル質や焼成陶材と比較して高く，口腔内機能下での表面形状の変化は少ないと考えられる．

　硬く，破損しにくく，表面形状の変化のないジルコニアは，焼成陶材で認められたような，対合歯の摩耗を助長することもないといわれている．Perisら[7]の研究では，十分に研磨された滑沢なジルコニア表面は，焼成陶材と比較して対合歯の摩耗を減少させ，対合エナメル質の摩耗量はエナメル質どうしの摩耗量よりも少ない値を示した．鍵となるのは「十分に研磨された滑沢なジルコニア」ということである．

　また，Stawarczykら[8]は，ジルコニアのエナメル摩耗性を2軸摩耗試験によって比較し，ダイヤモンドペーストで研磨したジルコニアが最も小さなエナメル摩耗を示し，グレージングセラミックスを用いてグレーズした試料は逆に有意に高いエナメル摩耗性を示したと報告している．しかしながら，同じ論文中で，摩耗試験後のジルコニア試料に対するエナメル質内のSEM像にクラックの増加が観察されたとも報告している．このことは，表面粗さによる対合歯の摩耗だけでなく，硬さの相違に起因する対合歯の損傷にも留意する必要があることを意味する．

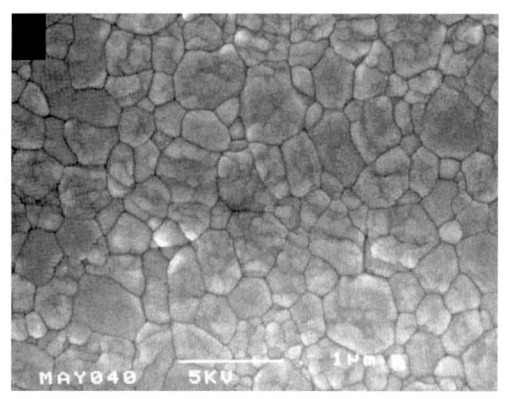

図 11-10　ジルコニアの結晶構造（SEM像）
0.2〜1.0 μm程度のジルコニア粒子が認められる
(Guazzato M, et al. Strength, fracture toughness and microstructure of a selection of all-ceramic materials. Part2. Zirconia dental ceramics. Dent Mater. 2004 ; 20(5) : 449-456. より)

この点に関しては，臨床研究を含む，さらなる解析が必要である．

　ここまでいくつかの実験室レベルにおける摩耗試験の結果を示してきたが，ひとつ注意をしなければならないのは，荷重量，荷重サイクル，試料の調製方法，試験環境（乾燥か湿潤か）によって，その結果は大きく異なるということである．したがって，異なる研究間の数値の比較は意味をなさないし，またその数値を含めて研究結果をそのまま100％臨床に当てはめることはできない．そのことに留意したうえで，長期の臨床報告が少ない咬合面材料としてのジルコニアについて，実験室レベルでの研究から導かれる臨床への示唆を表 11-3 にまとめる．

表 11-3　咬合面材料としてのジルコニアについての材料学的研究から臨床への示唆

1. ジルコニアの破折・破損は際立って少ない．
2. ジルコニアはダイヤモンドペーストにより比較的容易に滑沢に研磨できる．
3. 研磨したジルコニアは，自身も摩耗しないし，対合エナメル質も摩耗させない．
4. 咬合接触部位のグレージングやステイニングは，対合エナメル質を過度に摩耗させる．

Chapter 12 変化する生体と修復物の狭間でどう対処するか

　現在，筆者らは，アラバマ大式摩耗試験器（図12-1）を用いて，ジルコニアと，加圧成型セラミックスとして注目されている2ケイ酸リチウムについての対エナメル質摩耗挙動を検索中である．進行中の一部の結果と，これまでに同様の摩耗試験器を用いて硬質レジン，焼成陶材，金合金の摩耗挙動を調べた結果を統合して，各種咬合面材料の摩耗量を図12-2に示す．2ケイ酸リチウム，硬質レジン，金合金はほぼエナメル質の摩耗挙動と近似したのに対し，ジルコニアは自らも摩耗しないし，相手も摩耗させず，陶材は対合エナメル質の摩耗が顕著である傾向を示している．同一の摩耗試験器による結果を横ならびに並べているので，相対的な位置関係は臨床実感とも一致するところがあるが，それでも単に実験室レベルの研究であり，一定期間の摩耗試験の結果でしかない．焼成陶材ではいったん自らが摩耗してしまうと，図11-6, 7で示したような粗糙面を呈するため，対合のエナメル質は加速度的に摩耗が進行することが予想されるし，硬質レジンも摩耗すると，フィラーが露出して同様の悪影響を及ぼすことが予想される．また，図12-2に示したのは対エナメル質の摩耗のみであり，実際の口腔内にはそれぞれ修復物どうしの接触もあり複雑である．臨床的に，定期的なチェックを怠らず，適宜研磨などの介入が必要になってくると思われる．

　図12-3は，76|にインプラントが埋入され，上部構造の咬合面が金合金で修復された症例である．インプラント部には当初，たしかな咬合接触を与えていたものの，10年後，明らかな間隙を認めた．図11-1で，金合金が残存歯と協調した摩耗を示し，長期的な咬合の安定に有効であったことを記したとおり，残存歯とは協調して摩耗が進行したものの，残存歯どうしの咬合接触部は摩耗の分だけ咬合高径を保つように挺出したのに対し，インプラントは挺出することができず，結果として間隙を生じたものと推測できる．このようなケースに対しては，上下顎の咬合面をジルコニアで修復して破折や摩耗の可能性を可及的に減じ，臼歯部の咬合高径を永続的に維持することにより咬合の安定につながると考えられる．

　図12-4は，一部に金属による部分修復がなされているが，残存歯はほぼ健全歯で，残存歯エナメル質により咬合支持がなされている症例である．|6インプラントと，|5の失活歯に補綴を行うにあたり，患者が白い上部構造を望んだが，残存歯咬合面切縁に咬耗が認められ，かつブラキシズムの自覚もあったため，上部構造としてフルカントゥアジルコニアクラウンを選択した．装着後，間もないため，なんら問題なく良好に経過しており，曲げ強度，耐摩耗性に優れるジルコニアであるから，しばらくの間は問題の露見はないと思われる．しかし，10年後を予測すると，天然歯は0.5mm程度，上下顎合わせると約1.0mmの生理的咬耗が予測され，残存歯の挺出，移動によりこれを補償すると思われるが，ジルコニアの咬合接触部に限っては，このダイナミックスから外れてしまうことになる．何事もなく，残存歯の位置移動により均等な咬合接触を保つことができるのかもしれないが，

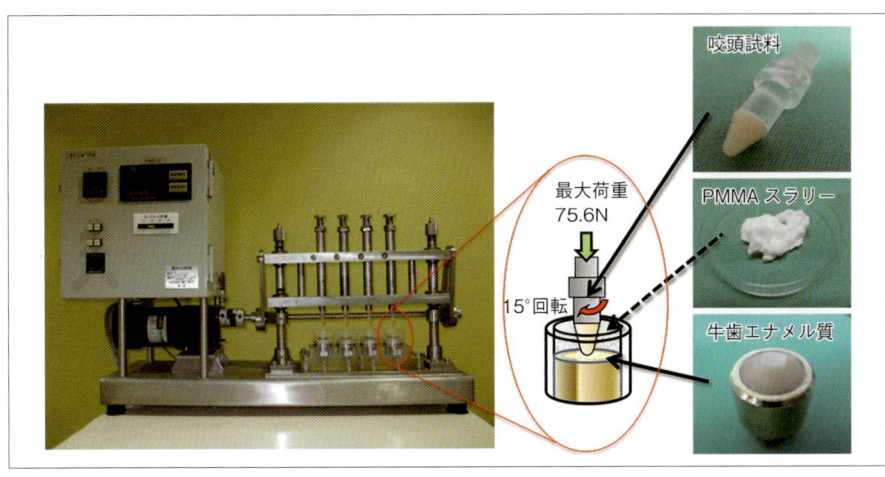

Part5　顎口腔系の加齢変化と補綴修復材料の経年変化

図 12-1　アラバマ大式摩耗試験器

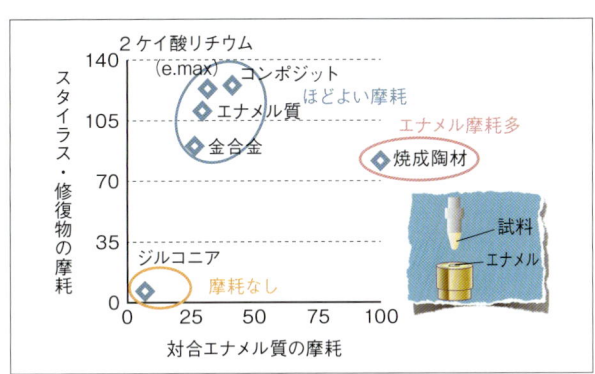

図 12-2　各種咬合面材料の対エナメル質摩耗量

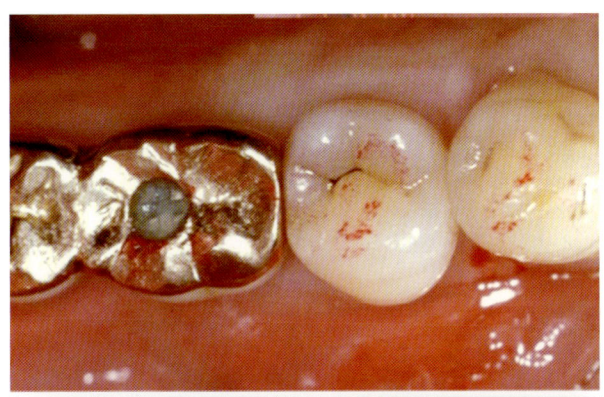

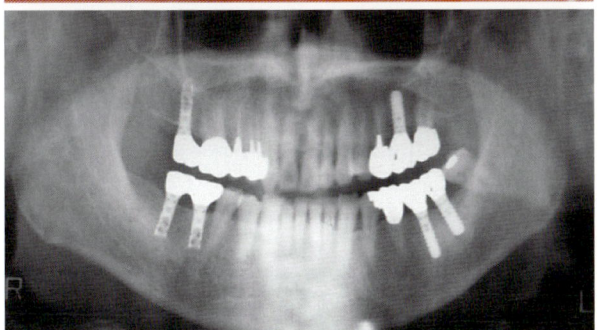

c. 補綴 10 年後

a, b. 補綴後

図 12-3　上下顎右側インプラント補綴の 10 年後（武田孝之氏のご厚意による）
咬合面が金合金の上部構造を装着して 10 年後，金属の摩耗によりインプラントの咬合接触が喪失し，前方の 5⏌ が加重負担によると思われる歯根破折を来たした

Chapter12　変化する生体と修復物の狭間でどう対処するか

139

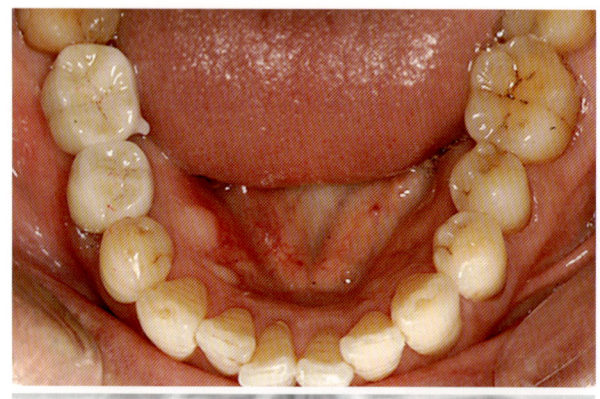

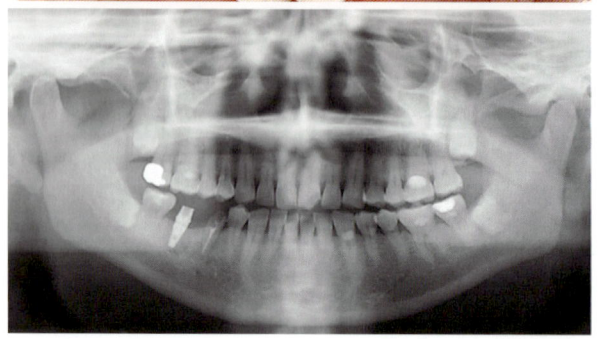

図12-4 |65|のジルコニアクラウン（長崎大学病院・黒木唯文氏のご厚意による）

もしかすると，早期接触や干渉を引き起こし，咬合の乱れが生じるかもしれない．いずれにせよ，定期的な補綴的咬合のメインテナンス，すなわち咬合診査と，場合によっては咬合調整が不可欠であると思われる．

　患者それぞれで口腔内の状況は異なり，歯によって挺出の多寡も異なる．まだまだ理解できていることは少なく，生体の寛容性も予測できないところが多い．また，現状ではベストな咬合面材料は見出せていない．欠損の形態や残存歯の状態をつぶさに把握し，どの程度の摩耗が想定されるのか，患者の咬合力やパラファンクションはどの程度かを念頭に置いたうえで，上部構造材料を含めた補綴装置の設計を考えなければならないと思われる．ケースによっては，壊れる可能性のある修復材料を用いることも想定されるかもしれない．その際に重要なのは，プロビジョナルレストレーションによる事前のシミュレーションと試行錯誤，そして患者とのコミュニケーションにより，ともに使用する材料の特性を理解することである．

　図12-5は，Chapter 11で紹介した厚生労働省委託事業「歯科インプラント治療の実態・課題などについて調査報告」のトラブル項目のなかから，「コミュニケーションの欠如」により招来されたと思われる項目について，自院で行ったインプラントと他院で行ったインプラントの割合を示したものである．いずれも他院で行ったインプラントのほうが多く，前医と患者の間でいかにコミュニケーションがとれていなかったかが理解できる．言い換えれば，自院で行ったインプラントに関するコミュニケーション不足に起因するトラブルを経験した患者の多くは，他院に駆け込んでいるということである．

　上部構造に関しても，術前から患者と情報を共有し，そして何かが起こったときには上部構造を撤去して修理できるようなリトリーバビリティーが求められる．

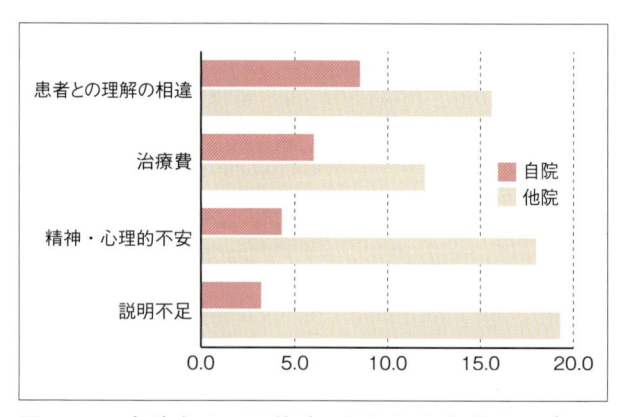

図12-5 自院あるいは他院で行われた歯科インプラント治療でのトラブル経験の内容（厚生労働省委託事業「歯科インプラント治療の実態・課題等についての調査報告書」より）

参考文献

Chapter1

1) Pjetursson, et al. A systematic review of the survival and complication rates of implant-supported fixed dental prostheses (FDPs) after a mean observation periodof at least 5 years. Clin Oral Implants Res. 2012；6：22-38.
2) 歯科保健医療情報収集等事業.「歯科インプラント治療の実態・課題等について」調査報告書. 日本歯科医学会, 2012.
3) 武田孝之. インプラントと天然歯の共存を考える補綴治療計画. 補綴誌. 2014；6（2）：161-166.

Chapter3

1) 宮地建夫. 症例でみる欠損歯列・欠損補綴—レベル・パターン・スピード. 医歯薬出版, 2011.
2) 平成23年度　歯科疾患実態調査.
3) 武田孝之. 長期経過例から考えるこれからのインプラント治療. 歯科学報. 2011；111(6)：609-617.

Chapter4

1) Lindhe J, Svanberg G. Influence of trauma from occlusion on progression of experimental periodontitis in the beagle dog. J Clin Periodontol. 1974；1(1)：3-14.
2) Waerhaug J. The angular bone defect and its relationship to trauma from occlusion and downgrowth of subgingival plaque. J Clin Periodontol. 1979；6(2)：61-82.
3) Burgett FG, Ramfjord SP, Nissle RR, Morrison EC, Charbeneau TD, Caffesse RG. A randomized trial of occlusal adjustment in the treatment of periodontitis patients. J Clin Periodontol. 1992；19(6)：381-387.
4) Naumann M, Blankenstein F, Barthel CR. A new approach to define defect extensions of endodontically treated teeth：inter- and intra-examiner reliability. J Oral Rehabil. 2006；33(1)：52-58.
5) Fernandes AS, Shetty S, Coutinho I. Factors determining post selection：a literature review. J Prosthet Dent. 2003；90(6)：556-562.
6) Chen G, Fan W, Mishra S, El-Atem A, Schuetz MA, Xiao Y. Tooth fracture risk analysis based on a new finite element dental structure models using micro-CT data. Comput Biol Med. 2012；42(10)：957-963.
7) Jung SH, Min KS, Chang HS, Park SD, Kwon SN, Bae JM. Microleakage and fracture patterns of teeth restored with different posts under dynamic loading. J Prosthet Dent. 2007；98(4)：270-276.
8) Kasai K, Takayama Y, Yokoyama A. Distribution of occlusal forces during occlusal adjustment of dental implant prostheses：a nonlinear finite element analysis considering the capacity for displacement of opposing teeth and implants. Int J Oral Maxillofac Implants. 2012；27(2)：329-335.
9) Burak Özcelik T, Ersoy E, Yilmaz B. Biomechanical evaluation of tooth-and implant-supported fixed dental prostheses with various nonrigid connector positions：a finite element analysis. J Prosthodont. 2011；20(1)：16-28.
10) Hsieh WW, Luke A, Alster J, Weiner S. Sensory discrimination of teeth and implant-supported restorations. Int J Oral Maxillofac Implants. 2010；25(1)：146-152.
11) Leung T, Lai VF. Control of jaw closing forces：a comparison between natural tooth and osseointegrated implant. Eur J Prosthodont Restor Dent. 2000；8(3)：113-116.
12) Weinberg LA. The biomechanics of force distribution in implant-supported prostheses. Int J Oral Maxillofac Implants. 1993；8(1)：19-31.
13) 田中秀樹. 天然歯のパフォーマンス（Tooth Performance）を考慮した新時代のインプラント＆補綴コンセプト. ザ・クインテッセンス. 2013；32（5）：76-89.
14) 田中秀樹. 天然歯のパフォーマンスとライフステージを考えたインプラント補綴のコンセプト. 補綴誌. 2014；6(2)：155-160.
15) 田中秀樹, 澤瀬　隆編. 補綴臨床別冊／最新インプラント補綴トリートメントガイド—メインテナビリティを考えた設計の実際—. 医歯薬出版, 2011.
16) 伊東隆利編：補綴臨床別冊／長期経過症例から学ぶ成功するインプラント治療戦略. 医歯薬出版, 2012.

Chapter5

1) Schou S, et al. Outcome of implant therapy in patients with previous tooth loss due to periodontitis. Clin Oral Implants Res, 2006；17（2）：104-123.
2) Karoussis IK, et al. Long-term implant prognosis in patients with and without a history of chronic periodontitis a 10-year prospective cohort study of ITI dental implant system. Clin Oral Implants Res. 2003；14(3)：329-339.
3) Sumida S, Ishihara K, Kishi M, Okuda K. Transmission of periodontal disease-associated bacteria from teeth to osseointegrated implant regions. Int J Oral Maxillofac Implants. 2002；17(5)：696-702.
4) Socransky SS, Haffajee AD, et al. Microbial complexes in subgingival plaque. J Clin Periodontol. 1998；25(2)：134-144.
5) 鈴木　尚. 第三の病因・力の診断と対応. 補綴臨床. 2008；41(2)：172-183, 41(3)：305-316, 41(4)：433-446.
6) 鈴木　尚. 欠損補綴の抱えるリスクファクター. 補綴誌. 2007；51（2）：190-200.
7) 鈴木　尚. これで解決！欠損歯列の臨床診断. 医歯薬出版, 2012.
8) 皆木省吾. 発生する力の評価診断プロセスを日常臨床へ. 補綴誌. 2013；5(特別号)：85.
9) 鷹岡竜一. 力のリスクからみた欠損補綴の限界と可能性. 補綴誌. 2013；5(特別号)：86.
10) 斎藤純一. 前方歯群が現存する症例の術後変化から欠損歯列の動態傾向を把握する. 補綴臨床. 2000；33(3)：316-325.
11) Abe S, Takayanagi A, Nakazawa A, Kobayashi A. Risk Assessment of Tooth Fractures From the Modified Gonial Angles. International Journal of Clinical Dentistry. 2010；3(2)：3, 103-110.

Chapter 6

1) 宮地建夫. 欠損歯列への臨床的取り組み. 補綴誌. 2005；49（2）：199-210.
2) 宮地建夫. 症例でみる欠損歯列・欠損補綴—レベル・パターン・スピード. 医歯薬出版, 2011.
3) 本田正明, 宮地建夫, 伊藤雄策, 武田孝之. 見方が変わる！「欠損歯列」の読み方,「欠損補綴」の設計. クインテッセンス出版, 2013.
4) 宮地建夫. 上下顎の喪失歯数のバランスについて. 歯科学報. 2006；106（1）：1-4.
5) 宮地建夫. 欠損歯列の評価とリスク予測—上下顎歯数のアンバランスとそのリスク—. 補綴誌. 2013；I5(1)：21-27.

Chapter 7

1) 武田孝之. 欠損歯列の評価とリスク予測—上減の歯列に対するインプラントの適用—補綴誌. 2013；5(1)：34-36.
2) 川崎修一ほか. インプラントと部分床義歯による咬合支持修復法の違いが残存上顎前歯に及ぼす影響. 補綴誌. 2010；119（2）：198.
3) 本田正明, 宮地建夫, 伊藤雄策, 武田孝之. 見方が変わる！「欠損歯列」の読み方,「欠損補綴」の設計. クインテッセンス出版, 2013.

Chapter 8

1) Kelly E. Changes caused by a mandibullar removable partial denture opposing a maxillary complete denture. J Prosthet Dent, 2003；90(3)：213-219.

Chapter 9

1) 秋山弘子. 長寿時代の科学と社会の構想. 科学. 2010；80（1）.
2) 伊佐地　隆. 認知症（痴呆）のリハビリテーション医学的評価. MB Med Reha. 2005；54：30-40.
3) 菊谷　武. いつまでもおいしく食べるために. JICD. 2013；44（1）：40-43.
4) 田中譲治. インプラントオーバーデンチャーの基本と臨床. 医歯薬出版, 2012.

Chapter 10

1) 石橋寛二ほか編. 第4版クラウンブリッジ補綴学. 医歯薬出版, 2009；1-5.
2) Pjetursson, et al. A systematic review of the survival and complication rates of implant-supported fixed dental prostheses (FDPs) after a mean observation period of at least 5 years. Clin Oral Implants Res. 2012；23(6)：22-38.
3) Simonis P, et al. Long-term implant survival and success：a 10-16-year follow-up of non-submerged dental implants. Clin Oral Implants Res. 2010；21(7)：772-777.
4) Geckili O, et al. The influence of maximum bite force on patient satisfaction and quality of life of patients wearing mandibular implant overdentures. J Oral Implantol. 2012；38(3)：271-277.
5) Budtz-Jørgensen E. Prosthodontics for Elderly：Diagnosis and Treatment. Quintessence Publishing Co Inc, 1999.
6) Galo R, et al. The effect on the function of the masticatory system -an electromyographical analysis. Derodontology, 2006；23：177-182.
7) 植松　宏, 稲葉　繁, 渡辺　誠編. 高齢者歯科ガイドブック. 医歯薬出版, 2003；121-130.
8) Hansson T. Anatomic study of the TMJs of young adults. A pilot investigation. JPD. 1979；41（5）：556-560.
9) 阿部伸一, 井出吉信. 加齢による顎骨の変化：第4回　顎関節の解剖と歯牙喪失後の形態変化. 歯科学報. 1999；99（6）：435-443.
10) 浦郷篤史. 口腔緒組織の加齢変化. クインテッセンス出版, 1991.
11) 武田孝之. 同一個人の加齢の伴う咬合面形態・機能の変化に関する研究. 歯科学報. 1984；84：1535-1561.
12) 深川優子. Tooth Wearの視点で考える　歯が減るのはなぜ？第11回　咬耗にフォーカス. 歯科衛生士. 2008；32（11）：51-57.
13) Van't Spijker A, et al. Prevalence of tooth wear in adults. Int J Prosthodont. 2009；22(1)：35-42.
14) 日本機械学会. 機械工学事典　2版. 丸善, 2007.

Chapter 11

1) Goodacre, et al. Clinical complications with implants and implant prostheses. J Prosthet Dent. 2003；90(2)：121-132.
2) Pjetursson, et al. A systematic review of the survival and complication rates of implant-supported fixed dental prostheses (FDPs) after a mean observation period of at least 5 years. Clin Oral Implants Res. 2012；23(6)：22-38.
3) Kadokawa A, et al. Wear evaluation of porcelain opposing gold, composite resin, and enamel. J Prosthet Dent. 2006；96(4)：258-265.
4) Lyons MF, et al. Twitcøh interpolation in the assessment of the maximum force-generating capacity of the jaw-closing muscles in man. Arch Oral Biol. 1996；41(12)：1161-1168.
5) 飯島俊一. インプラントの長期安定性を目指した上部構造についてⅡ. 歯科学報. 2010；111（6）：568-570.
6) Guazzato M, et al. Strength, fracture toughness and microstructure of a selection of all-ceramic materials. Part2. Zirconia dental ceramics. Dent Mater. 2004；20(5)：449-456.
7) Preis V, Behr M, Handel G, et al. Wear performance of dental ceramics after grinding and polishing treatments. J Mech Behav Biomed Mater. 2012；10：13-22.
8) Stawarczyk B, et al. Two-body wear of monolithic, veneered and glazed zirconia and their corresponding enamel antagonists. Acta Odontol Scand, 2013；71（1）：102-112.

さくいん

あ
アーチファクト……………………… 133
アブレシブ摩耗……………………… 133
アンテリアガイダンス……………… 30

い
異常な力……………………………… 62
インターナル………………………… 68
インプラント………………………… 2
インプラントオーバーデンチャー… 110
インプラント周囲炎……………… 2, 4
インプラントの上部構造………… 130
インプラントの成功基準………… 126

う
運動性機能障害…………………… 119

え
永続性………………………… 126, 127
エンドポイント……………………… 82

お
オーバーデンチャー……………… 110
奥低…………………………………… 62

か
加圧因子………………………… 14, 82, 105
外傷性咬合…………………………… 30
下顎位………………………………… 34
下顎欠損…………………………… 102
下顎頭………………………………… 34
下顎優先…………………………… 102
下顎優先の補綴…………………… 89
顎関節………………………………… 34
顎関節の加齢変化………………… 127
顎口腔系の加齢変化……………… 126
過大な力…………………… 14, 60, 62
片噛み………………………………… 63
合併症………………………………… 5
カマーの分類……… 78, 79, 81, 85, 92

き
カリエスタイプ………………… 42, 46
カリエスリスク……………………… 46
加齢…………………… 119, 126, 127
加齢変化…………………………… 126
患者満足度………………………… 126

き
義歯のサポート………………… 106, 107
機能回復………………………… 78, 126
機能障害……………………………… 78
許容できるコース…………………… 82
許容できるパターン……… 84, 89, 91
金属………………………………… 130

く
グラインディング…………………… 63
クレンチング………………………… 63

け
欠損歯列…………………… 10, 13, 78
欠損ダイヤ……………… 78, 79, 81, 85
欠損の拡大…………………………… 12
欠損パターン………………………… 88
欠損補綴……………………………… 88
健康年齢…………………………… 119

こ
咬合関係……………………………… 24
咬合欠陥………… 13, 14, 16, 79, 82, 91
咬合欠損……………… 13, 14, 15, 79
咬合三角……………… 78, 79, 80, 85
咬合支持……………………………… 12
咬合支持域…………………………… 79
咬合支持数…………………………… 84
咬合支持の損傷……………………… 78
咬合支持レベル……………………… 88
咬合消失………………………… 13, 79
咬合消失症例……………………… 110
咬合調整……………………………… 30
咬合のメインテナンス…………… 140
咬合崩壊……………… 13, 14, 19, 79
咬合面材料………………………… 130
咬合力…………………………… 22, 29
硬質レジン………………………… 130
硬組織………………………………… 40

こ
咬耗………………………………… 128
高齢者……………………………… 116
誤嚥性肺炎………………………… 116
コミュニケーション……………… 140
固有歯槽骨…………………………… 24
コンビネーションシンドローム… 110
根面齲蝕……………………………… 46

さ
細菌検査……………………………… 59
避けたいコース……………………… 82
左右的すれちがい…………………… 82
残存歯…………………………… 2, 22, 47
残存歯数……………………………… 84

し
歯冠 - 歯根長比………………… 22, 29
歯冠色修復材料…………………… 133
歯間離開……………………………… 28
歯根形態……………………………… 29
歯根長………………………………… 29
歯根破折……………………………… 22
歯周病関連菌…………………… 52, 57, 58
自然移動……………………………… 28
失活歯……………………………… 6, 46, 68
受圧条件………………… 12, 14, 82, 105
終末期……………………………… 119
終末像……………………… 79, 82, 84
主観的評価………………………… 126
生涯歯科治療計画…………………… 10
生涯歯科治療費……………………… 10
生涯図……………………… 78, 79, 80, 85
上顎欠損……………………………… 97
上顎洞………………………………… 24
上顎優先………………………… 92, 93
上下顎の歯数差………………… 84, 88
上下顎無歯顎……………………… 110
上減の歯列………………………………
　6, 79, 84, 89, 91, 97, 99, 100, 101
少数歯残存症例……………………… 79
焼成陶材…………………………… 130
上部構造の破折・破損…………… 130
ショートインプラント…………… 105
ジルコニア………………………… 130
歯列…………………………………… 24
歯列内配置…………………………… 88

侵襲性歯周炎 ………………… 50, 56	ナイトガード ………………… 29, 30	曲げ強さ ………………………… 136
	軟組織 ………………………… 40	摩耗 …………………………… 129, 138
す		摩耗挙動 ………………………… 138
スクリュー固定 ………………… 68	**に**	摩耗試験 ……………………… 137, 138
スピード ………………………… 78	2 ケイ酸リチウム ……………… 130	慢性成人性歯周炎 ……………… 50, 59
	二次固定 ………………………… 89	
せ	二次予防効果 …………………… 12	**む**
生活歯 …………………………… 46	認知症 …………………………… 119	無歯顎 …………………………… 110
成功率 …………………………… 2	認知障害 ………………………… 119	
生存率 …………………………… 2		**め**
生理的咬耗 ……………………… 138	**は**	メインテナンス ………………… 39, 50
積層前装材料 …………………… 133	ハイブリットレジン …………… 130	
舌房 ……………………………… 24	破壊靭性 ………………………… 137	**ら**
セルフケア ……………………… 50	パターン ………………………… 78, 88	ライフステージ ………………… 6, 10
前後的すれちがい ……………… 82	歯の移動 ………………………… 28	
前装部の破損 …………………… 2	歯の加齢変化 …………………… 128	**り**
……………………………………	歯の咬頭傾斜角 ………………… 29	リスク …………………………… 78
そ	歯の咬耗度 ……………………… 29	リトリーバビリティー ………… 140
喪失傾向 ………………………… 12	パラファンクション …………… 62, 133	隣在歯 …………………………… 28, 68
喪失原因 …………………… 10, 14, 42	パワータイプ …………………… 42, 60	
喪失歯数 ………………………… 12		**れ**
相転移 …………………………… 137	**ひ**	レベル …………………………… 78
	被圧変位量 ……………………… 133	
た		**ろ**
対合歯 …………………………… 68	**ふ**	ロケーターシステム …………… 122
体癖 ……………………………… 63	負担能力 ………………………… 22	
	ブラキシズム …………… 29, 30, 63	**A**
ち	フルカントゥアジルコニアクラウン … 138	A 型義歯 ………………………… 84, 89
力の偏在，集中 ………………… 62	プロビジョナルレストレーション … 34	AGC3 ユニットブリッジ …… 119, 124
昼夜筋電計 ……………………… 61	プロブレムリスト ……………… 6	
治療計画 ………………………… 6		**C**
	へ	CAD/CAM ……………………… 136
つ	併発症 …………………… 2, 5, 118	
終の治療 ………………… 110, 119	ペリオタイプ …………………… 42, 50	**G**
	片咀嚼 …………………………… 63	Goodacre ……………………… 133
て		
挺出 ……………………………… 138	**ほ**	**P**
適用原則 ………………………… 91	ボーンアンカードブリッジ …… 110	Peri-implant-load-titis ……… 4
	補綴治療の意義 ………………… 126	Pjetursson …………………… 133
と	補綴的終末像 …………………… 79	
動揺度 …………………………… 29, 68		**T**
トラブル ………………………… 130	**ま**	TCH …………………………… 63
	埋入位置 ………………………… 24	
な	埋入深度 ………………………… 24	

【著者略歴】

武　田　孝　之
　　1980 年　東京歯科大学卒業
　　1985 年　東京歯科大学大学院修了
　　1990 年　東京都千代田区開業（武田歯科医院）
　　2005 年　東京歯科大学口腔インプラント学講座臨床教授

田　中　秀　樹
　　1988 年　九州大学歯学部卒業
　　1991 年　福岡市城南区開業（田中ひでき歯科クリニック）

澤　瀬　　隆
　　1989 年　長崎大学歯学部卒業
　　1993 年　長崎大学大学院歯学研究科修了
　　2008 年　長崎大学大学院医歯薬学総合研究科口腔インプラント学分野教授

ライフステージに応じたインプラント補綴
「人生 90 年時代」を見据えた診断と設計　　ISBN978-4-263-44420-7

2014 年 9 月 5 日　第 1 版第 1 刷発行

編者代表　武　田　孝　之
発 行 者　大　畑　秀　穂
発 行 所　医歯薬出版株式会社

〒113-8612　東京都文京区本駒込 1-7-10
TEL.（03）5395-7628（編集）・7616（販売）
FAX.（03）5395-7609（編集）・8563（販売）
http://www.ishiyaku.co.jp/
郵便振替番号　00190-5-13816

乱丁，落丁の際はお取り替えいたします　　印刷・教文堂／製本・皆川製本所
© Ishiyaku Publishers, Inc., 2014. Printed in Japan

本書の複製権・翻訳権・翻案権・上映権・譲渡権・貸与権・公衆送信権（送信可能化権を含む）・口述権は，医歯薬出版㈱が保有します．
本書を無断で複製する行為（コピー，スキャン，デジタルデータ化など）は，「私的使用のための複製」などの著作権法上の限られた例外を除き禁じられています．また私的使用に該当する場合であっても，請負業者等の第三者に依頼し上記の行為を行うことは違法となります．

JCOPY ＜㈳出版者著作権管理機構　委託出版物＞
本書を複写される場合は，そのつど事前に㈳出版者著作権管理機構（電話 03-3513-6969，FAX 03-3513-6979，e-mail：info@jcopy.or.jp）の許諾を得てください．